U0100742

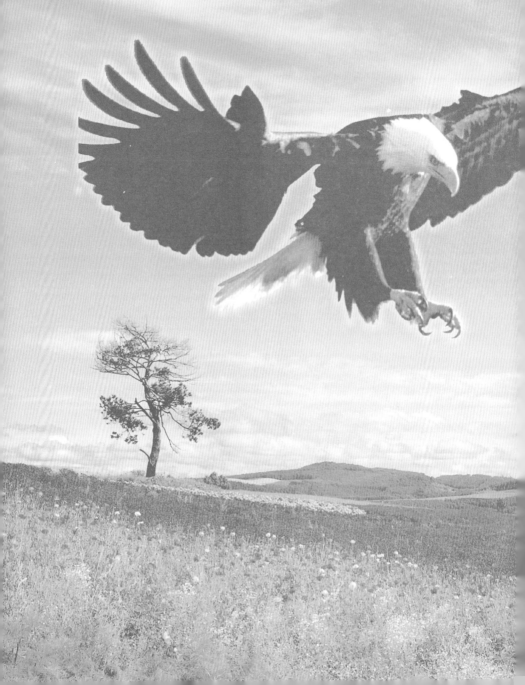

大展好書　好書大展
品嘗好書　冠群可期

大展好書　好書大展
品嘗好書　冠群可期

養生保健 31

郭林新氣功

郭林新氣功研究會／編著

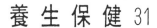大展出版社有限公司

編委：（按姓氏筆畫排列）

王　健　　王淑香　　向心道　　劉書華

劉桂蘭　劉培林　李　力　李　平

李素芳　林　曉　趙　成　楊新菊

張樹雲　張景緒　桑魅寅　顧平旦

郭建新　蔣金吾

執筆：趙　成　王　健　張景緒

提供資料者：（按姓氏筆畫排列）

王　健　　王淑香　　王祖恩　　王　松

向心道　劉桂蘭　劉培林　劉建華

李　力　李　平　李　永　李素芳

林　曉　趙　成　楊新菊　張時勇

張樹雲　顧平旦　郭建新　徐　焉

徐金生　蔣金吾

目　錄

上篇：治療功法（統一功法）

功理功法

中篇　挖掘功法

中級功

指針按摩功法

下篇　中級功、高級功

前　言

　　郭林，郭林新氣功創始人。原名林冠明，又名林妹殊。廣東中山人，生於1909年6月8日，卒於1984年12月14日。原係北京畫院嶺南派畫家。

　　中國氣功科學研究會原理事長張震寰熱情地稱讚：「郭林是建國後中國氣功第二次高潮的帶頭人。」

　　郭林老師的座右銘是：致力新氣功，造福為人民。

　　郭林老師兩歲時，父親就在辛亥革命中犧牲了。她幼年生活在祖父身邊，祖父是道士，曾傳授她童子功和華佗五禽戲。

　　郭林老師青年時期，因繪畫寫生走遍中國名山，廣泛接觸到各家各派功夫，也拜訪過許多氣功高人，這為她後來從事氣功研究打下了基礎。日本侵略中國後，郭林老師過著顛沛流離的生活，不得不中斷練功。停功後得過心臟病、肺病、關節炎，甚至還患了癌症，大小手術做了6次，飽嘗了疾病的煎熬和折磨。在死亡的威脅下，郭林老師沒有向命運低頭，為了年邁的老母親和遠在海外的女兒，她想，我絕不能死，我要自救！於是她開始用幼年時代學習的氣功為自己治病。郭林老師體會到，死神就在面前，人是不可能完全入靜的。她就嘗試

著把五禽戲中的動作，與傳統氣功中禁用的風呼吸法結合，創造了一種動靜相兼的行功，用它來抑制癌細胞的轉移、擴散。她成功了，奇蹟般地活了下來。

氣功治好了自己的病，能不能用它來救人呢？郭林老師心中萌發了探索用氣功治病救人的方法。她一邊身體力行去實踐，一邊大量閱讀古氣功經典及各類現代醫學文獻。她鑽研中醫理論，學習西醫的生理學、解剖學、病理學、醫理學。她廢寢忘食，如醉如痴，筆記、心得寫了幾十本。有些書買不起，她就在書店一邊看、一邊抄，連賣書的人都被感動了，借給她拿回去抄，第二天再還。皇天不負苦心人，漸漸形成了郭林新氣功功法的輪廓。

1971年，郭林老師帶著她創編的新氣功療法走向社會。一開始，她在東單公園講授新氣功療法，吸引了許多病患者。雖然常常不被理解，被有些人誣為招搖撞騙，可是並未動搖她的決心，越來越多求助者的聲音鼓舞了她；真理的光芒深深地吸引著她，堅定了她以新氣功造福社會的決心。

戶外教功非常艱苦，數九寒天，風霜雨雪，病員們在寒風中聆聽老師的教誨，老師一雙傷腳，站在雪地上為大家講課。但在那個時代，「極左」勢力仍不允許，誣為聚眾鬧事，攪得老師和病員們不得不像打游擊那樣，打一槍換一個地方，今天這個公園，明天那個公園，先後在東單公園、地壇公園、龍潭湖公園、中山公

園、北海公園、紫竹院公園等教功講課。沒有教材，只好油印一些材料發給大家。經費哪裡來？郭林老師摘下手上的戒指，換了些錢，解決紙張、油印費用。新氣功的追隨者們緊緊圍繞在老師身邊。

　　1975年郭林老師開始邁進大學校門，到郵電學院、鋼鐵學院、鐵道學院講課。1977年郭林老師在北京師範大學講大課，聽眾把禮堂的門口、走廊、窗台都擠得滿滿的。北京市第六醫院也為郭林老師培訓輔導員開設了小課堂，郭林新氣功越來越深入人心。

　　就在這個階段，郭林老師多次給衛生部和國家有關部門打報告，反映新氣功開展的情況，請求得到黨和政府的關懷和指導。

　　郭林老師非常熱愛我們的國家，熱愛新社會，對黨無比忠誠。當她聽說周總理生病的消息後，晝夜難眠，心如刀絞。她立刻給總理寫信，報告新氣功治癌的成功經驗，她多麼希望人民的好總理轉危為安。可是老師知道，也許總理根本看不到她的信，那也要寫，這是人民熱愛總理的一顆赤誠的心。

　　郭林老師有許多親屬在海外，在美國的女兒一次次來信請母親到美國定居。郭林老師何曾不想與失散多年的女兒團圓！可是新氣功的發展，已使她無法脫身。成千上萬的病人、癌症患者，懇請老師不要離開他們，老師望著一雙雙期盼的眼睛，激動地說：「我不走了，女兒是我的孩子，你們也是我的孩子。」衛生部中醫局局

長呂炳奎親自出面挽留郭林老師，為振興中國的氣功事業而留在國內。從此，決定了郭林老師將自己的全部餘生獻給了新氣功事業。

1980年，郭林新氣功開始到我國最高學府清華大學，辦班、講課。

1981年始，郭林老師受到全國各地廣泛邀請，先後到廣州、上海、天津、武漢、成都、鄭州、桂林等10多個城市講學傳功，足跡遍及大江南北。雖然郭林老師已是七十多歲高齡，但所到之處，分文不取，十幾年教功如一日。這種不為名、不為利，心中全是病人，唯獨沒有自己的高尚品德，受到所到之地病員們的敬仰。

成功的病例不計其數，許多被判了死刑的晚期癌症患者活了下來，出現了一些癌症明星。像北京的高文彬，胸腔打開後，被確認癌細胞廣泛轉移，無法手術。在這種情況下，開始練新氣功，走幾步，停一停，吐口血，硬是用風呼吸走出了癌魔的陰影。晚期鼻咽癌的朱邦本，眼球都被頂出來，癌細胞擴散到腦，吃中藥、練新氣功，兩個月症狀消失開始上班。還有李素芳、顧平旦、于大元、萬倪雯、李道顯、岳榮富、江德漢、張鶴永……。

不僅癌症，還有心血管病、糖尿病等慢性病患者，像李平、劉桂蘭、辛德祿、張明武、王淑香。

還有一些疑難病，如紅斑狼瘡的楊新菊、張樹雲、血液病的徐焉，B肝的單長禮、王健，肝硬化的韓天仙、

趙成……。

　　多種病的李力……，都成了新氣功輔導員的骨幹隊
伍。

　　為了適應形勢發展的需要，郭林老師加緊了培訓輔
導員的工作，並開始傳授高層次功法，從小範圍過渡到
較大規模，集體傳授。

　　1982～1984年，郭林老師每星期二晚，在中國科學院
植物研究所小禮堂講授中級功功理，並開辦靜功學習
班。

　　1983年中華氣功進修學院林中鵬院長邀請郭林老師
為全國氣功培訓班宣講郭林新氣功。

　　1984年7月，北京正式成立了「郭林新氣功研究
會」，郭林老師任第一任會長，僑聯主席連貫任名譽會
長。從此，新氣功的發展和延續有了組織上的保證。

　　郭林老師生前在各大公園、學校、企業單位，親自
指導的學員就好幾萬人，追隨郭林老師學功的人則不計
其數。為了使遠在各地及國外的學員都有條件學習新氣
功，郭林老師開始著書立說，講解新氣功治病原理及功
法。先後撰寫了《新氣功療法》初級功、中級功、高級
功和特種功，《新氣功防治癌症療法》等多種圖書。這
些書出版後，一版、再版，成為最暢銷圖書之一。

　　郭林老師積極提倡中醫、西醫、氣功三結合攻克癌
症。從1982年在河北琢縣下胡良建立了「西醫、中醫、
新氣功腫瘤防治研究所」到現在已先後建立了4家協作性

醫院及新氣功培訓中心。

正當郭林新氣功事業蓬勃發展、蒸蒸日上的時候，郭林老師卻因為勞累過度而突然離開了我們。這給全體新氣功受益者及廣大病員，留下了永遠無法彌補的遺憾，也是我們國家氣功界的巨大損失。

郭林老師是在氣功界萬馬齊喑的嚴重關頭，挺身而出，為挽救中華民族瀕臨滅絕的氣功文化遺產而大聲疾呼的人，她是勇敢的抗爭者，她為中國氣功史書寫了輝煌，也為今天中華氣功百花園繁花似錦的大好局面立下汗馬功勞。

郭林新氣功以行功為主，風呼吸為特色。包含五種導引法，即：意念導引、勢子導引、呼吸導引、吐音導引、綜合按摩導引。其中意念導引是功法的關鍵，就是要使人的大腦皮層處於保護性抑制狀態，使中樞神經得到調整和平衡。

郭林老師曾談過四大導引，即：通經接氣、飛經走氣、收視返聽、收發信號。這是一些深層次的功法，老師生前還未來得及傳授，成為一大遺憾。

除行功外，還有多種按摩功法、吐音功法、手棍、腳棍、八段錦、五禽戲等特種功和輔助功。因此形成一整套完善的體系。初級功以治療為主；中級功以鞏固療效為主；高級功法以健身、防病、延年為主。

郭林老師繼承古氣功傳統並不因襲。她大膽改革，推陳出新，使之適合現代人習練。

如：改「三關共渡」為「三關分渡」。即：鬆靜關、意守關、調息關分階段掌握。初練時，意念活動往往注意在式子上；練一段熟練後，意念活動漸漸集中到「題」上（集中想像一美好事物、景物或數字上）；當意念活動可以集中於某一點上時，再由題轉向守丹田。這種循序漸進訓練意念活動的方法，不易出偏。

又如：為了攻克癌細胞，郭林老師又改變古氣功呼吸中一味細、慢、勻、長的做法，而採用比較猛烈、快速的風呼吸法。

再如：郭林老師克癌王牌功法「吐音法」，在古籍中實際上久已失傳。吐音法的記載雖然最早可追溯到西漢時期馬王堆出土的「導引圖」中，但圖中並沒有具體的練法。明朝宋應星《論氣、氣聲》篇中「其聲振山谷」，也是側重對吐音的描述而沒有功法。吐音也不同於不出聲的「六字訣」。吐音功法是郭林老師在繼承的基礎上大膽創造的。除「角、徵、宮、商、羽」五臟音外，老師最多用的「哈」字音，是她從自身實踐中，證明「哈」音可大瀉病邪，用其攻克癌細胞，效果顯著。這是郭林老師的創新、發明，是她獻給人類文化的寶貴財富。

在教學方法上，郭林老師一改過去氣功單傳秘授的保守方法，而是首先把新氣功推廣為群眾的實踐活動，從而為共同研究、共同探索創造了條件，也為使用現代化手段研究氣功開闢了道路。

郭林新氣功不僅僅是一種群眾性健身運動，它還有待於深入研究、深入探索，它的功法中含有很深的醫學價值。我們希望國家的醫療管理部門及研究部門加入研究、探索、挖掘、整理的行列中來。提供先進的理論指導，提供先進的檢測儀器，提供專門、正規化的統計條件，使郭林新氣功的研究走上正規化、科學化的道路上。我們更呼籲，國家醫學管理部門加強對氣功科學的研究，把它作為21世紀最先進的科學——人體科學而納入戰略計劃，這將是非常有遠見的做法，是中華民族必將以其燦爛文明而屹立於世界先進之林的千秋偉業。

郭林新氣功從1971年走向社會，至今已近30年。回顧這段歷程，郭林新氣功事業從無到有，從小到大，從北京走向全國，又從中國走向世界，郭林的名字從中國傳到美國、日本、加拿大、澳大利亞、新加坡、馬來西亞、港、澳、台……。

郭林新氣功治療肺癌、肝癌、腸癌、胃癌、乳腺癌、白血病等36種癌症；治療冠心病、糖尿病、肝炎、腎炎、紅斑狼瘡、硬皮病等多種慢性病及疑難病，成功病例不計其數，受益者遍及全世界。

郭林新氣功得到醫學專家的肯定。如，北京中醫醫院腫瘤科主任郁仁存教授承認：「氣功能安定病人情緒，增強病人信心，調動病人的主觀能動性，起到了一些醫藥起不到的作用，在腫瘤綜合治療中，顯示出越來越重要的作用。」北京腫瘤防治研究所徐光傳教授也在

報告中談到：「我們已經搜集了一些典型病例，事實說明，確有不少中晚期癌症患者，在被醫院宣判為『死刑』後，通過練功奇蹟般地活了下來。」

※　　　　　　　　　　※

郭林老師逝世已經15個春秋了。在郭林老師離開我們的這些年裡，郭林新氣功研究會在李平會長及全體常委們的集體領導下，在全體理事及眾多輔導員、會員的積極參與支持下，始終堅持郭林老師「致力新氣功，造福為人民」的宏願，一步一步地去實現和完成著老師未竟的事業。

目前郭林新氣功研究會，已經擁有一支郭林老師親自教導、培養出來的早期輔導員為骨幹的數百人的輔導員隊伍；教學基地已發展到北京各大公園14個輔導站；4家中、西醫、氣功三結合協作醫院。1993年為推進群體抗癌事業，還成立了北京抗癌樂園。在全國除西藏、青海外，各省、市、自治區都有郭林新氣功研究會或郭林新氣功輔導站。現在還建立了穩定的培訓中心，有長年輔導病員的，也有短期培訓輔導人員的，盡量做到定期、定點。

1998年，郭林新氣功被國家體育總局首批評審通過為「健身氣功功法」，充分肯定了郭林新氣功為全民族健康素質的提高所做的貢獻。

1994年夏，在紀念郭林老師85誕辰之際，郭林新氣功在北京召開了「郭林新氣功防病抗癌國際研討會」，

代表們從全國及世界各地匯聚北京，他們中有新氣功受益者，也有專家、學者。他們帶來了許多寶貴的研究資料和有學術價值的科研論文。有的是經過科學實驗和社會調查的成果；有的是結合自己專業的探究；有的則是以自身切身體驗寫成的經驗。大會秉承「團結、繼承、探索、發展」的宗旨，認為我們不僅要緬懷老師的豐功偉績，更重要的是，要把老師披荆斬棘開創的事業繼承發展下去。

1999年我們將召開第二次國際大會，進一步研討郭林新氣功發展的長遠大計。我們要抓好科研。我們與中國人民解放軍301醫院黃念秋教授合作的科研項目，曾獲中國氣功科研會林宏裕氣功科研學術一等獎。我們將進一步合作下去，已提出一項新的科研計劃，預備在更深、更廣大的範圍內開展回顧性問卷調查，從而引出更具普遍性、更有充分依據的科研結論。進一步與北大查良琦教授合作開展「多媒體信息技術對郭林新氣功療效檢測與抗癌機理的應用研究」。

我們要繼續抓緊郭林老師功法的挖掘整理工作。

　　　　　　　※　　　　　　　　　　　　　※

歷經三年多的漫長歲月，這本書終於和大家見面了。它是群策群力的產物，是集體智慧的結晶。

整理出版本書的最初原因，是由於各地學員向輔導員反應，各地教功功法、式子不統一；已經出版的圖書中，個有出入，以什麼為準，新學員找不到方向。

　　另一個原因是一些癌症學員，長期習練風呼吸法治療功，多年沒有調整。由於停留在初級功階段，使功力得不到提高，遠期療效無法保證。

　　基於以上一些問題急於回答，大家認為應該做一些解釋和規範，尤其是郭林老師生前所講的許多功理功法還未來得及整理出書，有些高級功法只在少數人或個別人中傳授；有些老師重要的查功筆記還保存在大家手中，這些無論對教功者和學功者都有現實指導意義和長遠深入研究之需要。而這些早年追隨郭林老師的輔導員，有些年事已高，倘若不抓緊整理，就有可能失傳。

　　大家意識到問題的嚴重性，建議儘快搶救。這一提議受到郭林新氣功研究會領導的重視和認可，於是決定正式成立一個功法挖掘小組，刻不容緩地進行挖掘整理工作。

　　挖掘小組，即本書編委會，聚集了一批早年跟隨郭林老師，並長期從事新氣功輔導工作的老輔導員。他們中有的有著非常豐富的教學輔導經驗；有的曾受過郭林老師親自點撥；有的手中存有極其寶貴的收藏資料。

　　挖掘小組成員是：李平、林曉、李素芳、張樹雲、趙成、張景緒、王健、向心道、劉桂蘭、李力、蔣金吾、楊新菊、郭建新、顧平旦、劉書華、桑魁寅。

　　提供資料的有：李詠、徐金生、張時勇、徐焉、王祖恩、劉建華、劉培林、雪松。

　　參與抄寫稿件的有蘇嵐、白玉芳、方秀梅。

　　挖掘小組每週都有工作安排,同志們克服了年邁、交通不便、腿腳傷痛等許多困難,為了不讓郭林老師的功法輕散失傳這一共同願望,自覺自願地工作。經過三年多的回憶、學習、討論、切磋,終於形成共識,整理成文。本書功法全面,具有一定的權威性,是郭林新氣功的較為規範版本。

　　本書定名為《郭林新氣功》──治療功法·挖掘功法·中、高級功法。

　　我們挖掘小組僅限於北京的老輔導員,而分散在全國各地的老師的早期弟子,手中也許還有更豐富的資料。所以本書並不是挖掘整理的終結,反而是拋磚引玉的開端。我們還有許許多多的工作要做,希望全國各地的新氣功受益者紛紛參與,奉獻出更珍貴的材料,使挖掘整理工作更加完善。

　　藉此機會我們告之讀者,為配合此書出版,便於大家學練,我們將相繼出版1999年版的郭林新氣功錄影帶,希望大家選用。

　　由於水平、能力和客觀條件所限,書中難免會有不盡人意之處,敬請讀者批評指正。

　　在這裡通報大家,劉桂蘭老師在挖掘整理工作中,不幸殉職。我們表示深深的哀悼和敬意。

郭林新氣功研究會

功理功法挖掘整理小組

1999年3月

序

　　郭林大師90誕辰在即。大師親傳的弟子們邀我為即
將出版的《郭林新氣功——治療功法‧挖掘功法‧中、高
級功法》一書寫幾句話。這對我是一種榮譽。此外，我
還感到無論於公、於私都是責無旁貸、無可推托的：於
公，郭老師作為弘揚中華傳統養生文化而鞠躬盡瘁的帶
頭人，早該立豐碑於五洲了；於私，郭老師作為我們鍥
而不捨、追求真理的榜樣，真誠純樸、襟懷坦白的良
師，無私無我、剛直不阿的學長也應留芬芳於百世。

　　然而，命筆之際，雖百感交集，卻無從下手。凝神
窗外，此時正飄飄灑灑，下著一場罕見的大雪。一朵
朵，潔白、晶瑩，如同千樹梅花；一縷縷，絪縕、朦
朧，好似真氣昇華。轉瞬間，四周連成銀白的一片，平
日為樓宇、房頂所遮斷的視野，突然變得異常開闊。
天，格外的高遠；地，格外的寬廣。我彷彿再次走近郭
大師生前無私無畏的境界。

　　同郭大師的認識，純屬偶然。21年前，也是同樣的
千里冰封季節，經友人引薦，踏著積雪，登門拜訪，目
的是討教山水畫的用筆之道。因為是鄉誼（郭大師祖籍
福建，後遷廣東）、宗親（郭大師原姓林），且同是歸
僑，又都通廣東方言，因此，交談極感親切。話題，從

國畫而及中醫，從中醫而及氣功。此時，郭大師在氣功
研究方面已是碩果累累、獨步江湖的大師，而我則僅知
皮毛。郭大師的明快語言，使我獲益匪淺，大有茅塞頓
開之感。在此後長達7年的交往中，我從她那裡得到許多
真誠的指導和幫助。

　　1984年11月，我主持首屆「中國氣功科學理論研修
班」，請郭大師作為首席專家蒞臨親授「新氣功原
理」。儘管大師極忙，但仍然撥冗前來為學友們做了精
彩的演講。課後送別時，大師見我因十幾日未眠而疲憊
的樣子，遂索要紙筆為我親筆寫下了幾個大字：「中鵬
老弟：健康就是幸福」，然後署下了她的名字，並再三
囑我注意身體，體現了一位學長對後輩的呵護和關懷。
想不到這次送行，竟成永訣。數日之後，傳來郭大師仙
逝的噩耗。記得那也是少見的大雪天，玉龍狂舞、千里
雪飄。望著郭老師匆匆走過的那條道路，原先多少有些
坎坷的路面，已被細柔的白雪鋪墊得十分平整、燦爛，
一直伸向天邊。空中飄飄灑灑的雪花，如同大師的清德
不停地，撒向人間……。

　　文如其人，畫如其人。初訪郭老師時，印象最深刻
是她畫室裡的一幅國畫──青松。純熟的筆法、古樸的
意境自不待言。單就那繁茂的枝葉、敦實的主幹，就讓
人耳目一新。在這裡，看不到慣常所見的矯作的怪誕和
誇張的挺拔。給人一種實實在在、穩穩當當、根深蒂固
的特別美感。此後，這幅作品一再被郭老師選作自己氣

功著作的封面，可見畫家對這幅作品也的確情有獨鍾。

文如其人，畫如其人。郭老師離開我們已近15個春秋了。但是，她留給後人的惠澤如同這枝繁葉茂的大青松永不凋零。今日《郭林新氣功》仍如「春雨潤物細無聲」，滋養著千百萬民眾就是明證。而郭大師之所以取得如此非凡的成就，並非依靠那種嘩眾取寵的怪誕和廉價誇張的「挺拔」。她成就的源泉正是那扎扎實實、穩穩當當的大青松似的深根。

《郭林新氣功——治療功法‧挖掘功法‧中、高級功法》的出版，如同一座豐碑。她不僅記錄一位氣功科學研究先驅，奉獻人類嘔心瀝血的寶貴經驗；而且，也向世人展現了一位普通的中國人，如何將青松般的品德和白雪般純樸完美結合的偉大胸襟。

林中鵬
1998年冬月，北京

郭林新氣功的本源與發展

董紹明

　　氣功是我國古代文化（精神文明）的瑰寶，是治學修身的根本大道，已爲古今現實生活所證實。它是熔德、智、體於一爐的一種最好的健身益智的手段，現代體育運動也不能代替（徐一星語）。

　　中華人民共和國成立後，20世紀50年代，第一個提倡氣功治病的人是劉貴珍，他於唐山創立氣功療養院，第二個高潮帶頭人是郭林女士（1909～1984），她於1971年9月4日在北京公園開始爲廣大群衆宣傳氣功治病原理，說服病人跟她學練功。她常說人的生命只有一次，當然是重要，但還有比生命更重要的，那就是人生一世，應當做一番有利於人類的事業（古云，立德、立功、立言爲三不朽）。

　　她的口號是「致力新氣功，造福爲人民」。她不取分文，義務敎功。她所創編的新氣功能治療癌症及多種慢性病、疑難症，目前，已傳播到國內外。

　　郭林女士爲人誠實忠厚、剛直不阿、光明磊落、坦蕩豁達、平易近人、虛懷若谷、履仁行義、威武不屈、學而不厭、誨人不倦、一心創業、百折不撓。她親自培育出一支素質很好的輔導員隊伍，他們都是跟她學習新氣功治癒的病友，自願終生從事發展新氣功，爲人類健康幸福而獻身於偉大事業。她所執著追求的是「致力新氣功」要科學化，「造

福爲人民」要大衆化。她由身患癌症經加練氣功治癒後，見到不少人也患有癌症及慢性病，遂以大無畏的革命精神，超人的氣魄，根據家傳師傳的功法與自身的練功體驗，對傳統氣功進行了徹底改革，在功法上創編了易敎、易學、易練的郭林新氣功。

她怎樣根據傳統舊氣功進行創編改革呢？

任何一門科學都不是孤立的，它必須建立在其他不同的邊緣科學之上，才能形成自己獨特的體系。郭林新氣功也不例外，她創編新氣功的本源是由傳統的儒家、道家、佛家、醫家、武術等的功理功法中，去粗取精，集各家所長，推陳出新，逐漸形成了自己的功法體系。

郭林新氣功分爲三個層次： 1.初級功；2.中級功；3.高級功。或分**五個導引**： 1.意念導引；2.呼吸導引；3.勢子導引；4.吐音導引；5.綜合按摩導引。其中以慢步行功、升降開合、三關分渡爲總的功法核心。

人爲什麼要生病呢？一般來說，「患生於多慾而人心難測」；「傲不可長，慾不可縱，志不可滿，樂不可極」。大多先由七情六慾不知節制，百憂感心，萬事勞形，使身心、陰陽、臟腑、經絡、氣血常規失調，破壞功能平衡所致。所謂「陰平陽秘，精神乃治；陰陽離決，精氣乃絕」（《黃帝內經‧素問‧生氣通天論》）。人若練功，可使身心、陰陽、經絡、氣血運行暢通，恢復平衡，病自痊癒。

一切氣功的功理功法，可用「動、靜」二字概括。或約言三調：「調身、調息、調心」；或曰三練：「練精化氣，練氣化神，練神還虛」。總之都不離「動、靜」二字。新氣功的初級功和中級功多在動中求靜，高級功五禽戲還不離動

中靜，若跏趺盤坐不動，專注一境，萬緣放下，一心不亂，那就近似佛家坐禪入定了。

「導引」二字見《莊子‧刻意》「此導引之士，養形之人」。又有云：「導氣令和，引體令柔。」

五種導引以意念導引為全功主導，意念活動包括思想、感情、意識、思維等活動。人的言動行止，時時處處都必先由意識發動（有意無意），所謂萬事成敗在於一念之動能否堅持貫徹始終。練功也是如此，常說「全憑心意用功夫」、「大道教人先止念，念頭不止也枉然」。人自無始有生以來，即有雜念不斷生起，如何止念呢？不患念起，惟患覺遲。要練意念就是使精神高度集中，達到靜定境界（似入無念境，其實尚有微細念頭）。

儒家講「知止定靜」（《大學》）、「知者樂水，仁者樂山，知者動，仁者靜，知者樂，仁者壽」（《論語‧雍也》）、道家講「致虛極守靜篤」（《老子十六章》）、佛家講「戒定慧為三無漏學，定能生慧」。

新氣功意念導引功法中，把意念活動集中到某一點、某一詞或某一事物上，藉以排除各種紛紜的雜念，即所謂「以一念代萬念」、「制心一處無事不辦」。通過這種功法使大腦皮層逐漸進入，並長時間保持在既不興奮又不抑制的入靜狀態（無住生心，定慧平等，寂而常照的氣功態）。

那麼入靜境界究竟還有哪一念或無哪一念呢？這個問題很微細，上智一聞即悟，下愚終身莫解，應深研討。

呼吸引導是佛家天台宗止觀法門的下手處，在《小止觀》和《六妙門》中講得具體明確。所謂「調息」，要求把呼吸練到深勻細長。息有四相：風喘氣息。前三者為不調

相，後者爲調相。而郭林新氣功爲治療癌症、重症，特別改革爲短促的風呼吸。然而風呼吸是被古人認爲練功禁忌的。實踐證明，風呼吸於行功治療癌症收效很明顯，不追求調息入靜的境界，而是著眼於治病的需要，這是依據時代要求來改革、立論立法的。

吐音導引是郭林新氣功特有的功法之一。它根據《黃帝內經》臟象學說，人體五臟有五音、肝角、心徵、脾宮、肺商、腎羽。吐音功法約言三句話：三松、三穩、丹田氣。

我們知道，天地間最微妙的事物是聲音，轉瞬即逝；最大的威力是雷電，春雷一震萬物復甦。人患疾病，五臟失調，各種功能常規紊亂，辨證吐音可相應引起五臟功能共振同鳴，使之恢復常態，所以病癒。

勢子導引多是據華佗五禽戲及《易筋經》、武術、太極、八卦等創編的。

綜合按摩導引是根據《黃帝內經·素問·靈樞》有關臟腑經絡學說穴道創編的。

慢步行功是郭林新氣功特殊的步法。這種步法功理在一動一靜行止之間，具備了五禽戲的形神兼備的姿態，看起來似乎很簡單，容易學，其實要認真學好是不容易的。太極拳、八卦掌即是這種步法，所謂「邁步如貓行、運勁若抽絲」。一腳跟先著地落實後，再換另一腳，兩足虛實分明，頭部左顧右盼，所謂「調動二蹻轉天柱」，可以調理腎與膀胱經氣血運行。

升降開合松靜功，採用勢子導引三段升降以導三焦之氣和三次開合以心包之血，特別是鬆小棍雙手齊轉按摩內勞宮，通過心包絡血催氣行。這也是根據臟腑經絡學說創編

的。

郭林新氣功典型功法之一是「三關分渡」。把三者分開，先練鬆靜，次練調息，後練意守。這種提法把普及氣功放在了安全可靠的基礎上，使學練氣功面貌爲之一新，不僅解決了傳統氣功出偏問題，而且爲開展群眾性練功奠定了基礎。

郭林新氣功講究掌握意、氣、形。意指意念活動；氣是內氣；形是形體動作，即是勢子。練功就要練出內氣，要想更多地產生內氣，就要正確使用各種導引法，過好三關（即鬆靜關、調息關、意念關），其中意念活動起關鍵作用。意、氣、形三字，古人以形神二字概括。「凡人所生者神，所托者形，形大勞則敝，形神離則死」、「神者生之本，形者生之具」（《史記·六家要旨》）。

郭林新氣功的任何功目，都要做到圓、軟、遠。圓是在練功時，軀幹身體各節保持圓形，各關節不要僵直。這是依據太極圓周運行不息而來的。

軟是通過練功使身體肢節鬆軟，不要僵硬死板，「鬆而不懈」、「柔中有剛」是本源。「天下莫柔弱於水，而攻堅強莫之能勝」（《老子七十八章》）、「人之生也柔弱，其死也堅強」（《老子七十六章》）。軟即柔和之意。

遠是閉眼練功時平視前方，不可上視、下視或斜視。初練功時，意念應集中在體外。所謂「其遠而無所至極也」（《莊子·逍遙遊》）、「外生而後能朝徹」（《莊子·大宗師》）。若認眞做到此三字訣，才能更多地產生內氣。

郭林老師於1971年9月4日在北京獨步進入公園，面向廣大群眾宣傳氣功治癌及慢性疑難病，她還別具匠心、開創

性地建立起金字塔式的氣功輔導員隊伍，「大輔導員」下還有「小輔導員」，層層輔導，這不僅打破了傳統氣功的神秘感，而且爲開展群衆性的練功提供了組織保證。

革新帶來了成果。郭林新氣功問世不久，就治好了一些疑難症，包括青光眼、癌症與危重症，於是氣功從文革前只能治療功能性疾病、慢性病、輕病，發展到治療器質性疾病、重病、急性病等。一句話，氣功進入了新天地，它以巨大的魅力吸引了那些求索健身養生的人們。即使在「極左」年代，公園裡形成了數以百計的練功人群，此即「公園氣功」的始端，這是傳統氣功向氣功科學演化的始基。它擂響了改革傳統氣功的戰鼓，給衆多病人帶來了福音。

黨的十一屆三中全會以後，郭林新氣功有了飛速的發展，北京各大公園幾乎都有練功的人群。至1978年，北京練功的人數逾萬，郭林新氣功從北京傳播到了中國南北大地。

1980年下半年，中華全國總工會主辦了全國職工氣功骨幹培訓班，把敎功講課任務由北京氣功研究會承辦，班中主要敎授「郭林新氣功」（自控療法），這對傳統氣功是巨大衝擊。

郭林新氣功對傳統氣功有了重大改革，但基本上尙未跳出50年代的「內養功」圈子——以自己練功產生內氣，強健自己內因正氣爲主，不主張發放外氣治病。它不僅提供了適合現代時代特點傳授氣功的經驗，更重要的是新氣功取得了突破性成果，爲改革傳統氣功、建立新氣功樹起了旗幟。

它向人民表明，時代在前進，社會在變化，作爲人民文化的氣功也必須趕上時代的步伐，氣功必須符合人民的需要，這是歷史必然規律。

目前，世界醫學形勢正處在微妙變化時刻，已由微觀世界精細分析，而要回到宏觀世界系統科學方面來，已漸由偏重外因治療逐漸轉移到重視內因潛力上來。很多國家正在大力開展研究氣功療法。

氣功本是我們祖先的創造，是我們中國文化遺產之一，我們豈忍坐失家珍，等閒視之，棄之不用呢？

多年來，如對慢性病中的結核病，雖然有各種抗結核藥物治療，也是有效的，但是它還有一定的侷限性和副作用。它強調了偏重外因治療（抑制細菌、消滅病灶），但有時治肺傷肝、治肝傷腎，顧此失彼，非盡善盡美。因此，有識醫家提出「藥源性疾病」或「藥物公害」之論。總之，目前單純依靠藥物對肺結核病的治療還不夠理想。

中國醫學從整體著眼，認為病之起源與病之治癒，始終不出內因和外因正邪鬥爭之關係。所謂「正氣存內，邪不可干」、「邪之所湊，其氣必虛」、「治病必求於本」。所以防治疾病強調扶正祛邪、培本清源為總的原則。練功可以調動內氣，增強機體抵抗力，推動病體起作用的內因發生變化，可以起到藥物所起不到的作用。

郭林新氣功理法就是強調自力更生，練出內氣，自行調控治病，不主張發放外氣治病。她博觀約取，看到世界醫學形勢在變化中，東西文化哲學在交流中，提出在對治癌病與疑難慢性病時，要藥物治療與氣功治療相結合，不要丟掉藥物。倡導氣功治病要與中醫、西醫相結合。這些，都推動了中國氣功向前發展。

發揮群眾性癌症康復組織的優勢
實行具有中國特色的醫學模式

高文彬

　　我國的群眾性癌症康復組織近年來發展很快，已經遍及許多省市。這些組織成立時間最長的不到10年，絕大多數剛剛起步，而群眾性抗癌活動卻已經有20多年的歷史了。群眾性癌症康復組織，就是在群眾抗癌活動的基礎上應運而生的。所以我認為我們從事這一活動的同好，都應該了解過程、研究淵源、把握群眾性抗癌組織、抗癌活動的自身規律，進行工作，開展工作，更好地聯繫實際，順應形勢，更新觀念，更充分地發揮群眾組織的優勢。下面我想就幾個方面，談談我所了解的情況和認識。

1.群眾性癌症康復組織的由來

　　一個人患癌以後，一般會產生一些複雜的心緒，如恐懼、悲觀、失望、孤獨感、失落感等等。1971年，癌症康復者郭林帶著她創編的氣功走向社會，冒著風險公開宣稱她的氣功可以抗癌，在公園開班教學。她提倡群教群學，開展談心得、談體會、交流思想感情。因為都是癌症患者，酸甜苦辣都有親身體會，互相做工作推心置腹，貼心知心，形成了自己特殊的社交圈。由於確有療效，影響不斷擴大，患者越聚越多，形成抗癌群體。在當時環境下，被有關人員誤解曲

解，經常受到責難和驅趕，郭林還被加上聚衆鬧事的罪名。因爲郭林氣功和她組織的活動，眞正能使癌症患者提高生存率，延長生存期，改善生活質量，成爲患者的一條「出路」，所以深受患者的歡迎和擁護，硬是頂過來了。隨著時間的推移、實踐的檢驗，郭林氣功班和群體抗癌像滾雪球似地發展起來。

回顧70年代初期和中期的情景，郭林如果沒有一點精神和堅定的信念，哪怕她的動機和氣功再好，也很難越過那段嚴酷的境遇堅持下來。

過去癌症病人得病後，生存時間都比較短，被稱做「絕症」，很少考慮以後的問題。自從郭林氣功走向社會參與抗癌以後，不少癌症患者（包括中晚期患者）闖過了五年、十年大關，形成了一個特殊的群體。

他們接觸的面廣了，了解的情況多了，有機會思考和議論癌症患者生存率不斷提高後，帶出來的一系列問題——社會問題、醫療康復問題、家庭問題等等，還有面對患癌人數和死亡人數呈上升趨勢，並且向年輕化、知識化發展的現實；治療癌症的辦法、手段不斷發展，但絕大多數癌症患者還不能得到合理的治療，癌症並沒有被征服、還在肆虐的現實，給患者造成諸多問題、痛苦和悲劇的現實；萌發了在郭林氣功組織的基礎上，成立群衆性癌症康復組織，把癌症患者組織起來，根據我國的國情國力，通過不同渠道的工作，來改善癌症患者的治療和生存質量，解決一些需要並可能解決的問題，實行具有中國特色的醫學模式。

在各方面的支持下，群衆性癌症康復組織便應運而生了。80年代末，上海成立了郭林新氣功學會，爲癌症康復俱

樂部的前身。北京成立了抗癌樂園，接著又成立了以患者為主體、醫患相結合的中國抗癌協會癌症康復會。

影響所及，各地紛紛籌劃。幾年來發展很快，全國各省市的癌症康復組織已經發展到三十多個，並且還在繼續發展。「癌症康復組織」也好，「群體抗癌」也好，「癌症不等於死亡」也好，這些「桃子」都有來歷，皆源於郭林氣功這棵「樹」。我們應該培「樹」豐「桃」，實事求是地了解過程、研究歷史，將癌症康復組織中的活動內容，特別是能使癌症患者形成一個特殊群體的郭林氣功，著意聯合專業工作者、科研人員研究、總結、提高，使癌症康復組織屹立於癌症康復醫學之林。願我國癌症康復組織為癌症康復事業不斷做出貢獻。

2.保持群眾性抗癌團體的特色，充分發揮它特有的社會效應。

群眾性抗癌活動最顯著的特點，就是癌症患者的抗癌實踐。一部分癌症患者，甚至一些被判「死刑」的癌症患者，通過西醫、中醫、氣功等綜合治療康復措施，不僅奇蹟般地活了下來，而且積極從事癌症康復活動。榜樣的力量是無窮的，群體的作用具有極強的說服力、吸引力和輻射力。經過癌症康復者的現身說法，使其他患者從他們身上看到希望，從而校正自己的心理障礙，消除心理負擔，樹立起抗癌信心。由於群眾性的相互教育、相互支持、相互鼓勵，激發出巨大的力量。

正是由於他們不屈不撓，鍥而不捨，前仆後繼（一些組織者、領導者、骨幹由於全身心地投入，獻出了生命和健康），使群眾性抗癌組織不斷發展壯大，抗癌活動蓬勃開

展，成爲癌症患者康復醫療的重要組成部分，因此受到陳敏章部長的充分肯定、恰當評價，受到有關領導的重視和支持，受到廣大群衆和患者的歡迎。事實證明他們爲癌症患者和社會所做的工作是其他組織無法替代的，他們的抗癌實踐和自身優勢也是其他人（包括腫瘤專業人員）所不具備的，這就是群衆性抗癌組織具有強大生命力的根本所在。

所以群衆性抗癌組織必須以癌症患者爲主體，爭取專業人員的參與和幫助，保持群衆性抗癌團體的自身特色，充分發揮它特有的社會效應。

3.堅定不移地走我們自己創建的西醫、中醫、氣功（首選郭林氣功）綜合治療的抗癌道路，實行反映中華民族優秀文化的、符合我國國情國力的、具有中國特色的醫學模式。

它能彌補手術、放療、化療等方面不足的缺憾，減輕病人的痛苦，減少社會的負擔，提高患者的生存質量，甚至最終戰勝癌症，取得更好的社會效益和經濟效益。這裡僅舉北京的幾個病例：我自己（1976年確診）、郭成沛（1981年確診，1996年患腦溢血病逝）、劉忠（1983年確診）都是晚期肺癌，未做手術，做了放療，我僅做了一個療程的化療；王世學（1988年確診）晚期肺癌，未手術，不能化療，放療一個療程未做完就放不下去了；程正軍1989年確診爲胰頭癌，未手術，不能做放療、化療（活了6年）。

他們都是被判了「死刑」的晚期癌症患者，可是他們在西醫、中醫、氣功（301醫院黃孝邁教授早在1976年就說過：郭林氣功「看來還是個出路」、「中國人抗癌比外國人還多兩手——中醫、氣功」）等綜合方法治療下，用自己頑強的毅力與病魔進行頑強的鬥爭，都奇蹟般地生存下來了。

面對相繼出現的典型病例，我想終會引起一些專業人員作出符合邏輯的思索和受到啟迪。

總之，舊的醫學模式不轉變，受害的是癌症患者，而實行新的醫學模式，特別是具有中國特色的醫學模式，受益的也是癌症患者。醫學模式是否轉變是關係到患者生、死、存、亡的大問題，關係到家庭和社會的大問題。

我國提出由單純生物醫學模式向生物、心理、社會醫學模式轉變也已經有二十年了，但實際情況不容樂觀。據我的了解，一些臨床和門診醫生還不了解新的醫學模式。因此，實行新的醫學模式，的確是當務之急，而其貫徹落實有賴於有關方面的支持、推廣。

4. 郭林新氣功已經成為癌症綜合治療、具有中國特色醫學模式的重要組成部分，殷切期望專家們從人體科學的系統工程出發，進行有計劃的深入系統的研究，使之進一步理論化。

以北京「八一湖抗癌樂園」為例，這裡是處在抗癌第一線的廣大癌症患者，以郭林氣功為紐帶形成的一個抗癌群體——「抗癌樂園」。這是一個群體抗癌、豐富多彩的抗癌文化寶藏，有待於有志之士進一步去挖掘和研究。這裡既有人間真情，又有豐富多彩的文化生活；既有對付癌症和提高患者康復及防護能力的各種方法，又有心理醫療和行為規範的群眾工作。這其中郭林氣功既是癌症康復治療中的「方面軍、軍兵種」，又是「米袋子、菜藍子」。長期以來，根據傳統治療的經驗，人們形成了一種觀念：「10個癌症9個埋，剩下一個不是癌。」

但是，從1971年郭林新氣功走向社會參與抗癌之後，竟

然有相當多的被宣判「死刑」的晚期癌症患者相繼活了下來。從1979年開始，先後有數十家報紙雜誌及電台、電視台陸續報導了他們活下來的奇蹟。隨著時間的推移，活下來的中晚期患者多了，活的時間長了，活的質量高了，引出了轉變人們觀念的新事物：「癌症≠死亡」。

「癌症≠死亡」是由我和許多癌友在郭林氣功的指導下，用生命、汗水、淚水以及頑強拼搏的精神闖出來的；是作家柯岩先生深入郭林氣功輔導站體驗生活以後，以人類工程師的使命感，以她的智慧和膽略，從我們這個群體的實踐中提煉出來並用最強音喊出來的。她的長篇報告文學《癌症≠死亡》於1982年發表，從那時起「癌症＝死亡」轉變為「癌症≠死亡」，這是郭林新氣功1971年走向社會參與抗癌，廣大癌症患者走具有中國特色的中醫、西醫、氣功綜合治療道路，實行具有中國特色的醫學模式，為社會作出的一大貢獻。「癌症≠死亡」的口號，已經響徹全國、飛出國門。柯岩先生的報告文學《癌症≠死亡》反映了客觀事物的本質，用正確的思想指導人們從癌症等於死亡的禁錮中解放出來，推動抗癌事業向前發展。當然，既然是新生事物，就需要不斷實踐、認識、研究總結，更寄希望於領導、專業人員支持、關注、總結、提高。

早在70年代末，郭林氣功就引起了專家們的關注：北京中醫醫院腫瘤科主任郁仁存教授根據多年的醫療實踐說：「氣功能安定病人的情緒，增強病人的信心，啟發病人的主觀能動性，它起到了一些醫院起不到的作用，在腫瘤的綜合治療中，顯示出越來越重要的作用。」

中日友好醫院辛育齡教授、北京市肺部腫瘤研究所蔡廉

甫教授，在北京肺部腫瘤研究所作了臨床實驗觀察後說：
「氣功對手術後功能的恢復是有很大促進作用的，對機體功能改善起到了積極作用，有利於肺癌的治療，似乎已毋庸置疑。」

中國醫科院腫瘤醫院王建章教授說：「看了病人練氣功以後，收到了不少好處，增強了健康水平，提高了免疫功能。氣功作為腫瘤治療的一個方面是可以考慮的。」

1989年徐光煒教授、張宗衛教授在「郭林新氣功對癌症患者康復治療作用的研究」課題中認為，「事實說明，確有不少的中晚期癌症患者，在被醫院宣判為『死刑』後，透過練功，奇蹟般地活了下來」。

1989年1月，歐洲腫瘤心身醫學研究會主席巴爾妥斯博士來華訪問時，參觀了北京玉淵潭公園郭林氣功學習班後指出：「這是一種帶有中國特色的心理治療方法，在這裡有大量的研究工作可做。」

確實，充分發揮和調動癌症患者機體的積極作用、調動內因、改善內環境、內外因相結合、形成對付癌細胞的整體作戰能力是郭林氣功的強項；使患者由消極接受治療轉變為積極參與治療、由坐以待斃轉變為拼搏求生、由無能為力轉變為大有作為，是郭林氣功最具特色的一種治療藝術，是轉變人們思想的物質基礎，很值得研究。

近年來不乏專家、教授進行多方面的研究，進一步闡明郭林氣功的作用和機理。如1993年301醫院黃念秋教授，在八一湖抗癌樂園多次考察學習進行研究後，寫出了《郭林新氣功對癌症患者的呼吸功能及甲襞循環的影響》等三篇論文（詳見《郭林新氣功抗癌作用及機理的探討》）。

她認爲她的研究所見「可能是郭林新氣功抗癌作用機理的一個側面，郭林新氣功可能還通過神經——內分泌——免疫網路的複雜影響，對機體從宏觀到微觀多層次的調控，來提高病人的抗癌功能，更多的工作有待於廣大科學工作者進一步深入研究」。

以上這些，都是專業人員所論述。所以，我認爲專業人員是防治癌症、科學研究當然的主力軍。這是一方面，是主流。但另一方面，也應看到傳統的生物醫學模式，在有些醫務工作者頭腦中還是根深蒂固的，他們很難從這個禁錮中跳出來，去實行生物——心理——社會醫學模式在治療癌症中的轉變，因而他們在腫瘤的治療中只注重手術、放療、化療及近期開始重視的生物治療，而對調動病人本身的內在抗癌能力不加重視。即使應用中藥也只是推薦給上述幾種治療手段無法挽回的晚期患者。

他們對廣大癌症患者通過以郭林氣功爲紐帶而展開的群體抗癌實踐，取得的豐碩效果仍半信半疑，更沒有認識到它是一種生物——心理——社會醫學模式在抗癌鬥爭中的具體而生動的形式。因此，我懇切希望有關方面加強領導，在群衆性抗癌組織和癌症患者20多年來千百萬人實踐的基礎上，以對癌症患者積極負責的精神，旗幟鮮明地把西醫、中醫、氣功綜合治療道路，把具有中國特色的醫學模式，儘快地、普遍地運用到康復醫療中去。對於癌症患者來說，時間就是生命。

5.迅速推廣、實行具有中國特色的醫學模式，是實現《「九五」全國腫瘤防治計劃》的有效措施。

1986年我國制定了第一個《全國腫瘤防治規劃綱要（19

86～2000年）》，要求治後 5 年生存率在原有水平的基礎上提高 5 ％～10％。可是我國近年來惡性腫瘤發病與死亡情況更加嚴重，年發病例數約爲160萬，死亡 130 萬，現癌症病人200 多萬。全國平均每死亡 5 個人中，就有一人死於癌症。《「九五」全國腫瘤防治計劃》提出加強各級腫瘤專科醫院綜合治療觀念，提高診治水平。

到2000年底要求治後 5 年生存率在原有水平的基礎上提高 5 ％～10％。完成上述要求，就現在的治療手段和治療水平，我認爲還是相當艱巨的。

比如前些年人們抱有希望的什麼細胞治療，價格和效果不成正比，使一些患者人財兩空（癌症患者一定要爲自己當好「司令」，謹防與癌細胞同歸於盡的「治療」）。

所以說，就現階段的醫療手段和醫療水平，要求治後 5 年生存率提高 5 ％～10％，最現實有效的辦法就是走具有中國特色的綜合治療道路，特別是「加強各級腫瘤專科醫院綜合治療觀念」，實行具有中國特色的醫學模式，同時由癌症康復會和有關方面聯合舉辦康復學習班，落實「群防群治」，再在辯證唯物主義思想指導下，將具有中國特色的醫學模式引進醫院，服務臨床，貫徹到醫護工作中去，一定能夠取得明顯的社會效益和經濟效益，甚至會引起醫務人員知識結構的更新。這是一項具有戰略意義的轉變，也將是腫瘤醫學發展的必然趨勢。

作爲群眾性抗癌組織，願爲實現《「九五」全國腫瘤防治計劃》貢獻自己微薄的力量。

一代氣功天驕

林　曉

（郭林新氣功研究會副會長，郭林老師的丈夫）

我叫林曉，是郭林的老伴。在郭林誕辰90周年前夕，郭林新氣功研究會決定編寫《郭林新氣功——治療功法·挖掘功法·中、高級功法》以緬懷郭林老師，使我很高興，也很感動。因爲郭老師創建了新氣功，並帶到社會上已20多年了。在這期間，她培養了許多輔導員，現在仍分散在北京各大公園教功；全國各地及海外，現在有幾十萬甚至上百萬人在練郭林新氣功。透過練功，他們都收到了良好的療效，很多人已經得到康復。

現在的輔導員大多是年齡較大的離退休人員，因此，我認爲趁這個機會，從曾經接觸郭老師較多的人或朋友那裡，收集、整理一下郭林老師生前的情況，寫一下回憶錄，是很有必要的，也是很有意義的事。

這對今後推動、發展、完善郭林新氣功，爲後人緬懷郭老師都將起著積極作用。

郭林老師祖籍廣東省中山縣。1909年6月8日（農曆4月21日）生。其父是辛亥革命烈士，母親是一個沒有文化的家庭婦女，共生姐妹三人，郭老師是老二。

在她兩歲時，父親就犧牲了，當時家裡生活很困難。祖

父是個老道，很鍾愛她。她從小就在祖父身邊，很小就敎她童子功。14歲那年，她就獨身到廣州求學，闖世界。先上商校，後又改上師範學美術。郭老師當時雖然才十幾歲，但在廣州就有些名氣了。

原因之一是在幾十年前封建意識還相當濃厚的廣州，她雖是女孩子，卻留短髮、穿西裝、繫領帶，一身男裝。因爲她的特殊，所以走在大街上沒有不認識她的。

原因之二是她在廣州上學期間非常活躍，是學生會主席。她很有口才，很有鼓動能力。到政府請願，同學們推她爲團長。她曾經和汪精衛拍過桌子。當時的反動政府對她這樣的人很反感，又找不到理由，校長就與校醫做假，說她有肺癆病。用這樣的方法把她與同學隔離開。但她並不屈服，心想我正面鬥不過你們就背著鬥。於是她每天早上四點多就起床跳牆出去練長跑，結果她獲得了全市長跑冠軍。因爲她爲學校捧回了獎杯，校長也不得不組織學生在校門口迎接她。這則消息登在了當時廣州的報紙上。

原因之三是畢業時，她一邊考試一邊辦畫展。

當時廣州市童子軍有一條規定：男孩子穿短褲，女孩子穿短裙。她是團長，卻非穿短褲不可。學校拿她沒辦法，就讓省長找她談話：說她這是奇裝異服。她卻說：我不袒胸露背，怎麼叫奇裝異服呢？結果省長也治不了她。她的青少年時期就是這樣在大風大浪中滾過來的，而她的天賦和與衆不同的氣魄也充分顯示出來了。

我和郭林老師在1941年12月 8 日結婚，正是太平洋戰爭爆發那天。當時我在澳門上學，她在澳門敎書。

　　郭林老師研究氣功，並用氣功治病是近二、三十年的事。1949年她得了子宮癌，做了切除手術，1964年她膀胱癌輾轉做了第6次手術才引起她的深思。她想到：自己一生多災多難，雖然練過童子功，當過長跑冠軍，還是得了癌。自己已做了6次手術，同時還患有高血壓、心臟病、風濕等多種疾病，如果再做第7次手術，生命恐怕就保不住了。想到身邊還有年邁的老母需要自己照顧（大姐已去世，妹妹在台灣）；有遠在美國幾十年未見面，日夜思念的女兒。想到這些，她說我不能死，我必須尋找一條自救的路！於是她想到了氣功。

　　她想：氣功是中國的優秀文化遺產，能不能用來治病呢？有了這個想法，她就邊讀醫書邊練氣功，同時還向氣功界高人交友求教。經過10年功夫，不知不覺之中，她身上的病全沒了。這引起了她的注意：心想我的氣功是否有點意思，它能在我身上起作用，對別人是不是也有效呢？如果也有效，那真是對社會的一大貢獻！這樣她萌發了讓氣功走向社會、用氣功治病救人的想法。

　　那是1971年9月初，文化大革命正處於高潮，左傾思想嚴重。在這種社會條件下去傳授氣功行嗎？她苦苦思考，經過激烈的內心掙扎，終於在1971年9月4日毅然走上社會，到東單公園傳授氣功。開始，她單槍匹馬，是很困難的。到哪裡去找病人呢？她就假裝掛號看病，與病人聊天，問別人有什麼病？主動要求教別人練氣功，這樣就把一些病人接到了公園。她在公園裡教功、演講，招來很多人，但也招來了不少麻煩。

　　當時有許多逛公園的外國人給他們照相；另有些人看他們練功搖搖擺擺的樣子也不理解，覺得有失國體；還有當時公園正在整修，很多聽課的人拿了附近的磚頭瓦塊坐著聽課，走時就不管了，惹起公園工作人員的不滿，所以不讓他們在那裡練功。又因為教功時，許多人聚在一起，引起了公安人員的注意和干預，曾7次傳訊郭老師，不讓她教功。還曾因此在單位被大會批，小會鬥，說她不務正業，不讓她教功。但她一點也不動搖，毫不退縮，照樣去教功。平時不能去就星期天去。她說，這是我的時間，我有權支配。

　　她說，我不能不去教功，好多病人在等著我呢！她堅信，自己的氣功是造福人民的，她做的不是壞事。這種信念支持著她，鼓舞著她。

　　當時，我對她搞氣功也不理解，也拉過她的後腿。1971年我正在保定，經常與她通信。我說：「你是畫家，卻到公園這麼搞，就像天橋的把式，賣藝的一樣，多丟份兒啊！」她說：「哎，那可不一樣，我是為救人。我知道病人的痛苦。人在生死關頭對人生留戀的心情，沒病的人是體會不到的。我的功能救人，為什麼不去救呢？」她生前經常說：做人要生得有意義，死得才有價值。我覺得郭老師這種精神是很偉大的。

　　郭林氣功漸漸在社會上流傳，發展起來了。在20多年時間裡，她從病號中培養了許多輔導員，現在仍遍佈在北京各大公園教功。全國各地，甚至海外也有不少郭老師的弟子。在多年的練功實踐中，證明了郭林氣功在癌症病人的治療和康復中，在治療多種疑難慢性病中發揮了奇效；證明了郭林

氣功確實是治療癌症和慢性疾病的一種旣經濟、又有效、又易學的好方法。

但郭老師也爲此付出了自己全部精力，付出了自己的健康。她的腳凍壞了，那是因爲大多天她站在雪地裡講課凍壞的。她在最後幾年已經走不了行功，只能練定步功了。但她仍不退縮，花了五百元買了一輛三輪車，每天讓人蹬車送她去公園敎功。

她說，我的腳雖然凍壞了，但我無憾。因爲我創立的功救了許多人，犧牲我一個，救了大家，值得！

郭林老師創立的新氣功，確實爲人民做了一件大好事，這是她一開始沒有想到的。她的功理、功法也在20多年的敎功實踐中逐漸豐富、發展，完善起來。

郭老師不但對自己的氣功不懈地追求，她對周圍的病人、朋友，也有一顆溫暖的心，特別樂於助人，幫人排憂解難。

她最早有一個學生叫楊新菊，現在在陶然亭公園敎功，紅斑狼瘡患者。郭老師對她很是下了一些功夫。楊新菊1972年開始學功，當時病很重，每天要服 8 ～12片激素。就這樣有時還控制不了病情，老發低燒。學了一段時間功後，因病經常反覆，很痛苦，她都想死，不想練了。郭老師知道後，只要她不來，不是派人去找她，就是親自去做她的工作。老師對她說：「妳如果死了，剩下兩個孩子，將來你丈夫爲孩子再娶個後媽，孩子可該遭罪了。妳發燒也要練，我帶妳練。」就這樣經過一段時間的鍛鍊，她的病漸漸好轉了，慢慢地藥也不吃了。現在楊新菊身體很好。

郭老師教功，不但不要錢，有時還自己掏腰包。

郭老師的另一個叫徐金生的學生，現在在北京氣功研究會工作。當時跟郭老師學功時生活很困難，收入很少，還有一老母親。冬天練功只穿一雙單鞋。郭老師看見了就送給她棉衣、棉鞋。

還有一個叫具本藝的學員，是平頂山文工團舞蹈演員，乳腺癌患者，當時生活也很困難。父親家在北京，房子很小，她沒地方住。郭老師就把她叫到自己家來住，告訴她先看病再說。具本藝有病需要營養，郭老師就讓我母親給她燉牛肉湯喝，讓她兩三天喝一次。其實，當時我家的經濟情況也不是很好。

郭老師還有著豁達的胸懷。對某些為他們治好病而又背叛自己的人不去理論。曾有人為阻止郭老師的《五禽戲》在電視台播出，就寫信到電視台說老師有海外關係，是內奸，反黨反社會主義，致使電視台到她單位去調查；另一人曾到外地說《郭林新氣功》這本書不是郭老師寫的，而是他寫的。因為他當時挨鬥不能出書才轉讓給郭老師的，以郭林的名義出版……對於這些肆意捏造中傷誹謗攻擊，有些人知道後很氣憤，非讓郭老師與他們打官司。

可是郭老師卻說：哪有老師告學生的呀！再說他們不是也在為人民做好事嘛，他們不是也在救人嘛！算了，算了，他們能救幾個人也很好嘛！

病人常說：郭老師心中只有病人，唯獨沒有自己。事實真是這樣，就在她逝世的1984年，她還去外地教功6次。有一次，她準備和劉桂蘭一起去鄭州，那天得了急性腸炎，老

去廁所。按說不能去了，可是在快開車時，她說：「走，我不能不去，那麼多人等著我呢！」到了鄭州，她怕我擔心，就叫劉桂蘭打電報給我，說她沒事了，其實她還沒好。但她照樣教功，那裡的人誰也不知道這事。

還有一次去鄭州講課，回京時，省體委的同仁送她到車站，遞給她600元講課費，她用手摸了一下說：「好了，我摸了就算收下了，你們拿走吧！我到鄭州來不是為掙錢，而是為了傳授我的氣功。」

為此事，省體委還發了一份通報，號召大家向郭林老師學習，盛讚了她無私奉獻的精神。

郭老師對家裡的親人也是一往情深的。

那是在她去世前幾天，在紫竹院公園與上海的學員聊天。她說：「奶奶（即我的母親）對我很好，她把全部家務都承擔下來了。如果沒有奶奶，我也救不了你們。」還說：「我一生最不放心的就是林曉（因為我自理能力很差，母親從小什麼也不讓我幹，把我慣壞了，至今我也不會做飯），除此以外，我沒什麼牽掛了。」現在看來，她當時已經意識到自己即將辭世，才說這些話的，因為她平時很少與別人談家常的，學員們也感到奇怪。

在1984年12月，也就是她去世前不久，廣東家鄉來人，邀請她參加家鄉頤老院的落成典禮，因為她是家鄉的名人。她說，我一定要參加這個典禮，並準備畫一張畫兒送給頤老院。為此，她畫了幾天。就在她發病的那天上午，她還趴在桌子上畫了四個小時，畫完還親自蓋上章，這是晚年沒有的事。晚年因眼睛不好，每次畫完畫，都是學生給蓋章，可是

這次她卻自己蓋上了。在吃午飯的時候，她就發覺雙手拿不住筷子，這才意識到不好，當別人把她扶到床上，就昏迷了，嘴角流出了黑血，她只說了一句話：快去找劉大夫……

那天當我得知消息趕到家，她已被送到北京466空軍醫院。到了醫院，她已處於高度昏迷。經過三天搶救無效，於1984年12月14日中午12時15分去世，享年75歲。

郭老師的追悼會在八寶山小禮堂舉行。于大元先生主持追悼會，郭老師單位的領導劉迅先生致悼詞。

郭林新氣功研究會為郭老師修建了一座墓地。郭老師的家鄉為她建了一個由她生前友好、前僑聯主席張國基老先生題字的紀念亭（她的家鄉共建了兩個紀念亭，一個是著名的導演鄭君里的紀念亭、一個就是郭林老師的紀念亭）。以後又由于大元、黃松笑、葉強、孫鋒、上海郭林氣功學會等捐資在亭旁立了一塊石碑，碑文記載了郭老師的生平。在郭老師逝世5周年時，我又帶了一些人參加了郭林老師家鄉鄉政府為她組織的紀念活動，並參觀了她的故居及紀念亭。

郭老師雖然離開我們10年了，但她一生不畏強權的硬骨頭的精神；她對氣功事業不懈地追求精神；對廣大病患者的無私奉獻精神；她在淫威面前不低頭，在挫折面前不氣餒，在成功面前不驕傲，在金錢面前不動搖的崇高品質，是我們的光輝榜樣，是值得我們永遠學習的！

至於說到對郭林老師的評價：我認為她是中國氣功史上的一顆明珠，她對中國氣功做出了巨大的貢獻。她創立的新氣功是中國氣功史上的一個新的里程碑。為什麼這樣說呢？因為郭林新氣功開拓了氣功的一個新的領域——氣功治癌。

這在她以前是沒有人公開提出過的問題。

郭林老師是把中國古老氣功，由單傳到大面積推向社會並爲廣大人民治病的帶頭人，70年代用氣功防癌治癌，郭老師是一位最傑出的代表。她提出的中醫、西醫、氣功綜合治療，在廣大病員中取得了非常好的療效，並得到醫務界和氣功界的肯定和推廣。因此，我說郭老師對中國氣功做出了巨大貢獻。可以說，她是氣功界的楷模，是全體氣功界學習的榜樣。

在紀念郭林誕辰90周年之際，謹以此回憶，向與我風雨同舟四十三個春秋的親密伴侶——郭林老師表示深深的敬意和無限的懷念！

上篇　治療功法（統一功法）

新氣功療法治癌與防癌

李　平　選摘

編者導語：我們在處理李平會長提供的《郭林老師講授防治癌症的功理功法》中摘錄的內容時，深深理解李平會長的良苦用心在於，引用郭老師這篇較早著述，能夠幫助練功者理解「防」與「治」、治療中的「攻」與「守」、生活中的「病、癌」與「健康」的辨證統一關係，從而更知「防範於未然」的意義。我們在深入學習全文之後，愈加感受到此文的深邃內涵。它可以說是老師創編新氣功，從功理功法準備（處理繼承與改革關係）到反覆切磋臨床實踐經驗、苦心孤詣探索全過程的縮影。

她所建立的「理論體系」是依據「傳統氣功」、道、佛、儒、醫、武的哲理與諸多實踐記載揚棄與綜合而成。其更為可貴之處在於她的「現代意識」。她時時處處設法將新氣功與西醫、心理等諸多學科的有機接軌。雖然由於條件所限，其所立意的目標還不具備實際解決的可能，但是她的許多「天才直覺」的精闢論述，確為大量的臨床實踐所證實。雖然伴隨時間的推移，現時的功法又與這裡所講授的功法有所變化，但這正反映它在不斷發展和完善。

我們全文編入的用意在於深入、切實、全面地領會郭林老師對「防」、「治」、「病癌」、「健康」及設功轉化的

辨證思想。從而更好地發展郭林新氣功事業。「致力新氣功，造福爲人民」。

以下爲郭林老師講課的整理稿。

一、新氣功療法治癌與防癌

龍潭郭林新氣功療法治療班正式開展、用新氣功療法防治癌症的工作，到目前已有 3 年的歷史了。經過這幾年的臨床實踐，完全證實新氣功療法對防治癌症的巨大力量。新氣功療法的1974年治癌專班的不少學員已病除康復、重返工作崗位；1975年治癌專班的大部分學員已進入中級班鞏固療效；1976年治癌專班，自開班至第一個療程結束的全部三十多名學員，經過新氣功療法的治療，不但沒有一個人因爲病灶轉移、擴散倒了下去，反而出現了很多超出預料的好療效。如天津市人民圖書館的領導幹部王鴻壽，天津市人民醫院確診爲淋巴惡性肉瘤，兩年多共進行了七個療程的化療，每次化療後總是過一段時間腫塊又回長，心、肝、脾、肺、腎等臟器的機能都衰退了。自採用新氣功療法治療，完全停藥，練功一個月後，體力顯著增加，失眠基本得到克服，飯量顯著增加，心臟病比較平穩，腫塊見小見薄（經醫院檢查證明）；練功兩個月後，白髮一部分變黑。練功三個月，腫塊顯著見小見薄，其他各病也隨著有顯著好轉和鞏固，心臟病的間歇症狀已不見。他說：「練功以來，我未用任何藥物，以上療效應該說是練功的收穫。

又如中國舞劇團二隊的吳志山，經友誼醫院確診爲早期肝硬變，脾功能亢進。經過兩年多的治療，病情無明顯好轉，反而病情加重、病狀增多，脾大 4 公分，牙齦出血，不

敢刷牙漱口，嚴重時整天流血不止，連雲南白藥、三七粉都不能止住流血，牙齒鬆動脫落，面色暗灰青黃，兩肋脹滿作痛，噁心厭膩，失眠多夢，腰疼背酸，多便腹瀉，小便赤黃，兩腿浮腫，指甲變白凹進，全身發軟、四肢無力……經過兩個月的新氣功療法治療，食慾增進，睡眠改善，噩夢消除，體力增強，病情隱定，面色出現紅潤，牙出血基本止住，鬆牙已有穩固，出血點由深變淺，有的已接近消失，指甲變紅變平，６月28日在友誼醫院檢查，肝、脾功能基本恢復。

再如計劃委員會的李燕文，她從1972年患了嚴重的植物神經功能失調，1974年９月又在醫院急救手術中發現患有卵巢癌，卵巢癌手術後又進行了化療和放射治療，這樣就使她極度虛弱的身體更加虛弱。她開始去龍潭湖公園學氣功是坐計程車去的，練功一個月後，她不但不再坐計程車了，連陪伴人都不需要了，她自己一個人乘公共汽車去龍潭湖也不感到害怕了，而且每天能堅持練功四、五個小時。

她過去五年來不敢出房門，怕冷、怕熱、怕風，但是，還不能預防感冒和消除疼痛。過去十年來她患有全身關節炎、腰疼、牙痛、出血等，但自練功以後從不感冒，這些症狀不知不覺地消失了。她說：「這的確是我沒有意料到新氣功的療效有如此之高。」

新氣功療法既不吃藥、又不打針，也不開刀動手術，為什麼就能這樣高療效地治療世界上仍在認為是醫療難題的癌症呢？就是利用能夠調動人體的「內氣」，發揮它的衝力、鑽力、熱力和旋轉力的功能，增強人體自身免疫機能和人體內自然科學的變化治療癌症的新方法。

在走出家門為群眾義務治病剛剛不久，就有一個人來要求用氣功治癌。他是北京閥門廠的工人，叫劉丙成，1970年7月在腫瘤醫院確診為胃癌後，劉丙成的單位領導要求醫院給他做手術切除治療。醫生說他年紀太大了，切除一流血也得死，不切除也得死，白挨一刀也管不了事，不如讓他想吃什麼就吃點，還能多活些日子，但是最多也不能再活三個月了。這樣的情況應當怎麼辦？

毛主席說：「中國醫藥學是一個偉大的寶庫，應當努力發掘，加以提高。」我想這寶庫裡的寶藏能夠治好他的病，只要我們去努力發掘，加以提高！於是就接受下來了。那時教的還是站功，站功能不能把「內氣」調動起來去治癌？我還沒有實踐經驗，於是先在自己身上做試驗。試驗結果，「內氣」活動不夠猛、不夠強、不夠快，費了很大勁，用了很多輔助功法去配合。劉丙成練了兩年，整個癌病灶都消失了。可是我發現用站功治癌的療效不夠快速、不夠強猛、不夠大量，有趕不上癌細胞發展之勢。於是我又開始用現代的生理、醫理、病理等科學結合氣功的功理，來整理、研究、創造，實行治癌的新氣功療法。

第一個研究的是「癌是怎樣產生的」？按中醫學的看法是由於「陰陽失調、氣滯血淤、淤血藏毒」而形成的。而近代的醫理、病理科學認為：「致癌質引起的動物癌瘤組織中，鈣量減少，水量增高。」「研究工作者已發現在結腸癌有高度危險人口中，有大量厭氧細菌」，「多數腫瘤組織在無氧或有氧狀態下皆能積累乳酸。腫瘤的糖代謝較正常組織低」。我們知道在人體的體液中的無機鹽和一些有機物，多以離子狀態存在，不是帶有正電荷（陽離子），就是帶有負

電荷（陰離子）。但正常組織的細胞內液的陽離子總量和陰離子總量是相等的，所以正常細胞呈現中電性。

我們也知道，鈣離子（Ca^{++}）是顯陽電性的，氧離子（$O^=$）是顯陰電性的，也就是不論是哪一種元素含量或功能的改變，都要造成正常細胞陰離子和陽離子總量的不平衡，使正常細胞「陰陽失調」。正常細胞的陰陽失調，就是致癌的物質條件。

其次就是搞清癌的性質。科學家們對癌細胞研究的結果，癌細胞由於電性的改變，使癌細胞最外層的負電荷增多，癌細胞易轉移、擴散。另外，是在人體內由大噬細胞組成的防線失效——「邪氣壓倒正氣」。

又研究了現代對癌症的醫治方法。現代對癌症的治療方法，不論是手術切除，還是化療、放療、電療，或者是服抗癌藥物，它們的共同點都是在殺滅癌細胞的同時也殺害了大批正常細胞，控制癌細胞生長的同時，也控制了正常細胞的生長，損害了病體的抵抗力。這一類的治療法，不符合中醫「扶正祛邪」的治療原則，所以不予採取。

中國氣功醫療方法的「氣」，用現代的生理科學進行研究，它就是人體的生物電，練功人的「氣感」，也就是生物電能運動的反映。關於氣功療法的「氣」的說法，是從兩千多年以前的《黃帝內經》沿傳下來的。因為那時候還沒有電的科學出現，所以對人體生物電運動現象的反映由於很像氣動，而一直被認為是「氣」。也就是說，正因為氣功療法的治療動力是「電」，是人體的生物電能，所以用它來治療由於細胞電性變化而形成的癌症，用氣功的功法調動體內生物電能，去改變癌細胞的電性失常現狀是完全可能的。

　　按照中醫學治病先治本的主張，首先就要消除致病的起源。癌症的起源物質條件，經過現代科學研究是正常細胞由於「陰陽失調」，電性變更形成了癌細胞，也就是說治療癌病就要首先消滅「陰陽失調」這個產生癌細胞的來源。用什麼辦法來調整「陰陽」？對於這個問題，用氣功療法是最容易解決的，因爲氣功有最大的「調整陰陽」的本領。

　　用氣功功法調動「內氣」在人體經絡、脈道有規律地運行，使之達到「調整陰陽」的作用，這就是創造治療癌症的「行功」特點。

　　再就是按中醫學治病要扶正祛邪的原則。由於癌症患者的身體是正氣壓不住邪氣，所以首先要扶植正氣，然後再用扶植起來的正氣去驅除邪氣。什麼是正氣呢？正氣就是正常細胞的免疫功能，扶植正氣就是提高癌症患者病體的自動免疫功能。也就是針對癌症患者身上的大噬細胞對癌細胞失掉了戰鬥力的免疫功能失效的現狀，用調動「內氣」旋轉力的功法把所有正常細胞聯結成一體，形成森嚴壁壘、衆志成城的局勢來共同對付癌細胞。

　　這個調動「內氣」做旋轉運動來對付癌細胞的功法，是依靠正常細胞能聯合的群力，利用練功病人的神經末梢電磁能量，做有規律地左右移動的感應和呼吸中樞神經往返伸縮運動的電流導引，使經絡、脈道的電流（即內氣）產生一種左右往返的旋轉力，用這個旋轉力加速、加強體內氧原子間共同電子對的形成。在氧原子間共用電子對的作用下，促使並充分發揮正常細胞的能聯合的群力，隨著練功功時的積累，使正常細胞聯結在一起，團結起來力量大、力量強，這樣，正氣就扶植起來了。這樣就可以把爲性孤獨的癌細胞孤

立在層層包圍之中，使之寸步難行，第一療程的防止癌細胞轉移、擴散的療效也就出來了。

由於這種生理作用機制的需要，所以就設計了風呼吸法的各種快、慢及中度行功的操練勢子。

再就是祛邪。新氣功療法治癌的祛邪動力，是新鮮空氣中的氧氣。用氧祛邪是利用氧原子在電子爭奪中能夠奪得電子的功能去消滅癌細胞的毒素。癌細胞的毒性表現在它的厭氧和因此而形成的強大排斥力量。新氣功療法針對癌細胞的這一特點，把硬攻的戰術改變爲瓦解戰術，用氧原子強大爭奪電子的力量去奪取癌細胞最外層的電子。爲了抵過癌細胞的強大排斥力，新氣功療法採用了強度風呼吸法，用在極短的時間內吸入最大量的氧氣來加大體內氧原子的密度，再用強度風呼吸法導引呼吸神經中樞的反射作用，來加強氧原子爭奪電子的猛烈強度和動作速度。

這樣，在氧原子的更大、更猛、更強、更快的爭奪攻勢下，癌細胞大量丟失了外層的電子，使癌細胞突然顯正電性，這樣就把癌細胞的厭氧狀態變成了親氧狀態，在電磁的「異性相吸」作用下，使氧離子趁勢攻進癌細胞。癌細胞由於得到了新鮮成分，平衡了陰陽，從而毒性的癌細胞就改變成良性的正常細胞。這種改變癌細胞性質的療效，因爲子細胞的排斥力還比較弱，一般都是先從子細胞開始。

如永定門火車站職工周×的初期肺癌，只經過幾個月的新氣功療法的治療，就消除了病狀，恢復了健康，重返工作崗位了。由於這個改變癌細胞的生理作用機制的需要，所以又確定治癌的快步行功要採用強度的風呼吸法。

通過以上對癌症鏟除病因、扶植正氣和驅除邪氣三方面

的實例，只是敘述了強度風呼吸法快步行功的創造過程和說明新氣功療法的作用機制。也就是說新氣功療法能夠高效地治療癌症，並不是單純依靠強度風呼吸快步行功的發明創造，而是對中國氣功醫學遺產進行了全面地發掘、提高和改革的結果。過去的氣功法，不論是風呼吸法還是快步行功，都被認爲是不好的。

對於風呼吸法，一般練氣功者認爲是危險的，不願採用或不敢採用。再在身心極度衰弱的癌症患者身上又加上配合上肢擺動的快步行功，而且還都要做到強度！那就更危險了！在這舊的傳統觀點與現代科學實驗治癌需要產生了矛盾的關鍵時刻，怎麼辦？既要對傳統功法負責，又要對病人負責。這就要求我們既要有革命的精神，又要有科學的態度，一切都要經過實驗。也就是對用現代科學作爲基礎，運用傳統氣功法創造新氣功療法項目，首先用自己的身體做了反覆的試驗。經過逐步修改，一直試驗到能夠起到預想的作用以後，才拿到病人中敎給病人去操練。在病人的實踐過程中，再經過細緻地觀察和聽取病人練功後的療效與反映，先實驗了第一療程的基本功，再實驗第一療程的輔助功，又實驗第二療程的功，再實驗第三療程的功。

總之，從接受了對劉丙成的治療，到正式組織第一個新氣功療法治癌專班，即從1970年8月到1974年初這三年多的時間的實踐、認識、再實踐、再認識的一個又一個地反覆研究，試驗、修改、實踐，才創造出今天這一整套新氣功治癌防癌的療法。

新氣功療法既然能用調整陰陽的功法消除「陰陽失調」這個產生癌細胞的來源，當然，也就更能用調整陰陽的功法

預防和及時消除「陰陽失調」這個致癌條件的產生和存在，所以新氣功療法能治癌，也能防癌。只是練功的項目有所區別。

用新氣功療法防癌，在防癌作用要求上，防癌的功法是相同的。但是練功防癌對象的具體情況卻各有不同，要按照每個人的體質、生活條件，以及要附帶治療或預防的病種而調整功法和確定「攻」（祛邪）和「守」（扶正）的側重面。

防癌功法的相同點是：

1.針對癌細胞產生的條件是「陰陽失調」，所以採用的都是以防止和及時消除「陰陽失調」現象的調整陰陽功法；

2.針對癌細胞生存的條件是免疫功能減弱，所以要採用能增強正常細胞戰鬥力的風呼吸功法；

3.針對癌細胞奪取營養物質和發展、活動受不到控制的情況，所以要採用能控制癌細胞活動、斷絕癌細胞物質供應的行功功法。

防癌功法的不同部分是：

1.對於身體沒病、體內沒有癌細胞潛伏可能的人，可以用以舌神經通電路調動調整陰陽電流的功法；對於體弱帶病、體內已存在陰陽不平衡狀態的人，就要用調動奇經八脈電流調整陰陽的功法，以預防潛伏的癌細胞因促動而轉移、擴散和增殖；

2.對身體已病、需要加強預防癌細胞產生和增殖的人，要用中度強烈、吸氧量大的風呼吸功法，而對年老病重、體質特弱的人，就要改用比較柔緩、吸氧量適中的風呼吸功法；

3.對帶有氣管炎、肺氣腫等需要較強力量治療的病人，就要用「攻強於守」的攻法，而對心臟病、低血壓、肝炎、糖尿病等氣血衰竭的病人，就要改用「守強於攻」的攻法。

考慮以上防癌的相同要求和防癌練功對象的個別處理，分別選用以下五種功目是可以滿足需要的。這種功目爲：

1.中度風呼吸法自然行功；

2.中度風呼吸法定步功；

3.中度風呼吸法一步行功；

4.中度風呼吸法二步行功；

5.中度風呼吸法三步行功；

6.升降開合鬆靜功（這條是我加上的，實踐證明升降開合功能防治許多病──李平）。

二、新氣功療法的初級防癌功（部分）

這裡介紹新氣功療法初級防癌功的五項功目。

1.中度風呼吸法自然行功；

2.中度風呼吸法定步功；

3.中度風呼吸法一步行功；

4.中度風呼吸法二步行功；

5.中度風呼吸法三步行功。

這是一整套中度風呼吸法功目。這套功目是初級防癌功的一部分，又是「過多功」的一套完整的功目。

(1) 作用機制和物質條件

這套中度風呼吸法行功，是中等剛柔兼備的功法。是以「兩吸一呼」調息來掌握其柔緩程度的。風呼吸法是用鼻吸鼻呼、先吸後呼、急吸短呼，比一般呼吸略粗、略猛、略

強、略快，使空氣在鼻孔處形成「風速」的呼吸法，其風速程度，以自己能聽到風聲為準，也就是以他人聽到了風聲為過度，以自己聽不到風聲為不足。

風呼吸法的生理功能主要有兩個方面：第一是利用呼吸中樞神經導引體內生物電流的規律運行；第二是向體內及時供應足夠的氧原子。由於人體電勢變化對氧氣質量的要求，所以這套中度風呼吸功法規定是在清晨時間，在空氣新鮮、充足的地方進行室外鍛鍊的項目。

人生病的內因條件是臟腑功能減弱，所以防病的起點就要從加強臟腑功能開始。清晨的時刻，因為人經過一夜的睡眠休息，使身上的電流處於最平穩的狀態；由於心虛氣弱造成長期失眠的人，經過一夜的輾轉消耗，使身上電流處於最微弱的狀態。也就是身體健康的人在清晨時間由於「氣」流最平穩，使血液循環處於最緩狀態；身體病弱的人在清晨時間由於氣血微弱，致使病因子處於活躍狀態。所以在清晨利用風呼吸法的中樞神經衝動導引人體生物電流，是神經衝動的反射功能最大、人體生物電流接受力最強的時候，也就是調動「內氣」治病防病最好的時刻。

根據人體這個電勢變化的時間性，在這個時候練風呼吸法的功目，對「扶正祛邪」的作用最大，錯過這個時刻，用再大幾倍的努力練功，也不能得到相等的作用。因此，凡是風呼吸法的功目都要在清晨太陽出來以前練完，夏天太陽出來得早，在夏天練風呼吸法功目就要起得更早些。

時間與環境對空氣質量的關係：「清晨空氣新鮮」這一點是人所共知的。夜間氣溫降低，含著水分的樹木和存有水的湖泊池塘，因為在低溫條件下，水能吸收空氣中的二氧化

碳和一些別的雜質，所以清晨的空氣最新鮮，氧氣沒有受到污染，質量最純。所以清晨的空氣好，樹木多的地方空氣更好，樹多水大的地方空氣最好。新氣功療法的治病保健，既不靠吃藥，也不靠打針，從一定作用上講，就是依靠質量良好的氧氣——氧原子這個物質的力量，所以要爭取多在清早時間練功，要爭取到樹多水大的地方去練，尤其是練風呼吸法的功目，更是如此。

(2) 大腦皮層的活動

用中度風呼吸法功目練功時怎樣處理大腦皮層的意念活動，是能否使所練的功目起到更為理想療效的關鍵。因為中樞神經是導引「內氣」運行最明顯、最敏感的動力，所以大腦皮層意念活動處理的得當，「內氣」產生就豐富，運行速率就有規律；處理不得當，就失去練功治療的效果。所以意念活動是關鍵性的功法，一定要認真對待，一定要苦練，純熟正確的掌握。

用中度風呼吸法功防癌（不包括治癌）和防治一般疾病時，根據練功不同階段，可分為以下四點：

①對於初學者，其對所學的練功方法、內容、姿勢、動作，尤其重要的是配合調息，都需要思考和記憶，所以對其練功時的大腦皮層不給予任何意念活動的內容，以減輕大腦皮層的緊張度。

②對練了一段時間的功，對功法的內容、姿勢、動作和調息基本掌握，但尚需做一些思考記憶者，在練功時的大腦皮層就要給一個固定而簡單內容的思維活動，以幫助思維集中，「內氣」產生、有規律地運行。

③對經過練功已基本熟練和掌握住所練之功目的功法、

內容、姿勢和調息者，在練功時的大腦皮層活動就要按「內氣」運行的要求和按病情所需中樞神經反射功能去選擇思維活動的內容，用它導引大腦皮層進入保護性抑制狀態。

④對中級班學員，可按著自己練功的水平，採取「選題」功法或守身上部位。

以上各個不同練功階段的意念活動功法，都是按照大腦皮層對治病保健的生理功能所確定的。所以，無論運用哪一階段的意念活動功法，都必須按照大腦皮層生理活動規律和按這個規律所制定的「一聚一散、似有若無、似守非守」十二字功法，練功「圓、軟、遠」三字訣對意念活動的具體功法去做，嚴格遵守「不盯、不追、不抓」的三不原則（參見《新氣功療法》第一冊意念活動功法部分）。

⑶ 預備功和結束功

預備功是爲操練正功而預備好「內氣」運行條件的功目，結束功是導引操練正功時調動運行的電子歸還原位的功目，所以預備功和結束功都是根據所操練正功的「內氣」運行需要而確定的。中度風呼吸法這一套功目的預備功和結束功，按照這套功目「內氣」運行程度，均可採用簡式的，即簡式預備功和簡式收功法。

簡式預備功是爲平靜氣息、導引游動電子納入正確運行軌道（經、絡、脈）而設的。

簡式收功法是讓「內氣」歸原的一種功法。

在操練預備功和結束功時應該注意的是：要由始至終地保持肢體鬆緩、心安神靜，只有這樣，才能充分發揮各項功目所起的作用，達到理想的效果。

第一章　中度風呼吸法自然行功

第一節　自然行功的要領與作用

郭林老師說：「關於自然行功，它是我們新氣功整套功的基本功。這套功對於癌症病人或其他慢性病人，學了它都有好處。我們練氣功首要的問題就是要求能鬆靜。這套功你練下來能鬆靜，你就有了練功的本錢了。

「自然行功要掌握幾個要領。這個要領就是『圓、軟、遠』。這是你們的『老師』，而不是我。……我不能永遠跟著你們一輩子。這個『老師』卻能跟你們一輩子，你練功的時候把它拿出來，這就成了。低血壓的走快一點，高血壓的走慢一點。」

「練自然行功，首先要求的就是鬆靜。如果是低燒、炎症、氣管炎、肺氣腫等，必須配合兩吸一呼，這樣效果就比較大。但是高血壓、心臟病原則上是不能配合這個呼吸的。如果兩樣病都有怎麼辦？又有心臟病，又有高血壓，又有炎症，那只好輕輕地帶點風呼吸，別刺激心臟。」

練自然行功要鬆腰、轉頭，頭一定要轉動。轉動天柱，

帶動大椎，疏通諸陽經，但不需要每步一動，走幾步動一動也成。兩手要好好地擺動，但手不要超過中丹田。中丹田是氣海，導引到中丹田才能元氣歸身。

走自然行功不能像跑步、蹓早一樣，跑步是腳尖先著地，而我們練自然行功是帶著功法走的，豎起腳尖，腳跟先著地，全身放鬆，手摸腳翹。

因為很多經脈是從腳跟處起的。結合舌舐上腭，採用特殊的呼吸方法——吸、吸、呼。

這種特殊的呼吸方式，與普通的呼吸不同，能吸進較多的氧氣，會產生氣體交流、液體交換及由此引起一系列的生理、生物、化學變化，所以能調動腎經，激發經氣，調整陰陽，疏通經絡，調和氣血，改善血液循環，振奮精神，增強身體的抗病免疫能力，從而達到防治癌症及其他慢性病（這點已為不少專家用科學的手段所測定）。

第二節　自然行功的勢子導引

一、預備功

郭老師說：「要想練好新氣功，必須做好預備功和預備功的預備功。」

就是在做預備功之前，先做好生活的預備功，使自己的思想意識、情緒要平靜，避免與家人吵吵鬧鬧。不聊天，不亂吃東西，尤其別吃刺激性的東西，不受七情干擾。事先選好練功的場地，空氣新鮮的地方去練功。

到練功場地後，心情已經安安靜靜了，將自己的心靈、

意識、精神融合在大自然之中。做好這些準備後再做勢子的預備功。

1. 鬆靜站立：

根據陰陽五行的五方選好站立的方向。如：心臟病（小腸）面朝南方；肺病（大腸、鼻）面朝西方；肝病（膽、眼）面朝東方；腎病（膀胱、耳）面朝北方；脾病（胃）面朝中（即任意方向或次病方向，無次病朝北補腎）。

①雙腳平站，兩腳尖向前，腳的外緣與肩等寬。全身放鬆，以保持足三陰、足三陽的暢通。

②百會朝天。像上面有一條軟線掛在天空。下頦微收，頭自然能正，脊背自然能拔開。

③兩眼平視遠方，輕輕閉合。

④舌尖輕舐上腭。郭老師說：「這樣任督二脈就接通了。」

⑤含胸拔背。胸部略含，不要挺出，背不要後駝，保持脊骨正直而鬆緩。

⑥垂肩墜肘，虛腋鬆腕。

⑦自然收腹。

⑧鬆腰、鬆胯、鬆膝。雙膝微彎，但不超過腳尖。郭老師說：「只有鬆腰，才能氣沉丹田。」

⑨全身放鬆，心安神靜，排除雜念。郭老師說：「心安神靜才能達到圓、軟、遠，神經放鬆才能吸氧吸透，使全身的汗毛孔都能吸氧」，達到「引體令柔、導氣令和」。為了進一步排除雜念，站好後可默念30或60或90個數字，來控制興奮，盡量使自己平靜下來，這樣內氣才能產生和正常運行。

2.三個氣呼吸

郭老師說：「先呼後吸為補法，先吸後呼為瀉法。」具體做法如下：

慢性病患者：雙手內勞宮穴放中丹田（男的左手在下，女的右手在下）。

癌症患者：雙手盡量遠離病灶。病灶在上焦（指橫膈以上部位），雙手放中丹田；病灶在中下焦（指橫膈以下部位），雙手由中丹田分開，沿帶脈將外勞宮放在「腎俞穴」（心臟病患者中指與拇指相接）；病灶在腎臟的，雙手外勞宮穴放在帶脈，指尖朝後；病灶在帶脈的，或瘤體較大的，雙手自然下垂放兩胯旁。

雙手放好後，開始做呼吸動作。慢性病用補法，即先用口「呼」，後用鼻「吸」、「平」（即自然呼吸）。這樣一呼、一吸、一平為一個氣呼吸，連做三次；癌症患者一般用瀉法，即先用鼻「吸」，後用口「呼」再「平」，也連著做三次。三個氣呼吸都要做到輕、慢、細、深、長、均勻，注意吸而不滿，呼而不盡，舒適自然，留有餘地，做到鬆而不懈，靜而不眠。

開始練功時，不配合身體下降上升，待熟練後，可配合身體的升降動作。

3.三個中丹田開合

三個氣呼吸做完之後，兩手聚攏到中丹田按指標做三個中丹田開合。

慢性病患者：

①正常指標：開時手背相對，開到略寬於肩，再鬆掌翻腕，使手心相對，慢慢聚攏到中丹田，當中指尖似接非接

時，再翻成手背相對，做第二個開合。如此共做三次。

②高指標：開時手心朝下（或指尖下垂），合時也手心朝下（或指尖下垂）。

③低指標：開時手心朝上，合時也手心朝上。

癌症患者：

①一般用瀉法，開合均手心朝下。

②調整的做法：開時手心朝下，合時手心相對。

③正在放療、化療期間、體質特別虛弱指標很低時，開時手心朝上，合時手心相對。但這種做法時間不要過長，待指標上升後，仍用調整或瀉法。

二、正功

做完三個中丹田開合之後，慢慢睜開眼睛，舌尖仍舐上腭，根據不同病症決定出腳的順序。一般癌症先邁左腳；肝、膽、眼患者先邁右腳；其他慢性病和保健的則男的先邁左腳，女的先邁右腳。

以先邁左腳為例：出左腳時，身體重心移到右腳，同時右手擺到中丹田前，左手擺到左胯旁。左腳尖點在右腳內側中間旁開約一拳處，鬆腰鬆胯，再左腳向前邁出，腳掌豎起，腳跟著地，隨著身體重心前移而放平。再邁右腳，也是腳跟著地，腳掌豎起，出右腳時，左手到中丹田前，右手到胯旁……總之，左腳在前時，右手到中丹田前，右腳在前時，左手到中丹田前。要陰陽分清，虛實分明，元氣歸身。

兩手的擺動是一虛一實，一高一低，不可像彈鋼琴似的。自然行功中，雙手擺動的方式和補瀉：慢性病：瀉法：手心或指尖向下，補法或升法：手心朝上，調整法：手心朝

著中丹田方向來回擺動。癌症：瀉法：手心向下，調整法：手心朝下去，手心朝丹田回。

　　自然行功一般用風呼吸法（高血壓、心臟病原則上用自然呼吸），即鼻吸鼻呼，略帶氣息聲，但聲音要輕，以別人聽不見、自己剛剛聽到爲度。當左腳跟著地時「吸吸」（一拍），右腳跟著地時「呼」（也是一拍）；如果先出右腳時，右腳跟著地時「吸吸」（一拍），左腳跟著地時「呼」（一拍），如此「吸吸」、「呼」……一步一步地向前邁進。

　　如先出左腳走15分鐘左右，鬆靜站立，有口水分三次送到丹田，做三個中丹田開合；換出右腳，再走15分鐘，鬆靜站立，做三個中丹田開合；再出左腳走15分鐘，共走45分鐘左右收功。年老體弱者可以循序漸進，從幾步開始，逐漸增加到5分鐘，或10分鐘，或20分鐘，或30分鐘，或40分鐘，最多不超過1小時。速度的快慢，根據病情和年齡體質而定，以自感舒適、不喘粗氣爲度。

三、收功

　　收功很重要，練功如種莊稼，收功則好比收割。一定要重視，這是練功的收穫。收功的做法與預備功的做法相同，但順序相反。鬆靜站立後，先做中丹田三開合，再做中丹田三個氣呼吸。讓意念轉到中丹田，但不守丹田，使元氣歸身，玉液還丹，雙手放回體側，鬆靜站立一會兒（慢性病可以多站一會兒），再將舌尖慢慢放下，雙目慢慢睜開，恢復常態。

第三節　自然行功的特點

心安神靜，舒適自然；

心平氣和，排除雜念；

舌舔上腭，雙目平視；

腳翹手摸，百會朝天；

不走八字，兩膝微彎；

步子要小，腳行兩線；

鬆腰鬆胯，氣沉丹田；

一手環跳，一手丹田；

逍遙自在，不求外援。

第二章　風呼吸法快步行功

風呼吸法快功是呼吸導引的功法，是癌症病人主功的主功。快功有稍快、中快、特快三種不同的功目。分別介紹如下：

第一節　弱度風呼吸法稍快行功

一、稍快行功的作用：防癌、治癌、消炎

二、稍快功的功法要領

1.預備功：收功同自然行功。

2.行進中為兩「吸」一「呼」，即正面「吸吸」、側面「呼」；一腳「吸吸」、一腳「呼」；每個呼都轉頭。

三、稍快功的特點

1.邁步、擺手均同自然行功，所不同的是：

①速度比自然行功快；

②功時只走20分鐘（10分鐘換出腳）；

③轉頭是每個呼都轉頭。

2.自然行功以「自然」為主，而三種快功則注重於勢子的準確、到位。要柔中帶剛，剛中帶柔，雙手一定要導引還丹。

四、稍快功的注意事項

1.要在清晨空氣新鮮、大氣負離子多的地方練功，癌症

病人在水旁邊、柳樹下練功最好；慢性病如心臟病、高血壓的病人在松柏樹下練功最好。

2.此功適合於沒有病灶和有病灶又有心臟病、高血壓的癌症患者，也適合年老體弱的癌症病人。

3.癌症病人練功中擺手的原則要遠離病灶。

第二節　中度風呼吸法中快行功

一、中快功的作用

1.此功能防癌、治癌。中晚期癌症患者，走不了特快功和放化療體弱癌症患者及肝癌患者應多練此功。

2.老年氣管炎、肺氣腫、白血病和血小板低的患者也可練此功。

二、中快功的功法要領

1.預備功、收功同自然行功。

2.行功時，腳跟著地「吸吸」，腳掌著地「呼」。如邁出左腳，腳跟落地時，鼻子做兩個連續短促的「吸吸」，腳掌放平時，鼻子做一個「呼」。

在鼻子做「吸吸」時，面向正前方，身體的重心在後腳；當做「呼」時，身體重心向前移，與此同時轉腰轉頭。

3.中快功有兩種做法：一種是向前腳方向轉頭、轉腰、擺手（後腳跟不起來）；另一種是向後腳方向轉頭、轉腰、擺手（後腳跟可以起來）。但兩種做法都是一腳完成「吸吸」、「呼」。可任選一種操練。

三、中快功的特點

1.行進中的速度是三種快功中最慢的一種，走起來比較

穩。

2.因為是一隻腳完成「吸吸呼」，所以呼吸的速度比稍快強，比特快弱。

四、中快功的注意事項

1.肝癌、腎癌病人最好選向後腳方向轉頭、轉腰、擺手的一種來練，可以避免擠壓病灶。

2.不可以把中快功當慢步行功做。

第三節　強度風呼吸法特快行功

一、特快功的作用

1.此功是用來搶救癌症病人的功法。

2.是治療癌症和消除惡性腫瘤最有效的功法。

二、特快功的要領

1.預備功、收功同自然行功。

2.功法要領基本同自然行功，所不同的是：

　　①呼吸不同：即一腳跟著地時，鼻子做「吸」；另一
　　　腳跟著地時，鼻子做「呼」，即「一吸一呼」；

　　②轉頭不同：每個呼都轉頭；

　　③時間不同：只走20分鐘（10分鐘換腳）；

　　④速度不同：是行功中速度最快的一種。

三、特快功的特點

1.行進中，勢子要剛中帶柔，柔中帶剛。

2.此功有猛、快、強的特點，行進中步子要快，呼吸要快，雙手擺動也快，頭的轉動也快，呼吸短促，節律快。內氣產生的四種力：熱力、旋轉力、衝勁、鑽勁能猛、快、強

地向病灶進攻。

四、特快功的注意事項

1.特快功適用於有病灶的癌症病人。但須注意，有病灶又有高血壓、心臟病的癌症病人不能練此功。

2.特快功的速度不是越快越好，而要因病、因人、因體力而定。

3.中晚期癌症病人，雙手要大幅度地擺動，且不可用補法，只能用瀉法。

4.若每步都轉頭，易頭暈的人，可按自然行功一樣轉頭。

5.三種快功都只走20分鐘，必須休息20分鐘，以充分氣化。

第三章　中度風呼吸法
一、二、三步行功

第一節　一、二、三步行功的作用

一、防癌治癌。

二、消炎止痛，對因患肺炎、肝炎、胃炎、腎炎等以及低燒長期退不下去的患者有特效。

三、在冬季，此功可代替慢步行功操練。

第二節　一、二、三步行功的操練方法與要領

一、預備功和收功與自然行功同。

二、一步功是一步一點完成「吸吸、呼」，即邁步配合二吸一呼。如先出左腳，當左腳尖翹起、腳跟著地時「吸吸」，身體重心移至左腳，左腳掌落平，向右轉腰轉頭，右腳腳趾點在左腳內側中間旁開一拳處時「呼」。走20分鐘後，鬆靜站立，做三個中丹田開合。

三、二步功是二步一點完成「吸吸、呼」。仍以先出左腳為例，當左腳尖翹起、腳跟著地時「吸」；接著右腳向前邁步，右腳尖翹起，腳跟著地時再「吸」；右腳掌落地，向左轉腰轉頭，左腳腳趾點在右腳內側中間旁開一拳處時

「呼」。走10分鐘後，鬆靜站立，做三個中丹田開合。換腳、出右腳，當右腳尖翹起、腳跟著地時「吸」；接著左腳向前邁步，左腳尖翹起、腳跟著地時再「吸」；左腳掌落地，向右轉腰轉頭，右腳腳趾點在左腳內側旁開一拳處時「呼」。再走10分鐘，鬆靜站立，做三個中丹田開合。

四、三步功是三步一點完成「吸吸、呼」。仍以先出左腳為例，當左腳尖翹起、左腳跟著地時「吸」；接著右腳向前邁步，右腳尖翹起、腳跟著地時再「吸」；接著邁出左腳，左腳尖翹起，左腳掌落地，向右轉腰轉頭時「呼」。呼完「平」時，右腳腳趾在原地點地，走20分鐘後收功。

五、一、二、三步行功的要領：

1.行功時，注意身體要中正安舒，百會穴朝天，移動重心要穩。

2.要輕提腿，輕落腳，點腳時要鬆透、點住，慢慢點。

3.呼吸與勢子一定要配合好，正面「吸吸」，側面「呼」。

第三節　一、二、三步行功的特點

一、用風呼吸法刺激交感神經和副交感神經，加強全身器官的功能，抵禦外來的邪氣。

二、用腳趾點地，導引足三陽和足三陰，翹腳尖又能調動腳跟後邊的奇經八脈：陽維、陰維、陽蹻、陰蹻。內氣一上來，就能通全身。

這套點步行功是又用風呼吸法，又用點穴，把神經系統和經絡系統共同調動起來，上下夾攻（上邊用呼吸刺激神經

系統往下來，底下用點穴，引起經脈往上走），功力很強，療效是很高的。

第四節　練一、二、三步行功的注意事項

一、肝、膽、眼疾病患者應側著腳用大足指端點地；其他病患者可以幾個腳趾一起正著點地。

二、心血管病的患者，在做此行功中，「呼」時，可配合以雙手的中指點按雙手的內勞宮穴。「吸吸」時離開，「呼」時再點，如此反覆點按，對心臟病的治療有很好的效果。

三、練一、二、三步行功，「吸吸」在正面，「呼」在側面，向點腳的一側轉腰轉頭，這都是相同的。不同的是，一、二步行功是在另一隻腳的內側中間點腳，而三步行功是在後腳的原位點腳，且在點腳之前必須先將重心移至前腳，轉腰轉頭的幅度要大些，眼睛餘光要看到肩部。

四、要求手的擺動呈弧形，前擺到丹田，不要過肚臍。因丹田是氣海，是氣化的地方。

五、不要挺著腰行走，要收腹、鬆腰、沉氣，全身放鬆，氣才能自然上來，回到丹田，氣化後到全身，以收到治病、健身的效果。

六、練功的時間，可以逐步增加，也可以單練一步行功或二步行功或三步行功，以自己不感到疲勞為度。

第四章 風呼吸法定步功

第一節 定步功概説

定步功是郭林新氣功的主要功法之一。勢子上有快、慢兩種,在呼吸導引上分自然呼吸和風呼吸兩種。它的作用是能增強人體臟腑功能,提高免疫力,因而對預防感冒、發燒、炎症、癌症及慢性疾病均有顯著療效。

第二節 風呼吸法定步功的勢子導引

定步功的預備功:收功均同自然行功。出腳也基本同自然行功,所不同的是肝、膽、眼有病,先出右腳,腳尖點地;其他病先出左腳,腳跟著地。以出左腳爲例:身體重心移至右腳,點左腳,出左腳,腳跟先著地,腳尖翹起,放平,調整右腳(兩腳成斜丁字形);鬆腰鬆胯,重心後移,屈右腿,兩膝放鬆;左腳尖翹起,鼻子做兩個短促的「吸吸」;此時右手在中丹田前,左手在左胯旁,身子、頭都面向正前方;接著左腳放平,鼻子做「呼」,與此同時,重心漸漸移至左腳,接著腰、手、頭、身子也慢慢轉向右側;此時屈左腿,虛右腳,起右腳腳跟,腳尖點地;這時左手擺至中丹田前,右手擺至右胯旁,還原;落右腳腳跟,右腳放

平，身體重心漸漸移至右腳；同時頭、手、腰、身體回到正面，起左腳腳尖；此時爲自然呼吸，我們叫「平」。

以上爲一次，共做九次。上右腳，三開合，換出右腳。同樣的方法做九次。上後腳，三開合，以上爲一輪，收功。也可用同樣方法做三輪，收功。

第三節　根據病情不同的幾種功勢

快式定步功：操練速度比上述功勢稍快些，但呼吸必須與勢子配合好。其適合於氣管炎、血沉快、血小板低、癌症病人，但心臟病、高血壓的病人不能練。

慢式定步功：比正常式要慢、適合於心臟病、高血壓的病人。因爲它可以不配合風呼吸。

腎兪式定步功：此功的做法基本上同上述定步功。所不同的是雙手外勞宮放在身體兩側的腎兪穴上。此功適合於泌尿系統疾病、婦科病、心臟病、腎虛、腎虧者習練（腎癌病人手放帶脈）。

第四節　練定步功的注意事項

一、此功應在空氣新鮮的地方操練，但如果下大雨、刮大風出不來，可在室內操練。

二、高血壓、心臟病人不可以配合風呼吸。

三、練此功一般要閉眼練，但癌症病人初練時可睜眼練。

四、快式定步功，身體轉回正面時，也可以不用「平」。

第五章　升降開合鬆靜功

第一節　升降開合鬆靜功的作用

一、調整陰陽：升其清陽（心肺），降其濁陰（肝腎），出者吐故，入者納新，通任督二脈。

二、促進新陳代謝、氣血循環、氣體交流、液體交換。

三、幫助鬆腰入靜，調節精、氣、神。

四、防止出偏，還可以糾偏。

五、它可以作為獨立功，也可以做吐音和慢步行功的預備功。作為獨立功，對各種慢性病有效，尤其是對心血管病療效顯著。

第二節　升降開合鬆靜功的功法要領

一、預備功及收功同自然行功。

二、上丹田（印堂穴）一個開合，中丹田（氣海穴）一個開合，下丹田（會陰穴）一個開合。

三、**練升降開合時，身體重心**：升往前，開往後，合往前，降往後；下蹲時可以抬起後腳跟，待練時間長了，就不要抬起後腳跟了。

四、**正常指標的做法**：雙手從體側徐徐到中丹田，中指

相接，手心對著身體，升至膻中穴變手指尖朝上，手心朝身體。接著升至印堂合虛掌，開時手背相對，手心向外，合時手心相對。降至膻中，兩手打開，手心向裡（身體），虎口朝上。降至中丹田，手背相對（癌症手心朝下）開，與肩同寬，手心相對合。雙手再升至膻中，開始下蹲，隨蹲隨降手，蹲至前大腿平時，做一個下丹田開合。接著以腰帶著全身起，重心在前腳，雙手升至膻中穴後，再慢慢降至中丹田，還原。

　　五、高指標做法：上升時指尖下垂，手背相對（或手心朝下），上升的速度稍快一些，雙手中指指尖低於印堂穴，手背相對開，手心相對合。下降時中指尖相接，手心朝下，下降的速度要慢。

　　降至中丹田，中丹田開合時，開時手心朝下（或指尖朝下），合時也是手心朝下（或指尖朝下），雙手指尖下垂升至膻中，變手心朝下，中指尖相接，開始慢慢下蹲，下蹲的要深一些。下丹田開合時，開時手心朝下（或指尖朝下），合時也是手心朝下（或指尖朝下）。還原站起時稍快一些，雙手升至膻中，慢慢降至中丹田還原。

　　六、低指標做法：升時手心朝上，中指相接，慢慢升至膻中變指尖朝上，手心向著身體或兩手心相對，合於印堂（可以稍高些）。

　　開時手心朝外開，手心相對合，降時雙手手心朝上，從兩耳旁沿陽經下（降時應快些）。降至兩胯旁，仍手心朝上向兩邊開，然後手心相對合於中丹田，雙手手心朝上，慢慢升至膻中，下蹲時手心朝上（不要蹲的太低，指標特別低的只鬆鬆腰就行了）。

再手心朝上做一個下丹田開合，再慢慢升至膻中穴，手心朝上，分到體側從陽經下，還原。

升降開合鬆靜功的轉方向：

肝、膽、眼有病應出右腳尖，向右轉，其他病出左腳跟，向左轉。以出右腳爲例，升降開合鬆靜功應配合轉東、南、西、北各做一個爲一輪，作爲獨立功可以做四輪，作爲預備功可做兩輪。轉方向有兩種做法：

一、如肺病患者，應面朝西做一個，接著以左腳跟爲軸，左腳尖轉90°轉向南方，右腳跟成斜丁字腳；做第二個，同樣方法轉向東方；做第三個，再用同樣的方法轉向北方做第四個；再轉回西方收功，即：西→南→東→北→西。如果連做兩輪則：西南東北做完一個爲一輪，第二輪換出腳，在北方做完最後一個，也就是一輪做完後不回到西做，即在北方做第二輪的第一個，出右腳向右轉：北→東→南→西，收功。以上爲第一種做法。

二、第二種做法，仍以肺病爲例：

面向西做第一個，面向南做第二個，面向後轉（北）做第三個（向後轉的方法是連續做兩次向左轉，第一個向左轉，轉向東方不做升降開合，第二次向左轉，即轉至北方時做一個升降開合），第四個轉右腳，重心移至左腳，以右腳腳尖爲軸，右腳跟轉90°，與左腳跟靠成直角，再以左腳腳尖爲軸，左腳跟轉90°，腳與身體都轉向東，點左腳出左腳，在東西做第四個，即：西→南→北→東。

如連續做兩輪，上腳三開合換出腳在東位做第二輪的第一個，即：東→南→北→西，收功。

第二種做法是第一輪結束背對開始練功的方向，兩輪結

束回到開始練功的方向。

第三節　練升降開合鬆靜功的注意事項

一、女性經期不做下蹲式。

二、下焦病和指標低的患者蹲的要淺些或不下蹲，只鬆鬆腰即可。

三、出腳同自然行功。

第六章　自然呼吸法慢步行功

　　自然呼吸法慢步行功（以下簡稱慢步行功）是郭林新氣功治療慢性病的主功，是動靜相兼、以意念導引為主的行功。它既具備行功的普遍性，又有其獨特之處。現將其與郭林新氣功的其他諸行功不同點分述如下：

第一節　慢步行功的適應病症

　　對各種慢性病均有較好的療效，尤其對各種心臟病、高血壓、腦血管意外之後遺症、胃腸功能紊亂、糖尿病、青光眼、肝炎等效果更為顯著。

第二節　慢步行功的操練方法

一、預備功

　　意念導引的功法必須做好「鬆」「靜」準備。為此，以四個（或八個）方向升降開合鬆靜作為此功的預備功。

二、行功

　　1.**勢子導引**：在自然行功要求的基礎上特殊強調：慢、鬆、靜、穩。慢而不停，鬆而不懈，靜而不眠，穩而不僵。

另外在練行功時須雙目輕閉，自然呼吸，腰轉動的幅度要大。總之，須做到體柔氣和，整個機體協調的運動。

2.**意念導引**：以一念代萬念，排除雜念干擾，有利於鬆靜。具體做法是在練功之前先定題或選題，練功當中要守題，當行功結束，收功時要放題。

①**定題**：事先想好一個簡單並且對自己能得到安慰作用的詞句：如「功練得好，病就能好」、「健康」、「幸福」、「愉快」等。

②**選題**：事先選擇一個既不引起興奮，又不引起悲傷，比較單純的事物景象，如自己所喜愛的景物，選題原則：

a、選靜不選動：目的是透過想題，使意念趨於穩定狀態。若選活動景物，如水中魚游，風吹楊柳，意念就會隨著物動而動，靜不下來。

b、選近不選遠：所選的題以距自己較近的景物為宜，否則如選的題距自己太遠則不易守，不易放，或在練功時容易產生種種幻覺，不僅影響入靜，也容易出偏。

c、選體外不選體內：為了練功不出偏差，初學者須選體外的景物為體，這是郭林新氣功意念導引的特點。只有當病情有較大好轉、功底加深、功力提高了，並能做到鬆得透、靜得深，這時才守身體的穴位如丹田等處。

d、選圓不選尖：尖銳的物體容易使精神興奮，圓形則易使人平靜。

初學功由於功力淺，在確定選題內容時須考慮以下幾個問題：選題方法既要靈活，又要相對穩定。為了提高練功治病療效，選題尤須遵照以下辨證原則：

a、根據化驗檢查指標的高低以確定題的位置的高低，

如血壓高、眼壓高等高指標，題的位置須低於中丹田。可選地面生長的花草、小樹、草坪。反之，如血壓低、血象低等低指標，題的位置要稍高於印堂穴。指標正常則題的位置應與膻中穴平（兩乳頭之間）。

b、根據病狀確定題的性質：如口乾舌燥則選水分較多的清涼飲食，如蘿蔔、酸梅等。又如心情煩躁有悶熱感，則選天高氣爽的景色或平靜的湖水。

c、根據有病的臟腑確定題的顏色：心臟病（或小腸病）選粉紅或絳紫色（避免鮮紅色，因刺激性強），如選荷花、玫瑰花、半邊青半邊紅的蘋果都可以。肝臟病（膽、眼病）選綠色，如草坪等。脾病（胃病）選黃色，如黃菊花、黃蘋果等。肺病（大腸、鼻、皮膚病）選白色，如玉蘭花、雪景等。腎病（膀胱、耳病）選灰黑色或深紫色，如李子、心愛的灰黑色衣服、紫葡萄等。

③守題：守題須遵守「三要三不」的原則：

a、三要：

一要「一聚一散」。即對所守之題既非死死的想，亦非放任失守，應想一想，放一放（想就是聚、放就是散）。

二要「似守非守」。即聚不能對題想的太緊，散不能把思想放空，要保持又似乎想著題、又似乎沒想到題的狀態，這樣才能鬆靜下來。

三要「若有若無」。練功過程中，思想上又像有題，又像沒題，這樣才能保持入靜。

b、三不：即不盯、不追、不抓。

不盯：是「想」題的景物，而不是「看」題的實體。如把視線落在形象上，就會出現用眼緊盯不放，這樣不但內氣

產生的少，並且還易出偏。不盯「題」是不要用眼緊盯。

不追：如果題跑了，就讓它跑一跑，思想一放鬆，題自然又會回來的。不追就是題跑了不要緊追。

不抓：當題在思想中，不要因怕它跑掉而緊抓住題不放，否則會頭暈頭痛。

行功30～45分鐘即可收功，但久練功者會隨功底加深而節奏愈趨於緩，功時愈趨於長。一般而言，行功以不超過一小時為宜。如在練功中間偶感不適（乏累、局部緊皺、呼吸不勻……），可勿睜眼，原地鬆緩停下，做「三開合」或不轉方向、不下蹲的「升降開合」，然後再繼續練行功。

三、收功

因意念導引功法產生的內氣較充足，所以須用複式收功，目的是將題放掉，意念穩在中丹田以導引內氣全部歸原。具體操作如下：

1.**轉意念**：做三個不下蹲、不轉方向的「升降開合」。同時在思想上慢慢將題放掉，意念轉到中丹田。然後後腳上前一步，雙腳平站。

2.**揉球（接上式）**：右腳（或左腳）向前邁一步，兩掌心相對，緩慢移動到中丹田前，距丹田20公分處做揉球動作。假設揉的是一個直徑25公分的氫氣球，雙手揉球用力須適度，全身放鬆，尤其要鬆腕、鬆腰、鬆膝。兩手腕做上提下放的活動，同時兩腿不斷地做虛實變換動作。

揉球的方位：在身體正前方及左右兩側各揉一會兒，然後再回到正前方揉一會兒，此為一輪。共做三輪。以女子為例：

第一輪：正面→右側→左側→正面
第二輪：正面→左側→右側→正面
第三輪：正面→右側→左側→正面

　　男與女做法相同，惟左右方向相反。揉球目的是將意念逐漸轉移並更好的穩在中丹田。

　　3.**放球（接上式）**：當意念穩在中丹田，雙手變成掌心向上托著球，徐徐從中丹田往上托放第一次，手升到膻中穴托放第二次，手升到印堂穴托放第三次。邊向上托放球，上身邊往前傾（身體重心邊往前移）。這時把球放走了，但意念不要跟球走，仍穩定在中丹田。然後雙手變成掌心相對，慢慢由印堂穴降到中丹田前，收後腳成鬆靜站立姿勢。

　　4.**揉腹（接上式）**：雙手重疊在中丹田。以男為例，左手在下（女右手在下），以中丹田為圓心，先向左方向轉（即由小到大，慢慢地畫圈），畫到第九圈最大。這時上不過膻中穴，下不過曲骨上緣，然後在膻中穴或中丹田換成右手在下、左手在上，從大到小向右方向畫九圈，最後雙手穩放在中丹田，這時意念也穩在中丹田（女做法與男相同，惟方向相反）。

　　5.**中丹田三呼吸（接上式）**：雙手重疊在中丹田（男左手在下，女右手在下），做三個氣呼吸，這時意念已牢固地穩定在了中丹田。

　　6.**回氣（接上式）**：雙手沿任脈徐徐上升至印堂穴，向左右分開，與肩同寬；手心向臉，虛握拳，大拇指放在食指上，但勿翹起，中指點內勞宮穴。三點三放，使手上餘氣通過心包經歸回到中丹田。

　　第三點之後，手指不放開（仍保持虛握拳），雙掌心相

對，合至印堂穴前，然後變成掌心向下，邊降手指邊舒展開
繼續下降到中丹田前，兩手自然分別放到體側，恢復鬆靜站
立姿勢。意念離開中丹田後，舌尖放平，慢慢睜開眼睛。靜
坐10～15分鐘，以使氣化。

第三節　練慢步行功的注意事項

一、由於閉目練行功，要事先選寬闊、平坦、安靜的場
地，避開河湖、坑溝，以免發生事故。

二、行功當中用自然呼吸。如氣不平或感覺不舒適時須
原地停下來，雙手抱丹田站穩，收後腳，鬆靜站立，做中丹
田三開合3次或6次或9次，然後可換出腳繼續練行功。

三、如練功當中突然受驚，千萬不要睜眼。要停步平
站，全身盡量放鬆沉氣，做3個或6個或9個中丹田開合。
然後可繼續行功或收功。

四、行功結束一定要做好收功，不要馬虎從事。複式收
功時間不得少於10分鐘，否則元氣不能充分歸身，久而久
之元氣虧損或氣血淤滯於經絡間，會造成病痛。

五、練功當中如外界出現了聲音（如鳥叫、蟬鳴、歌聲
等），造成守不住題時，可暫時把題放掉，把意念集中到干
擾的聲音中（也要用三不的原則）。待干擾聲音排除，再把
意念轉回到原題上來（這個功法叫「開出去」）。

六、凡遇寒冷、大霧、狂風、暴雨、嘈雜、過飽、過飢
或情緒受干擾尚未平伏前，均不宜練慢步行功。

七、婦女經期、孕期不做慢步行功。

第四節　對慢步行功的討論

慢步行功是郭林老師在創立新氣功行功體系中較早的基礎功法。隨著自身的體驗、體悟，以及長期在社會推廣中的體察、反饋，逐漸演進而成爲今天的慢步行功。

由於它是從古氣功中推陳出新的產物，所以在早期慢步行功中還常有繁冗的成分，但爲了現時人祛病之需，易學易練，郭林老師不斷切磋改進，最後定型爲今天的形式。

隨著風呼吸功法在治癌方面的突破進展，以至慢步行功在部分人心目中逐漸地被淡忘了。特別是對其治療疑難病、慢性病的效驗以及在益智、養生諸方面的意義也逐漸地被淡忘了。

當癌症患者康復到一定階段（病灶已得到穩固的控制或基本消失），練初級功已２～３年以上並具有鬆靜基礎者，即應適當輔以慢步行功，這是對其總體康復大有裨益的。

第七章　鬆揉小棍功法（手棍功）

第一節　鬆揉小棍功的特點、作用

一、特點

手棍功法、腳棍功法是郭林老師家傳的功法。

二、作用

1.可使大腦鬆、全身鬆，是初級鬆腰功。

2.舒筋活血，疏通經絡，消除氣滯血淤，調整陰陽，是各種病患者，特別是心臟病患者必練的功法。

3.防治和糾正練功中的各種偏差。

4.對關節炎、胃病、低燒等慢性病均有較好的療效。

第二節　鬆揉小棍功的功法要領

一、預備功

基本同自然行功，只是鬆靜站立時，男性右手（女性相反）握住手棍的中央，大拇指輕按在中指指尖上，不握棍的手在下，握棍的手在上，雙手重疊放在中丹田處，做中丹田

三個氣呼吸，三個開合。

二、揉棍

雙手內勞宮抵著手棍的兩端，使之在中丹田前轉動。

三、揉棍的補瀉

順經爲補，逆經爲瀉；棍向前轉（外）爲補，棍向後轉（裡）爲瀉。

調整的做法：

1.不論出哪隻腳，手棍兩次向前轉，兩次向後轉。

2.出左腳，四次向前轉，出右腳，四次向後轉。

第三節　鬆揉小棍功功法分爲四段

第一段　中丹田前原位揉棍式

預備功後，邊揉棍邊按病情出腳，身體漸漸前傾，重心移至前腳，前腳實，後腳虛，後腳腳跟離地，揉棍片刻，身體慢慢還原。接著，身體漸漸向後傾，重心也慢慢移至後腳，起前腳腳跟，前腳腳尖點地，呈後實前虛狀。揉棍片刻，身體恢復原位。

一前一後爲一次，共做四次。上後腳，兩腳平站，做一至三個中丹田開合，換出另一隻腳，同樣的方法再做四次後，上後腳，中丹田三開合，三個氣呼吸。

第二段　下蹲揉棍式

接上式。按病情出腳，鬆腰鬆胯，邊揉棍，身體邊慢慢下蹲至與前大腿平為度（初練時能蹲多少就蹲多少）。蹲平後，在膝前揉棍片刻，以腰帶動全身還原上升。身體起來後，重心在前腳，揉棍片刻，落後腳，虛前腳，前腳腳尖點地，即前腳虛，後腳實，還原。

坐胯鬆腰平氣，此為一次，共做四次。四次做完後上後腳，兩腳平站，做一至三個中丹田開合，換出另一隻腳，同樣的方法做四次。中丹田三開合，三呼吸。

第三段　左右兩側揉棍式

接上式。出左腳，重心漸漸移至左腳，右腳變虛，起右腳跟，以右腳尖為軸，轉右腳跟，與左腳跟成90°角。與此同時，身體重心也漸漸移至右腳，起左腳跟，以左腳尖為軸，左腳隨著身體向右轉90°，右腳尖斜向右方（注意，主要是腰部轉動，不是只胯部轉動，頭、身子也相應轉動）。

揉棍片刻，向回轉：以左腳尖為軸，左腳跟轉成與右腳跟靠成90°角，重心漸漸移至左腳，右腳跟抬起，以右腳尖為軸，右腳與身體一起轉90°，轉回正面。這時，重心在左腳，右腳仍舊腳尖點地，即前實後虛。

揉棍片刻，右腳腳跟落地，虛左腳，左腳腳尖點地，即前虛後實。左腳放平，還原。以上為一次，共做四次。

上後腳，中丹田一個或三個開合，同樣的方法換出右腳做四次。上後腳，中丹田三開合，三呼吸。

第四段　百會、啞門揉棍式

出左腳，兩腳踏平，重心移至左腳，左腳略成小弓步狀，雙手在中丹田前揉棍，邊揉棍邊徐徐上升，邊上升，身體重心邊向後移。當揉棍的手升至膻中穴時，身體重心移至右腳，這時，左腳腳尖點地，腳跟提起，身體稍後仰。雙手邊揉棍邊升至百會穴上方，此時左腳放平，重心仍在後邊，身體微向後傾，揉棍片刻。

接著揉棍至啞門穴，揉棍片刻。此時前後腳仍平站，仍是前腿虛後腿實。雙手再由啞門穴揉棍至百會穴，過百會穴，前腳逐漸變實，接著雙手邊揉棍邊降至中丹田。虛後腳，放平後腳，逐步變作小弓步狀。以上為一次，共做四次。中丹田一個或三個開合，換出右腳，同樣的方法做四次，中丹田三開合，三呼吸。

收功

男右手握棍（女相反），出左腳，成弓形，握棍的右手從中丹田沿任脈徐徐上升至膻中穴時，後腳變虛，後腳跟抬起，後腳尖點地，重心在前腿（左）。握棍的右手升至百會穴時，後腳漸漸放平，但重心仍在前腳，前弓步不變。握棍右手從百會處徐徐向右、向右後、向下、向前繞，畫成一個圓圈。在持棍的右手畫圓的同時，左手也相應地做畫圓動作，做法與右手同，但要上下交錯地進行，身體也隨之左右旋轉。左右各畫一次圓為一次，共做四次。

上右腳，站平，做一個或三個中丹田開合，換左手握棍，出右腳，同樣的方法再做四次。

　　上左腳，中丹田三開合。回氣：左手指尖向下，內勞宮向右方，放在中丹田前，右手握棍，用棍的左端輕點左手內勞宮穴四下。一個開合，用同樣的方法，左手持棍點右手內勞宮穴四下。右手持棍做中丹田三開合，三呼吸。雙手還原，鬆靜站一會兒，再慢慢睜開眼睛。

第四節　練鬆揉小棍功的注意事項

　　一、手棍以花椒木爲最好，硬雜木也可以。長度爲 8 寸半左右，直徑爲 1 寸。

　　二、揉棍時，手指不可幫忙，也不可以翹手指。

　　三、順經爲補，逆經爲瀉：棍向前轉爲補，向後轉爲瀉。

　　四、做第二節下蹲揉棍時，下蹲的深度、起身的速度，均同升降開合的指標要求。在初練下蹲揉棍時，下蹲後腳可以抬起，但有了功底，練的時間長了，可以不抬後腳跟。

　　五、做第四節啞門揉棍式，有高血壓者，但又不是太高，棍揉至啞門穴後返回來時，棍轉動的方向應與來時相反。如血壓過高（180毫米汞柱以上），則棍揉至膻中就降下去。

　　六、病灶在頭部、頸部的患者，第四節揉棍不要超過膻中穴。

　　七、女性經期不練此功。

　　八、此功的速度不宜太快，一般45分鐘左右。

第八章　湧泉穴按摩功法

第一節　湧泉穴按摩功法的作用

　　湧泉穴是腎經的主要穴位。中醫認爲腎主骨，骨生髓，腎乃先天之本。漢代神醫華佗說：「腎水足，百病除。」按摩湧泉可以補腎、安神、促進心、腎相交，對因腎虧虛症引起的腰酸、四肢無力、下肢浮腫、失眠多夢、頭暈目眩等病症有較好的療效。

第二節　湧泉穴按摩功法的要領

　　一、取坐式（其預備功和收功同自然行功）。鬆靜端坐在床前上，兩腳分開，與肩同寬，小腿與大腿成90°角，大腿與身體成90°角，雙手放大腿上，指尖向前稍裡，默念60個數後做三個氣呼吸，三個開合。
　　二、男性先按摩左腳（女性相反），向左側身，將左腳放在床上，與床沿齊，腳心朝床外，右腳隨左腳調整，但仍放在地上。用右手內勞宮按摩左腳，先順時針轉後，加做三按三呼吸（呼吸配合手的動作，用鼻子吸氣時手抬起，口呼時手下按，共做３次），再逆時針轉後，身體回到正面，把腳放平，做三個開合換腳。

　　左腳按摩時，左手一般放腎兪穴或關元穴（臍下３寸），如病灶在腹部則改放大腿根處，腎癌則手放帶脈。右腳先逆後順，其他做法相同。

　　三、上下搓或轉圈兩種做法均可，數字由少到多。一般為36，54，60，72，最多不超過72圈。同一天按摩的次數要一樣。上下搓時，手指不可碰到湧泉和腳趾。

第三節　練湧泉穴按摩功法的注意事項

　　一、順經爲補，逆經爲瀉。需要瀉時做兩瀉一補，需要補時做兩補一瀉。一般用調整式，即一正一反便可。

　　二、按摩時內勞宮要對準湧泉穴，輕輕地、慢慢地，圈要小一點兒。

　　三、「湧按」與「頭按」不能同時練，須相隔開１～２小時。

　　四、此功一般睡前做，做完功10分鐘內不得下地。

　　五、要光腳做，可穿純棉線襪子，不得穿化纖襪子。

　　六、高血壓一般不做此功，女性經期和孕期停練。

第九章　頭部穴位按摩功法

第一節　頭部穴位按摩功功理簡述

《內經・素問》說：「心者君主之官也，神明出焉。」又說：「故主明則下安，以此養生則壽，歿世不殆，以爲天下之大昌。主不明則十二官危，使道閉塞而不通，形乃大傷，以此養生則殃，以爲天下者，其宗大危，戒之戒之！」

這段話的意思是說：大腦這個器官是主宰、調控周身一切器官的。由於它有專事運籌的功能，故能精微、周密、有序地進行隨機性的調控，使之運用自如。如果主宰得好，則下屬臟腑十二官運作協調有序並獲安康，用這個辦法養生則可長壽。反之，如果主宰不好，運作就不能協調有序，並且由於運行道路閉塞不通暢，必導致形體大傷，這樣必然殃及養生。

上述引文與現代生理、醫學科學的見解是完全一致的。用通俗話說：大腦是調控周身平衡的重要器官。爲了讓它充分地發揮作用，就要保護大腦，促進大腦皮層處於保護性抑制狀態，讓它得以充分休息並設法調整它，使其經常處於「最佳待控」狀態。

經常習練郭林老師的頭部穴位按摩功法，便是行之有效的方法。這個功法是通過對頭部一些重要穴位進行有序的氣

功按摩，從而調動六條陽經（從手到頭、從頭到足）的能動調控作用，進而對五臟六腑、四肢百骸均能起到協調有序的保護作用。所以它不僅是治療功法，也是健身功法。

如對調整全身陰陽偏盛、防治腦血管硬化有較好的療效；對頭痛、眩暈，眼、耳、鼻的疾病及神經衰弱、失眠均有較好療效。無病者經常習練，既可健體強魄，抗癌防病，又能益智養生。如果因病正練某項主功，若也能同時輔練此功，則必能相輔相成，提高其功效，但倘若是癌症患者，且病處近頭區則不宜做此功法。

第二節　頭部穴位按摩功功法簡介

一、導引：以意念導引為主（意念隨動，默數按摩轉數）。

二、呼吸方式：除三按三呼吸；按壓、放鬆時與呼吸配合外，均用自然呼吸。

三、練功姿勢：採取端坐方式，與湧泉穴按摩要求相同。

四、眼睛：輕閉、內視前方。

五、咽津法：與湧泉穴按摩同。

六、按摩指法：用指尖中部的肌肉，在各按摩穴位上做圓柔輕緩的旋轉按摩。這是與一般按摩不同的「氣功按摩」，每一穴位按摩前，雙手均須置於丹田處「換氣」。手指的運用因按摩部位不同，可分別取用：劍指、小指、食指、中指、無名指合用及拇指與另四指合用。

七、按摩的旋轉方向與補瀉關係。

中分線上的按摩穴位，除啞門穴按男左女右的補瀉原則外，均無區別地按左補右瀉的原則處之。

中分線兩側對稱穴位的按摩，均不分性別，以內轉為補、外轉爲瀉。

八、頭部按摩取九爲按摩轉數，係在六條陽經上進行按摩，故應取陽九之數。

九、如練功者心臟有病，可在兩臂擺動同時掐按「勞宮穴」，無病者切莫如此動作。

十、頭部按摩穴位：印堂穴、太陽穴、眉耳部穴、眼部諸穴、鼻壁穴、啞門穴、天柱穴、風池穴、翳風穴、翳明穴。

在人體
中分線上 {

　啞門穴 {
　　調整法：男先左、後右；女反之
　　補　法：男先左、後右再左；女反之
　　瀉　法：男先右、後左再右；女反之
　}

　其餘諸穴：不分男女 {
　　調整法：先左、後右
　　補　法：先左、後右再左
　　瀉　法：先右、後左再右
　}
}

中分線以外的「對稱穴」：不分男女 {
　調整法：先內、後外
　補　法：先內、後外再內
　瀉　法：先外、後內再外
}

第三節　頭部穴位按摩功功勢

一、預備功

中丹田三個氣呼吸和中丹田三開合；要求和做法同於湧泉穴按摩。

二、印堂穴按摩

手的升降勢子同於升降開合的做法；包括處理指標問題。以下敘述全按正常指標介紹。雙手升到膻中穴時變指尖向上，升印堂穴時變成「劍指」，兩手中、食指相併，男性左手在下，右手在上；女性相反。其做法是男女均先向左轉九圈，再向右轉九圈，接著在此穴位上做三按三呼吸。做時宜輕、緩、柔，將意氣貫注於指端。

印堂穴按摩完結後，接著兩手中指向上輕輕地邊點邊移動，移至神庭穴，然後再回至印堂穴；接著繼續下點經鼻梁至人中穴。離開下頦後兩手鬆開，徐徐降至中丹田進行換氣。

三、太陽穴按摩

兩手按升式方法升至印堂穴後變為劍指，在印堂穴前，兩手分別向左右兩側分開至兩個太陽穴上，然後雙手劍指向前轉九圈再向後轉九圈，接著做三按三呼吸。

做畢，兩手五指鬆開，用指梢輕輕地、慢慢地從兩頰點跳下來，這樣可促進面部毛細血管的微循環。離開兩頰，雙手徐徐下降至中丹田進行換氣。

四、眉、耳部按摩

接上式。兩手經換氣（帶著充盈氣血），徐徐上升至印堂穴後，兩手中指分別放於左右兩個攢竹穴（即眉頭）上，兩手拇指分別按放於左右兩個太陽穴上，然後兩手以中、食指相併，分別從眉頭畫至眉尾絲竹空穴處，如此連做３次。

最後一次兩指畫到眉尾時以後，改變指法，拇指端搭於小指端成環形，中指放在聽宮處，食指放至聽會穴上，無名指放於耳門穴處。注意此三穴之正確位置。待放停當後，三

指同時做前九、後九旋轉按摩，接著做三按三呼吸；隨後趁
勢鬆開五指從兩腮點跳下來。按著兩手徐徐下降，至中丹田
進行換氣。

五、眼部按摩

兩手徐徐上升至印堂穴後，變換指法。以小指為按摩
指，其餘四指握成虛拳（拇指搭於另三指上成環狀）。兩手
小指分別放於兩眼，睛明穴上，同時做內九、外九旋轉按
摩，隨後做三按三呼吸。

睛明穴按摩後，兩手小指從睛明穴輕輕沿著眼縫畫至瞳
子髎穴（瞳子髎穴是在魚尾穴外）。

待放穩後雙手小指同時做內九、外九旋轉按摩，隨後做
三按三呼吸，再順著兩頰往下點跳。離開面部後兩手徐徐下
落，降至中丹田進行換氣。

接上式。兩手徐徐上升，升至印堂穴後改變指法。仍用
雙手小指分別放於上明穴處（上明穴即頭光明穴，位於眉中
點上方，注意此穴並非魚腰穴），放穩後雙手小指分別做內
九、外九旋轉按摩，隨後做三按三呼吸。再將兩手小指放於
承泣穴處進行內、外九旋轉按摩，隨後做三按三呼吸，再將
雙手五指鬆開，慢慢從兩頰點跳下來。

兩手降至中丹田並進行換氣，以為下一個穴位按摩做好
準備。

六、鼻壁按摩

接上式。兩手徐徐上升至印堂穴，變換成劍指放於兩眉
之間，沿鼻壁經上迎香、迎香二穴，沿鼻唇溝經地倉穴下畫
至承漿穴，如此重複做三遍（如有感冒可多做幾遍）。接著
順勢而下，降至中丹田進行換氣。

七、啞門穴按摩

接上式。兩手徐徐升至印堂穴，變換指法。將中指放於陽白穴處，食指、無名指自然貼附於中指側，雙手同時做內九、外九旋轉按摩，隨後做三按三呼吸。

之後，食指、中指、無名指向中央點按，聚攏於印堂穴上方。然後鬆開十指，雙手對接，貼著頭皮從額部中央入髮際，經神庭穴、畫至百會穴。做百會穴按摩：一般高血壓或其他高指標者，在百會穴處中指尖相接，做左九、右九旋轉、三按三呼吸；低指標與正常指標者不做百會穴按摩，做天衝穴按摩，即雙手內勞宮穴摀放於頭兩側的天衝穴上做前九、後九旋轉、三按三呼吸按摩。

做完百會穴或天衝穴按摩之後，然後鬆開十指繼續下滑，輕抹至啞門穴（風府穴後入髮際五分），用劍指做（男性）左九、右九旋轉、三按三呼吸；女性則先右後左，餘則全同。按摩畢，鬆開十指，用指梢沿頸部兩側點按下來至下頦，然後兩手中指對接，手心向裡，徐徐降至中丹田進行換氣。

八、天柱穴按摩

接上式。前半部分做法與啞門穴按摩相近，即從陽白穴開始，接著雙手會合於印堂穴鬆開十指先向上再繼續下畫，輕抹至風府穴，變換指法。用拇指與其餘四指，沿天柱穴往下捏至大椎穴，反覆共捏三次，拎三次（注意：方向只可從上向下）。

按摩後的點按、下降，換氣，均與啞門穴按摩相同。

九、風池穴按摩

接上式。前半部分做法與天柱穴按摩全同。雙手鬆開，

十指從頭部中央向後、向下輕抹至風池穴處，兩手變成劍指，做前九、後九旋轉、三按三呼吸。

按摩後的點按、下降、換氣，均與啞門、天柱二穴按摩時相同。

十、翳風、翳明穴按摩

接上式。雙手升至印堂穴，兩手輕貼於頭皮上，從前髮際向後、向下輕抹至後髮際，變成劍指。先找準耳垂後的翳風穴進行前九轉、後九轉、三按三呼吸。

接著兩手食指移至翳明穴（翳風後一寸乳突下緣，應找準此位置，以免誤觸興奮點反引起負面作用），隨後做前九、後九旋轉按摩及三按三呼吸。

後來郭林老師為更好地避開此處，便於耳垂下覓得與翳明穴作用通用的穴位，故定名為「新翳明穴」，自那時後，就只按摩翳風穴和新翳明穴了。

按摩後的點按、下降、換氣，均與啞門、天柱、風池三穴按摩時相同。

十一、導引回氣

接上式。雙手升至印堂穴；再從前髮際經百會穴向頭後輕抹至後髮際；雙手再沿頸部兩側抹至下頦。依此反覆做三次，雙手降至中丹田。

接著收功，先做中丹田三開合，接著做三個氣呼吸。將兩手放於大腿上，略靜片刻；慢慢睜眼，恢復生活狀態。

第十章　腳棍功法

第一節　腳棍功法的特點、性質、作用

一、腳棍功法的特點

腳棍功、手棍功是郭林老師家傳的一套獨特的功法。

二、腳棍功法的性質

是治腎的功法，也是治本的功法（腎爲人之本），也是治療癌症的功法，特別是治療中下焦部位的癌症。

三、腳棍功法的作用

1.補腎，加強腎臟的功能。

2.調整全身的經絡、脈道。

3.對多種疾病有治療作用。

4.治療癌症，特別是治療中下焦部位的癌症。

5.能延年益壽。

第二節　腳棍功法的勢子導引

第一階段：

調動腎經，只在湧泉穴滾動。

一、預備功、蹬棍

預備功同湧泉按摩，只是鬆靜坐時，兩腳的湧泉穴放在

棍上（腳棍長１尺半左右，直徑爲１寸半～２寸，以花椒木爲最佳，因爲它可以通經活血），兩腳之間的距離一拳左右。三個氣呼吸三開合後，雙手放大腿根部（癌症病人遠離病灶），雙腳一齊向前蹬棍（不可碰著腳趾），再向後蹬棍（不可蹬到腳心），一前一後爲一次，共蹬120次。中丹田三開合。

二、腎愈按摩

接上勢。雙手內勞宮放在腎愈穴上，上下搓（上虛下實），共搓12次（一上一下爲一次），三按三呼吸（呼時按，吸時鬆，先呼後吸，只做補的，因腎只能補，不能瀉）。

三、接著再蹬120次。

四、收功：同湧泉按摩。

五、術後放、化療次數多、病情重、十分虛弱或帶病灶的病人，可以逐步由120次、180次增至240次，最多不超過300次。

第二階段：

足三陰一齊上（肝經、腎經、脾經），適用於肝、腎虛弱者習練。

一、預備功同第一階段。

二、蹬棍基本同第一階段，只是蹬棍的範圍即腳棍滾動的範圍更大些：從湧泉穴滾動至腳心。蹬棍次數也同第一階段。

三、腎愈按摩也同第一階段，只是按摩的次數增加至24次。

四、收功同第一階段。

第三階段：

預備功、蹬棍、腎俞按摩、收功均同第一、二階段，只是滾動的範圍更大，即從湧泉穴滾動至腳心，再到腳跟（但不可滾至腳跟的盡頭）。

第三節　腳棍功法的功時安排

一、睡完午覺後，先做手棍功，休息半個小時再做腳棍功。

二、如果三個階段都做的話，時間安排如下：

週一、三、五第一階段和第二階段連著做；

週二、四、六只做第三階段；

週日、一、二、三階段全部做，但要停一次手棍。

第四節　腳棍功法的補瀉原則及注意事項

一、順經為補，逆經為瀉；腳向前蹬，棍向後滾動為順經，為補，腳向後蹬，棍向前滾動為逆經，為瀉；一前一後為調整。

二、一般蹬腳棍為調整，補瀉從預備功、收功上去解決。

三、腎俞按摩只做補的，不做瀉的。

四、腎俞按摩的三按三呼吸也只做補的，不做瀉的，即先呼後吸。

腳棍功的注意事項：

1.腳棍功的適應症：腎炎、肝炎、貧血、肺結核、心臟

病、下肢浮腫及中下焦部位的癌症患者。

　　2.蹬完棍後，在床上坐著氣化半個小時。

　　3.光腳蹬棍療效高，天冷可穿棉線襪。

　　4.高血壓病人和女性經期不能練此功。

　　5.飽不蹬、餓不蹬。

　　6.蹬棍的速度癌症病人應稍快，慢性病人要慢些。

第十一章　吐音功法

　　關於吐音功法，最早可以追溯到西漢。在馬王堆出土文物《導引圖》中有吐音的記載，但無功法，不同於前人流傳至今的「吹、呼、唏、呵、噓、呬」吐氣六字訣。

　　吐音法至明朝在民間仍有流傳，明・宋應星著《論氣・氣聲》記載：「其聲振山谷，則修士別有義理，非眾人之所知也。」但只限於對吐音功法的描述，而無功法本身說明，可見吐音功法久已失傳。

　　郭林老師繼承古吐音法，身體力行，經過三十多年的實踐和不斷探索、革新創造，使吐音法有音有法，治病健身。

　　新氣功吐音功法是練功者運用自己特定聲波的發生、傳播、接收和作用等有意念、呼吸、勢子和點穴等導引的配合而治療、健身、延壽的方法，又曰新氣功吐音導引法。

吐音功法有五個特點：

1.難度大，音吐難學。古人曰「氣功只能身教，不能言傳」。吐音就更難，因其還關連許多其他導引法。

　　2.吐音功法必須有意念、呼吸、勢子和點穴等導引的配合，才不易出偏且效高。

　　3.五行學說是吐音功法的根基。例如：五行、五音、五臟、五位、五行生成數等等。

　　4.吐音功法有補法、瀉法和調整法。例如，低音、弱音

等是補法；高音、強音等是瀉法。

5.吐音功法功能大、功效快。吐音功法有開穴疏經、導氣通血等特殊功能，比如治癌、消炎和治療慢性病。

吐音不同於平時的大聲說話、唱歌或喊叫，而是有音、有法和有一定的吐音模式。

郭林老師的體會：在治療疾病方面，人在氣功態下吐音產生的特定聲波及其引動機體內部的同步諧振，可以使音氣的特殊信息循經脈傳到臟腑、調整陰陽、增強臟腑功能和免疫力。在攻克各種癌症（例如，肝癌、肺癌、腸癌和腎癌等）、疑難症（例如，紅斑狼瘡和心臟病等）和慢性病取得了奇特療效。

學練吐音功法要慎重，在練過新氣功初級功的基礎上，爭取在有經驗的輔導員指導下練功，並密切注意自己的病情變化和自我感覺加以調整，若有不適感，應立即暫停吐音，不要蠻幹，以防出偏。

吐音功的內容包括音導引、意念導引、呼吸導引和勢子導引。

第一節　吐音功的聲音導引

《黃帝內經・陰陽二十五人》指出：「先立五形金木水火土，別其五音。」

氣功之音是音氣，通經絡、調五臟，氣血流變最佳態。新氣功吐音導引通過調控聲譜、音量、音質和音節等，有治療、保健和延壽三大功能，主要分三大類：

一、「哈」音

哈音對人體各組織器官有瀉、補和調整的治療作用。「哈」音高，強、連、放、瀉得較大，「哈」音低，弱、斷、吸、瀉得較小。其核心偏重於瀉，增強機體免疫力。主要用治療癌症和炎症等實證（邪氣盛則爲實）。哈音分爲高哈音、中哈音和低哈音三個級別（表一），具體吐音如下：

表一

「哈」字吐音表

高哈音	中哈音	低哈音
哈〔hā〕	哈〔há〕	哈〔hǎ〕
從發音到結束始終都要保持 hā		哈的低音到末尾時帶有 ǎ 的聲音

一般初練在治療癌症時都先吐一個單音「哈」，以高音爲主，待病情穩定或病灶基本消失後，在此基礎上再進行調整。多數是高低或高中低組成一個吐音配方。

例如：肺癌（或大腸癌、鼻咽癌）生理參數是九，在搶救中患者至少吐九個高音「哈」，分成三個小組，每組吐三個高哈音，每吐完三個後的中間做一個或三個中丹田開合，吐完九個（或九的倍數）做三個中丹田開合、三個氣呼吸、收功。

肝癌（膽、眼）生理參數是八，分成兩個小組，每吐四個中間做一個或三個中丹田開合，吐完八個（或八的倍數）做三個中丹田開合、三個氣呼吸、收功。

胃癌（脾）生理參數是五，分成兩個小組，每吐兩個中

間做一個或三個中丹田開合，吐完五個（或五的倍數）做三個中丹田開合、三個氣呼吸、收功。

腎癌（膀胱癌）生理參理是六，分成兩個小組，每吐三個中間做一個或三個中丹田三開合，吐完六個（或六的倍數）做三個中丹田開合、三個氣呼吸、收功。

心（小腸）的生理參數是七，分成兩個小組，每吐四個中間做一個（或三個）中丹田三開合，吐完七個（或七的倍數）做三個中丹田開合、三個氣呼吸、收功。

哈音雖然只是一個哈字，吐音法卻很複雜而重要，千萬要認眞，一點不能大意。要根據不同的病情、病種、體質、指標和病灶的部位等，選擇不同的高、低、長、短、補、瀉的吐音法來辨證論治。

具體運用主要分五類：

1.瘤體比較大或癌症晚期需要搶救，或剛做完手術後擔心有癌細胞存在，防止擴散轉移，或手術後很長時間但病情不穩定、或復發轉移等等，都應吐高音「哈」——不向下滑，（有吐音條件）或增加吐音倍數。郭林老師講：中焦和下焦病，如子宮、結腸和腿部有癌塊等要高一些，上焦病如肺癌、鼻咽癌就不要那麼高。

2.腫瘤已經消失，病情較穩定，爲預防癌復發，吐高滑音，即在高音基礎上，稍微帶上滑音，哈音的尾音有「阿」的音。

3.病灶（包括多種癌症）縮小，病情相對穩定，或無病灶，吐高哈音。如果感到瀉得比較厲害，可改吐：兩高一低，或三高一低，或兩高一中一低的四聯音。

4.術後一年或兩年，病情進一步穩定，病灶消失，但體

質較虛弱、指標偏低。爲防止轉移擴散，吐一高一低，或兩高兩低，補瀉得當。

5.癌症晚期患者，體質特別虛弱、指標低，暫不吐「哈」音，可吐「沙」音，或吐「豁」音（多用在下焦體質虛弱者），等指標正常後，再吐「哈」音。

二、五臟音

《黃帝內經·經別》指出：「內有五臟，以應五音。」定出了五臟音、位及其生成數。

郭林老師在古吐音法基礎上創新，增加了音量（高、低）及其功能，不僅治療臟腑經絡疾病，還能配合哈音治療對應的癌症。五臟音一般以高低相搭配成一個吐音配方組，吐五音的組數，也應辨證論治。慢性病患者，可按下表進行吐音（表二）。

表二

臟腑音的種類	高音	低音	本音	面朝方向	吐音數字
心音(小腸)	征(zhēng)	整(zhěng)	徵	南方	7 或 7 的倍數
肺音 (大腸鼻咽)	商(shāng)	晌(shǎng)	商	西方	9 或 9 的倍數
肝音 (膽、眼)	桌(zhuō) 郭(guō)	桌 (上聲 zhuǒ) 果(guǒ)	角	東方	8 或 8 的倍數
脾音	宮(gōng)	鞏(gǒng)	宮	中	5 或 5 的倍數
腎音(膀胱)	愚(yū)	雨(yǔ)	羽	北方	6 或 6 的倍數
胃音	東(dōng)	懂(dǒng)		中	5 或 5 的倍數

三、特殊音

特殊音只有長短而無高低，是對前兩類音的補充，當某些病不適用於上兩類吐音時，便可用特殊音代之，補療良效，獲得了上兩類音不能發揮的特殊作用。

西（xī），是補音，若要補而不能用羽音時可用之。

豁（huō），吐哈音有困難時用之，多用於下焦病。

哦（wō）、屙（ē）、歐（ōu），治腦瘤，不能吐得太高。

沙（shā），是「商」的變音，體質特別虛弱，暫不適於吐「哈」音，可用「沙」音過渡。

以上三類吐音除有高低區分外，還有強與弱、連與斷、收與放的區分變化。具體指導練功實踐。

吐音功是一類很複雜、療效很高、很重要的一類功法，病患者一定要認認眞眞地學，刻苦地練，吐音要準確，吐的音要適宜（自己的病情、體質），音的節奏分明、流暢、柔和，這樣就能加強療效。

第二節　吐音功的意念導引

古典書籍中指出：「氣動則聲動。」內氣是吐音的基礎。只有練好氣功，進入氣功狀態，才能吐出有內氣、有特殊信息的音，傳入臟腑，產生療效。意念導引在新氣功功法裡重點強調在吐音當中，意念導引是很重要的。如果意念導引不好，吐音沒有療效，並且容易出偏。那麼怎樣做好吐音功的意念導引呢？

一、樹立吐音功能治病的信念。意念導引就是意念活動、是心靈，樹立了吐音能治好自己病的信念、正確的心理治療意識，就能鬆靜自然地認真地練好功、吐好音。這種音不僅來源於嗓子，還來自內氣，來自丹田。

二、心安神靜，心平氣和。心主神、神生氣，心不安不平，則神亂氣不和，這樣發出的音都是不理想的，還要排除七情干擾。因其等於心裡邊的活動，經常影響到生理活動的變化，影響五臟六腑的功能。

排除雜念法：鬆靜站立、三個氣呼吸、默念30或60或90數目字（1個數約1秒鐘）。

三、意守臟腑。哪個臟腑有病灶或感覺不舒服，或為增強其功能，吐音時就想（不能看）著哪個臟腑。「內有臟腑，以應五音」，這樣療效顯著。這只能用於慢性病患者，初學癌患者不能用，等有功底後可用之。

四、收視返聽。吐音時，不聽外面而聽（不能看）裡面音要調治的臟腑，就能聽到該音引起相應臟腑的諧振，氣感實而舒暢。慢性病患者用此法，療效是很高的。癌症患者不用此法。

第三節　吐音功的呼吸導引

吐音與呼吸是有密切關係的。吐音時，呼吸得好，療效就高，療程就縮短，甚至得到更好的療效。而氣息是吐音的動力，使吐出的音有力量、有伸縮性、溫和、多變化和有氣感，導氣令和。

為此，在發音時頸部的肌肉、下顎、舌根等都要放鬆，

發自丹田和肺部的氣息「聲波」就能傳向病灶，產生療效。

吐音功的呼吸調整如下：

一、吐音時調整好呼吸。

初學吐音時，先吸一口氣，吐完第一個音後，接著要吸一口氣，然後再吐第二個音……如此繼續。

吐音時氣息保持平穩，有一定節律，出音要穩、柔和，以氣帶聲，不要猛喊；行腔要穩，連綿不斷；收音要穩、柔和，慢慢結束，不要突然停音，否則容易傷氣、傷肺。初學者吐音時，由於換氣換不過來而感到憋氣時，做一個氣呼吸（即一吸、一呼、一平）。還要掌握「吸而不滿、吐而不盡」的吐音原則，這樣就不會感到憋氣了。

二、根據發音的高低、強弱和病症，調整呼吸。

1.癌症病人經過化療、放療或手術後，身體很虛弱、出大汗、氣短、指標降低。臨床經驗，這種情況若馬上吐高音哈，汗就出得不止，指標更低了。故先暫時不吐「哈」，改用「沙」音來控制。在做預備功和收功時用先呼後吸的「補」法來調整，使病人弱體能承受高音「瀉」的作用。

2.如果下焦部位長瘤，特別是腳上或下肢長骨癌的療效較差，吐音用高音、連音、氣息力量強、大、猛、數字多的瀉法時，預備功和收功用先呼後吸的「補」法來調整。

3.一般癌症（實症、淋巴、肉瘤等），預備功和收功時用先吸後呼的「瀉」法；一般慢性病患者（腎癌），預備功和收功時用先呼後吸的「補」法。

第四節　　吐音功的勢子導引

一、預備功：同於自然行功。

二、雙手放的位置與自然行功的預備功相同。

吐音一定要遵守「三不」原則（即不盯、不追、不抓）。音也不要吐得太長、太高，如果過長、過高，就過強了，身體和病灶都承受不了，所以要長短適宜，量力而行。

吐音的勢子一定要正確、平穩，氣息平和，聲波、音頻平衡不亂。「導氣令和，引體令柔」。全身放鬆，特別是舌根、下腭、頸部肌肉、腰胯、膝部要放鬆，心安神靜，排除一切雜念，張開笑口，很自然地發自丹田，吐要吐的音，這樣療效顯著。

收功時，想著元氣歸身，氣歸丹田，玉液還丹，做三個中丹田開合、三個氣呼吸，鬆靜站立一會兒，自然活動。

第五節　　練吐音功的注意事項

一、練好吐音，首先練好行功和升降開合，做到鬆靜自然，產生內氣，才能吐好音。還必須與新氣功療法中其他的功法相配合。有了吐音的基礎，才能敎他吐音。這個基礎就是鬆。如果他鬆不下來，五臟的接受器接受不了他的音，音的信號發出來，他根本接受不了。所以在吐音之前，好好敎他升降開合和鬆揉小棍功法，吐音效果才更好。所以，初學者一定要在有經驗的輔導員的指導下進行，不可自以爲是隨便吐音，以防出偏。

二、下列幾種情況暫不能吐音：凡是五臟六腑有穿孔病灶的、咳血吐血出血便血的、潰瘍者、有傷口者、女性月經期和妊娠期、體質過於虛弱、血象低（如白血球在3000以下者）。

三、不要吃刺激性過強的東西，如酒、煙、辣椒等。

四、吐音應在空氣新鮮、環境安靜的地方，不要迎風，避免受驚和受涼，大霧和雷電天氣暫停吐音。

五、患者吐音若感到氣息過強向上衝，或吐音時有些緊張，意念有干擾、氣息不平穩，雙腳站立的姿勢要調整：吐音時邁一隻腳，一般病出左腳（肝、膽、眼病出右腳），這樣一隻腳是實腳，另一隻腳是虛腳，把腎氣調整一下，氣息就不會過強，或向上衝，而是下降，調動腎氣下沉。

六、癌症兼高血壓者用分階段吐音法。癌症必須吐高音「哈」瀉之，高血壓忌吐單音、高音——引血上行，血壓更高。臨床經驗用分階段吐音法：第一個階段先吐低音，中丹田三呼吸用先吸後呼的瀉法調整，休息15分鐘。第二個階段練中度風呼吸法行功或其他功，休息15分鐘。第三階段吐高音「哈」，中丹田三呼吸改用先呼後吸的補法。這樣高音、低音的配合，呼吸導引的調整，既治癌又控制了高血壓，達到理想的療效。

中篇　挖掘功法

中 級 功

第一章　慢步行功

第一節　中級慢步行功

1978年4月，郭林老師在地壇公園教輔導員練中級慢步行功。

郭林老師說：練初級功有一定功底後，可練中級功，意守中丹田。中級慢步行功從升降開合預備功開始就要意守中丹田。想著了再開步，想不著就不開步，這樣走起來會很舒服，如果雜念一大堆會出事的。

練中級功同樣要掌握「導氣令和，引體令柔」的氣功要領和意念活動的「三不」原則，即不盯、不追、不抓，還有十二字訣，即「一聚一散、若有若無、似守非守」。如果緊盯中丹田，就會出現打嗝、放屁或頭痛、憋氣等偏差。要把勢子（同初級慢步行功）鬆得更好，意守中丹田這一關是不容易過的。

收功時，如果意念跑掉，元氣不歸身，就虧了。要把意念收回來存中丹田，快收功時式子要很好配合，要鬆得更

好，動作要慢，越鬆越靜，意念才能回中丹田。

收功的具體做法如下：

一、意念已在中丹田的收後腳，做一個中丹田開合就可以了。如果意念不在中丹田，要先做三個開合，即上丹田（印堂）開合，膻中開合，中丹田（氣海）開合。

先做上丹田開合，前腳虛，後腳實，動作要慢，再做膻中開合、中丹田開合，慢慢導引下去，等意念回到中丹田，收後腳，做中丹田三開合。如果意念還未回到中丹田，收後腳，兩腳平站，收腹，鬆腰，氣往下沉，等意念回到中丹田，再做中丹田三開合。

二、意念穩在中丹田後，開步上一個腳長（上步的式子要求與初級功相同），兩手中指在中丹田前相接，隨即轉成陰陽手（一個手心向裡，另一個手心向外）。如左腳在前，左手手心向裡，右手手心向外，虛前腳，體重後移，兩手慢慢上升到印堂穴，用左手拇指點印堂穴，接著身體復正，前腳平。此時旋轉中指，成為右手手心向裡，左手手心向外，再用右手拇指點印堂穴（動作同前），收後腳，兩手中指仍相接，雙手心向裡，沿任脈導引陰經慢慢下降。病灶在身體前面的，收後腳後，兩手分開，沿身體兩側導引陽經下來，恢復鬆靜站立姿勢後，做中丹田三開合，三呼吸，收功。

三、收功後，要站一會兒，等意念離開中丹田，不再想中丹田，放下舌頭，再睜開眼睛。

同年 5 月份，老師給輔導員查中級慢步行功後說：「功底厚的人，收功點穴可配合呼吸，點穴時呼，轉手時輕輕吸，其他人點穴時不配合呼吸，兩手五指要併攏，以免漏氣。」

第二節　中級調整陰陽慢步行功（中調功）

中調功是調整人體陰陽平衡、以意念導引爲主、同時配合勢子和調息導引的中級慢步行功。練功時要求排除雜念，心安、神靜，這樣，產生的內氣很豐富，口中分泌的津液也多，能促使體內氣血運行流暢，收到保健、延年益壽的功效。

郭林新氣功的中級功要求練功時意守丹田，過「意守關」。因此，必須有練初級功的基礎，即已過了「鬆靜關」。否則，如練功時雜念一大堆，肢體又鬆柔不下來，勉強去守丹田，是要出問題的，千萬不能急於求成。

凡有心臟病、肝炎、腎炎、腦動脈硬化、高血壓、青光眼、糖尿病等的患者，勢子稍慢點；凡有血沉快、神經衰弱、低血壓等病的患者，練功勢子要稍快些。非癌症患者可當做主功來練，癌症患者病灶已基本消失，也可以練，這不僅有利於康復和防止復發轉移，而且有益於養生和延緩衰老。

具體練功方法如下：

預備功：同自然行功。如思想還不平靜時，可默念12、24或36個數。然後做中丹田三呼吸、三開合。

第一段　走九步、咽津三口

按男性先左後右、女性先右後左的順序出腳。以先出左腳爲例：移重心至右腳，虛左腳，左腳大指的大敦穴在離右腳內側中間10公分處輕輕點地，膝稍向裡扣，然後左腳向前邁步（式子和初級功的慢步行功同），從點左腳大敦穴開

始算一步，再向前走八步，邊走邊默念數目字，共九步。

停步時右腳在前，平一平氣，鬆腰、鬆胯，雙手向中丹田導引，在中丹田守一會兒，按功底深淺決定手心離中丹田的遠近距離：功底深的，手心離中丹田可遠一點；功底淺的，手心要離中丹田近一點。然後，慢慢咽津三口（如無津液時可咽氣），將意念帶到中丹田，再守一會兒。在不盯、不追、不抓的原則基礎上，意念聚在中丹田，如能穩定，可多守一些時間。

第二段　先走六步，再兩步一個導引，
　　　　上後腳，咽津三口

接上式。雙手在中丹田做一個開合，然後，按第一節方法走六步。停步時，左腳在前，平一平氣，鬆腰、鬆胯，雙手向中丹田導引，做一個中丹田開合。

然後重心移到前腳，虛右腳，右腳大指的大敦穴在左腳內側中間輕輕點地，默數「一」。上右腳，橫丁字步在左腳尖前，雙手按指標的高低擺放式子，由中丹田升至膻中穴前，再向下導引到中丹田，默數「二」。左腳上前一步，默數「三」。

調整後腳，鬆腰、鬆胯、身體重心在前後兩腳之間，慢慢地咽津三口，將意念帶到中丹田，再守一會兒。

第三段　按地形進行三個方向的三點一導引

1.向左：身體重心前移，虛後腳，右腳大指的大敦穴在左腳內側中間輕輕點地，此為一點；然後，將右腳橫丁字步在左腳尖前，再提左腳，腳尖點在右腳內側中間，此為二點；左腳向左橫開一步，右腳大指的大敦穴在左腳內側中間輕輕點地，此為三點。然後，右腳橫丁字步在左腳尖前，雙

手由中丹田上升至膻中穴前，再向下導引到中丹田，此爲一導引。

2.**向右**：接上式。右腳後撤，腳尖輕輕點在左腳內側中間，此爲一點；然後，右腳向右橫開一步，左腳尖輕輕點在右腳內側中間，此爲二點；左腳橫丁字步在右腳尖前，上右腳，腳尖輕輕點在左腳內側，此爲三點。再將右腳橫丁字步在左腳尖前，雙手由中丹田慢慢升至膻中穴前，再向下導引到中丹田，此爲一導引。

3.**向前**：接上式。左腳向前，腳尖輕輕點在右腳內側，此爲一點；左腳向前邁一步，右腳尖在左腳內側中間輕輕點地，此爲二點；右腳向前一步，左腳尖點在右腳內側中間，此爲三點。

然後，左腳橫丁字步在右腳尖前，雙手慢慢地由中丹田升至膻中穴，再向下導引到中丹田，此爲一導引。

4.**向後**：接上式。將左腳提起，點在右腳內側，此爲一點；然後後退一步，將右腳提起，點在左腳內側，此爲二點；然後後退一步，將左腳提起，點在右腳內側，此爲三點。然後再將左腳橫丁字步在右腳尖前，雙手由中丹田上升至膻中穴，再回中丹田，此爲一導引。

然後上後腳，雙腳站平，雙手守在中丹田，咽津三口，再守一會兒。中丹田三開合爲一輪。如只練一輪，此時即可中丹田三個氣呼吸，收功。

此功每練一輪時間約十分鐘，最多可練六輪。練時從九步點腳開始，要求每輪左右兩腳交替開步，以調整陰陽。

收功：移重心至右腳，左腳向前邁出一步（肝病先出右腳），兩手沿任脈上升到印堂，做一個開合，慢慢降到膻中

穴，做一個開合，再慢慢下到中丹田，做一個開合，即「三疊開合」。

血壓高的人只做中丹田開合，以免引起血壓升高。做開合時，手的動作要緩慢，前腳要鬆，意念回到中丹田了。收後腳，咽津三口，徐徐下到中丹田（氣海穴）。如此時意念還沒有回來，可再慢慢做三個中丹田開合，等意念回來了，右腳上前一步，兩手中指在中丹田處相接，沿任脈慢慢上來，邊上邊轉手，虛前腳，腳尖點地，重心在後腳。

兩手上升到印堂穴時，左手手心朝裡，右手手心朝外（或稱陰陽手），用左手大拇指點印堂穴，點穴後，兩腳平。兩手中指仍相接，按反方向轉成陰陽手，即右手手心朝裡，左手手心朝外，同時虛前腳，腳尖點地，用右手大拇指點印堂穴。點穴後，兩手沿任脈下到中丹田，收後腳，做中丹田三開合、三呼吸、收功。等意念離開中丹田，再慢慢睜開眼睛。

應注意事項：

1.邁步要輕，如若使勁，氣即散，意念即跑掉。

2.練功時，膝蓋要鬆，腿不能挺直，腳翹也不能繃勁。

3.點腳要輕，不能有腳落地的聲音。

4.導引到中丹田，兩手的手勢按指標。

5.平一平氣，是自然呼吸，不是「停」，「停」容易憋氣，就錯了。

6.第三節「三點二導」，點時把內氣導引上來，而後再導引到中丹田。

第二章　三環功

第一節　定步行功三環導引

一、定步功、行功

先做預備功，再做定步功、後做中度行功或快步行功300步，約12分鐘。癌或防癌宜瀉，慢性病宜補。功法與初級功同。

二、三環導引

1.預備功。同自然行功。

2.三環開合：

①上丹田三環開合：雙手由中丹田上升（手勢按指標：高指標者手背相對，指尖下垂；低指標者手心向上；正常指標者手心向身體。下同），到印堂穴時稍定，做上丹田環開合：高指標者開時手心向外環開至肩寬，兩手指尖相對，合時手心向外，雙手背環回印堂穴，兩手指尖相接；低指標者開時手心向內，環開至肩寬，兩手指尖相對，合時手心向內翻回，至印堂穴前兩手指尖相接；正常指標者開時手心向外環開至肩寬，兩手指尖相對，合時手心翻回，至印堂前兩手指尖相接。無論開或合，兩上肢均彎屈相抱成環形（下同）。此為一個環開合，連續做三次。

②中丹田三環開合：接上式。雙手由上丹田下降至中丹

田，做中丹田環開合：開時手心斜向外下方至胯旁，兩手指尖相對；合時手心翻向中丹田前，兩手指尖相接。此為一個環開合，連續做三次。

③下丹田三環開合：接上式。雙腿緩緩下蹲，雙手由中丹田下降到大腿上方，重心在兩腿中間，做蹲式下丹田環開合三次（做法同上）。然後緩緩站起，雙手隨之升至中丹田前，做中丹田三個氣呼吸，咽津三次，默念30個數字，平一平，鬆一鬆，沉一沉。

三、單環導引

單馬弓步：男左女右出腳。例如：男先出左腳往前微彎屈，右腳在後，兩腳平，重心在中間，形成單馬弓步。右手掌沿帶脈移至右腎俞穴，右手掌中指與拇指相對（或相接），外勞宮穴對右腎俞穴。左手掌沿任脈升至百會穴（隨之右後腳的腳跟豎起，腳尖點地），側向左、向外、向後、向下沿陽脈導引至左腳尖（隨之後右腳平），再沿陰脈導引回中丹田，即單手導引一個環。如此單環導引三次後，左手掌回至中丹田，收右掌（沿帶脈向前回中丹田），收後腳，做一個中丹田開合。同法，出右腳，右手掌單環導引三次後收左掌，收後腳，做三個中丹田開合。

四、雙環導引

鬆靜站立、站穩，鬆腰鬆胯，雙腿緩緩下蹲，雙膝微微彎屈，身體下沉，重心在兩腳中間，形成雙馬步。雙手掌（手勢按指標與上同）中指相對（或相接），從中丹田沿任脈上升至百會穴，兩掌勞宮穴相疊，即：（男）右掌內勞宮穴放在左掌外勞宮穴上，稍停。再反掌，右掌外勞宮穴對百會穴，稍停（低指標者與其相反）。雙掌各向兩側、向外平

拉掌到兩耳尖，翻掌沿陽經側下導引至帶脈穴，沿帶脈導引至命門穴，稍停。變劍指，指尖向下，沿督脈推行至長強穴，用中指指尖點按長強穴，稍停。再沿原路線導引回到中丹田。即雙手導引兩個環。如此雙環導引三次後做三個中丹田開合，中丹田三個氣呼吸，咽津三次，雙手放回兩胯旁，鬆靜站立片刻，舌尖從上腭放下，慢慢睜開雙眼。

　　三環導引用自然呼吸。意念導引可以意守丹田，但不能勉強。不意守丹田，可以定題，以免以意領氣。

第二節　新三環功

　　新三環功是郭林老師爲鞏固癌症病員病癒後的療效，提高部分敎師水平，在地壇公園開辦提高班時所授。爲何稱新三環功？因有的輔導員反映原三環功難學，郭林老師爲便於學員學習，在原三環功的基礎上加以改進而推出的。

一、新三環功的特點

1.式子較原三環功簡便易學、易練；

2.產生的內氣足，見效快。

二、基本式子，概括爲三、六、九

　　三就是開始連邁三步，每一步兩吸（腳跟吸吸）、一呼（腳掌落地呼）。慢性病患者可按慢步行功的步子走。

　　六就是連邁六步、一個三開合（按環式）。

　　九就是連邁九步，做九個環。故稱三、六、九。

三、新三環功的操練方法

　　預備功，鬆靜站立（與自然行功相同）。接著雙手慢慢上提（手式按病情和指標掌握）。先到印堂穴，再到百會

穴，到啞門穴後雙手分開，順勢從陽經下到帶脈爲一次導引，連做三次。因是鞏固療效階段，一般均用調整式子。做完三個導引稍停，順勢在中丹田做三個中環。順勢手上提到上丹田，稍停，做三個小環，稍停，邊下蹲邊降手（與大腿平爲宜），在膝上做三個大環，做完緩緩站起，恢復到鬆靜站立的勢子做起步準備。

以出左腳爲例，鬆左腳，重心移到右腳，左腳斜步向左前方邁出。走三步，每步都是腳跟吸吸，腳尖呼（三步三點，這時正是左腳在前）。起右腳邁第一步，向右斜前方邁出（右腳尖點在左腳內側中間）。走六步，正好左腳在前，上右腳站平，雙手做三個環式開合。然後出左腳向正前方走九步。走到第九步時左腳在前，上右腳站平。第一輪九個環十八步做完。一般做三輪。

四、應注意的幾個問題

1.動作要緩慢。癌症患者已到鞏固療效階段也同樣要慢。

2.導引時的手勢都依指標和病情而定。

3.走步時要求斜出腳，以稍斜爲限，如下頁圖。環式開合以下頁圖爲例。以上是一個式子，爲一輪，必須做三輪才是一個完整的式子。

五、郭林老師講練三環功的注意事項

郭林老師於1982年5月初教練三環功。5月18日爲輔導員查功時指出，此功的注意事項及存在問題如下：

1.此功走起來應是環形的；

2.中級功主要是導氣令和，引體令柔；

3.練功時應練會如何躲人，應會轉方向；

4.早晨練這套功，練得身體飄飄渺渺的，氣就會全身轉了。一步一步的非常扎實，平心靜氣，心安神靜；

5.陽經下時手到膻中穴，應從心臟兩邊下去，很多人都在前邊下，要改過來；

6.頭要轉，頭和手隨著轉，一起轉；

7.這套功，有三、五年功底的才能練；

8.這套功保五臟六腑都能通，練此功還能扶正去邪，功練正，思想感情也練正了。有雜念不要練；

9.練功越高，越有旋律，思想感情越高，練出正氣去邪，出不了偏。

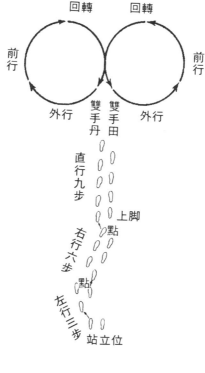

第三章　調攝功

　　調攝功即龍潭湖畔三焦合一調攝鬆靜功，簡稱「龍調」。郭林老師於1975年2月創編並傳授。

　　調攝功共分三大段，每段五小節，可以三段同時操練，如因時間所限，每段也可視爲獨立部分，分開練習。

第一段　疏陰陽蹻脈理三焦

第一小節　預備功

　　鬆靜站立25分鐘。或頭部按摩一輪或半輪。三個中丹田氣呼吸。

　　慢步行功，向前走兩步，後退一步，作爲兩節之間的過場（以後每節之間都需要這麼做，下略）。

第二小節　提足跟、轉腳尖

　　中丹田三開合。兩手外勞宮穴放帶脈下，按病理或生理出腳。以先出左腳爲例，鬆左腳，重心在右腳，左腳尖點地，出腳，腳跟落地，然後腳心著地，腳尖再著地，腳跟提起，放平。再翹腳尖，腳心著地，腳尖著地，腳跟提起，放平，共做三遍。上右腳。

　　一個風呼吸（吸吸呼，下同）。

　　換出右腳，全過程與出左腳同。

　　一個風呼吸。

中丹田三開合。

轉腳尖，鬆左腳，左腳跟提起，左腳尖轉動，以腰帶頭向右轉。腰轉回正前方，鬆右腳，右腳跟提起，右腳尖轉動，以腰帶動頭向左轉。一左一右為一遍，共做三遍。

一個風呼吸。

第三小節　按摩三焦

中丹田三開合。慢步行功同前。兩腳放平，鬆膝，兩手慢慢上升至肝脾區域（由病情決定掌心方向），用兩手內勞宮穴按摩，正反各九轉。三按三呼吸。三開合。

兩手慢慢上升到胸部，按摩，正反各九轉。三按三呼吸。兩手放下，中丹田三開合。

兩手沿帶脈轉向後至腎俞穴，用食、中、無名指三指按摩，正反各九轉，三個氣呼吸。兩手復原。

第四小節　踢腳、彎腰

兩腳平站，兩手內勞宮輕輕放帶脈（拇指向前）。鬆左腳，重心移右腳，左腳尖點地，提起（腳尖朝下），順勢踢出（要放鬆，要輕），收回，腳尖朝下，放平。如此共做三遍，一個風呼吸。

換右腳，全過程同左腳。

一個風呼吸。

中丹田三開合。

兩腳平放，鬆膝。兩手沿帶脈慢慢將內勞宮穴放腎俞。向前彎腰90°，腦袋下下垂，頸部放鬆。復原。一個風呼吸。如此共做三遍。

彎腰時先彎尾閭，體會沿脊椎一節一節向上鬆，起來時體會反方向一節一節向下鬆。

中丹田三開合。

第五小節　收功

中丹田三個氣呼吸，鬆靜站立 2～3 分鐘。

第二段　通任督脈强中下焦

一、二、五小節均與第一段同。

第三小節　按摩任脈中極穴位，督脈命門穴，　　　　　　　　長强穴

兩手慢慢降至中極穴，用劍指按摩，正反各九轉。三個氣呼吸。

兩手復原，中丹田三開合。

兩手慢慢提起，沿帶脈至命門穴，用劍指按摩，正反各九轉。三個氣呼吸。

兩手復原，中丹田三開合。

兩手慢慢沿帶脈至腰俞穴劃至長强穴，用劍指按摩，正反各九轉。三個氣呼吸。

兩手復原，中丹田三開合。

第四小節　提腳提肛

兩手內勞宮穴放帶脈（拇指向前）。鬆左腳，重心移右腳，左腳尖點地，提起，提至大腿與地面平行，與小腿成90°，腳尖下垂，放回地上。如此共做三遍。

一個風呼吸。

換腳，重複上述動作。

一個風呼吸。

中丹田三開合。

　　兩手內勞宮穴放帶脈（拇指向前）。鬆左腳，腳尖點地，向前跨一步，腳跟先落地，腳心、腳尖慢慢依次放平，重心前移，後腳跟提起。提肛 3、6、9 秒或 1～2 分鐘。

　　一個風呼吸。

　　換腳重複上述動作。

　　一個風呼吸。

　　中丹田三開合。

第三段　　升降開合陰陽調

　　第一、二、五小節均與第一段同。

第三小節　坐馬式提肛功

　　三開合。兩手中指相接，提掌至膻中穴（掌心的方向按病情定）。兩腳分開成馬步（坐馬式），慢慢往下蹲，提肛，收腹三次。慢慢站直，兩腳與肩同寬。

　　一個風呼吸。

　　中丹田三開合。

第四小節　升降開合鬆靜功

　　做三個不下蹲的升降開合。手下降時從下頦分開，從身體兩側向下導引（掌心方向隨病情定）。

　　主要以呼吸刺激每個臟腑、每個器官的神經末梢，通過呼吸反射而加強其生理功能。

　　功法中的意念活動分為三部分：1.初步選題；2.中步守中丹田；3.高步守會陰。

　　功時一年半至三年，逐步加深提高，達到「內氣」豐滿，能調動內氣向病灶進攻。在練功過程中，意念如達到集

中入靜，效果就漸漸加強。到最高程度即「內氣」運行全身，清陽上升，濁陰下降。促進氣的交換、血的交流，調整陰陽平衡，促進氣脈循環，改善組織細胞生理機能，保健、除病、益壽。

「龍調」通過三焦、氣化五臟、通六腑，強力的「內氣」達到人體全部內在機能的淺層和深層，人體組織的空間和交流迅速的通絡，達到蕩垢滌污，戰勝陰邪之作用。練功練到40分鐘以後，60～65分鐘時，可感到力量更大。

調攝功的功理及功效

疾病的發生，主要在於機體失調，陰陽失調。陰陽學說貫穿在中國醫學學術體系的各方面，用來說明人體的組織結構，生理功能、疾病的產生和發展規律。氣功治療致力於「調整」保平衡，消除疾病的發生和發展，促進氣脈循環。龍調功功能如下：

《素問》調經論：「夫邪之生地，或生於陰或生於陽。」第一段中的第二節，主要活動奇經八脈中的陰蹻、陽蹻二脈，陰蹻脈主一身左右之陰，陽蹻脈主一身左右之陽，陰陽蹻左右成對，兩蹻脈均在於腳跟。

此節主要是兩足跟的活動。「龍調功」共三段，每段的兩節都相同，即加強功的主題「調整陰陽」之故。

第一段第三小節主要是活動三焦的主體肺、脾、腎。人體水液的代謝必須保持相對的平衡，這種調節水液代謝平衡的功能活動，主要是肺、脾、腎、三焦及膀胱等臟器共同完成的。這一節主要按摩三焦。

　　第一段第四小節主要是活動足太陰脾經、足厥陰肝經、足少陰腎經。因此三臟從足起，爲調節經絡即活動二足及腰部。

　　第一段第五小節收功，初學者在此轉意念，選題的轉中丹田，意守中丹田或意守會陰的不必轉意念，但必須靜靜站立2～5分鐘，使內氣運行轉化歸原。

　　第二段第三小節是按摩，用三個手指按任脈、督脈的起點及命門穴。任脈行於胸腹的正中，能總任一身之陰經，故有「陰脈之海」之說。能治癒婦科病，男性的陰虧陽損。

　　督脈行於背之上中，總督一身之陽經，故稱爲「陽脈之海」。下出會陰，它有支脈絡腎及貫心，爲機體氣血運行的主要通路。

　　張介賓說：「命門爲元氣之根，爲水火之舍，五臟之陰氣，非此不能滋，五臟之陽氣，非此不能發。」命門的功能包括腎陰、腎陽兩個作用。「龍調功」的這一節按摩是選人體經脈的三大重點穴位。

　　第二段第四小節活動足太陰脾經、足厥陰肝經，提肛收腹，加強肝、脾、腎的功能。提是鬆筋，因每一經必有一筋，鬆筋加強氣血循環，經脈流通迅速，「內氣」產生的更豐富。提足、鬆筋、提肛、收腹更加強了膀胱經的功能。

　　膀胱經是由足經天柱穴到通天穴，下行通足少陰腎經。活動此經可解決許多由頭至足的疾病發生，可除重病。膀胱是主持人體水液代謝的器官之一，尤其是貯藏津液和排出小便。津液必須通過下焦陽氣的氣化作用。

　　《素問·蘭秘典論》：「膀胱者，州都之官，津液藏焉，氣化則能出矣。」在病理上，膀胱氣化不利，則小便不

利而癃閉；失去約束，又可出現尿多、小便失禁等症，容易積淤而形成瘤症。

第三段第三小節兩手相按的通天是指心包經的起點。心包又稱為心包經，是心臟的外圍組織，有保護心臟的作用，故邪氣犯心，常先侵犯心包。

古人論：「故諸邪之在於心者，皆在於之包絡。」「心為君之官」，不能受邪。有的則說心包代心受邪。通天指的活動是保護心臟。心主血脈，為人體血液運行的動力所在，又主神志、思維。

脈是血液運行的通道，血液運行於脈道之中，有賴於心和脈的互相合作，但起主導作用的是心。

《素問·痿論》：「心主身之血脈。」心主血脈的功能是由心氣的作用而實現的，只有心氣旺盛，才能使血液在脈道中沿著一定的方向運行不息。此節中指相接的式子在「龍調功」中有著重要的作用。

第三段第四小節的式子是「升、降、開、合」，如同中醫的「升、降、出、入」。它是人體氣化的基本形式。

升者升其清陽，降者降其濁陰，出者吐故，入者納新（氣功療法中的開合與中醫的出入意義相同）。

升降開合是機體進行新陳代謝、維持生命的基本過程，升則上輸於心肺，降則下歸於肝腎。而肝之升發，肺之肅降，心火下降，腎水上升，肺氣宣發，肺主呼氣，腎主納氣，是配合脾胃以完成升降運動的。否則清陽之氣不能敷佈全身，後天之精不能歸藏於腎。此節式子，在「龍調功」中，以調整陰陽最為重要。

收功（第五小節之後）時靜默站立幾分鐘，是穩定「龍

調功」全過程的意念活動，好氣化歸原。

　　每做完一大段功之後，以慢步行功一步至二步過場，接後一段是導引「內氣」運轉變化的，達到五臟六腑的經脈交流，陰陽調整的高度效果。

　　　　肝＿＿通＿＿膽

　　　　心＿＿通＿＿小腸

　　　　脾＿＿通＿＿胃

　　　　肺＿＿通＿＿大腸

　　　　腎＿＿通＿＿膀胱

第四章　複式鬆揉小棍功

按：「鬆小棍」是郭老師傳授的獨特而重要的練功項目。練「鬆小棍」能鬆腰，腰不鬆則氣不能沉丹田，不但影響練功水平進一步提高，而且還會出現練功偏差，延誤健康的恢復，由此可見練「鬆小棍」的重要了。

練「鬆小棍」還能活動全身經脈，特別是手部所屬三陰陽經，促使氣血周流，利於健康祛病，由於「鬆小棍」能鬆腰，所以能直接治療腰部疾病、腎病及下焦病。

預備功

右手握棍中段，兩臂鬆垂體側，兩腳平站分開同肩寬，雙膝微屈，全身放鬆，舌尖輕舔上腭，默念「健康」、選題或意守丹田，集中意念導引入靜。鬆靜後，雙手捂中丹田（右手握棍貼在左手外勞宮上），中丹田三呼吸（一呼一吸一平爲一次，呼吸應細長穩緩，以下呼吸法相同），中丹田三開合。

第一段

用手掌抵住小棍兩端（用力輕重以不掉下去爲限度）橫在中丹田的前方，手指自然伸張，不要抓住小棍，用掌心轉動小棍，轉動速度略快爲宜。注意放鬆手腕、肘、肩等部位。在全部練功過程中，除單手握棍外，小棍要不停地轉動，以按摩勞宮穴舒通血脈。

出左腳一步，腳尖先著地，接著腳跟著地（以下出腳著

地方法皆如此），身體向前，重心移至前腳，後腳跟虛起，略作停頓（即維持式子不動而轉動小棍片刻，以下停頓，皆如此），然後身體慢慢向下蹲。在下蹲過程中，重心移至後腳，使雙腳均著地，同時垂臂小棍降在膝蓋前轉動，鬆身直腰，後腳跟起，同時收臂，使小棍提升回中丹田前轉動，後腳跟著地，略作停頓。

　　以上動作為一次，重複四次。收右腳，平站轉棍，中丹田三呼吸。

　　出右腳，重複以上動作和呼吸。

第二段

　　接上式。出左腳一步，腳步先著地，接著腳跟著地，身體向前，重心移前腳，身體慢慢向下蹲。在下蹲的同時，雙手持棍在中丹田轉動，由原橫在中丹田轉動逐漸將棍轉為立式至腰旁，棍中間與帶脈平，上身和腰也隨著向左立棍，轉動片刻，再回中丹田橫棍轉動片刻，再抬身直腰，同時收臂，使小棍提升回中丹田轉動。後腳跟著地，前腳著地，前腳跟虛起片刻再著地，略作停頓。

　　以上動作為一次。重複四次。收後腳，平站轉棍，中丹田三呼吸。

　　出右腳，重複以上動作和呼吸。

第三段

　　接上式。出左腳一步，前腿弓步，後腿略彎，雙手持棍轉動，慢慢舉臂轉到「百會」。此時前腳跟逐漸虛起，而小棍從「百會」轉至後腦「啞門」時，前腳跟就逐漸著地，略作停頓片刻。再從「啞門」轉回「百會」時，前腳跟虛起，雙手轉小棍從「百會」往臉前轉下至「膻中」時，前腳跟著

地，再降轉到「中丹田」，後腳跟虛起，然後再著地，略作停頓。以上動作為一次，重複四次。收後腳，平站轉棍，中丹田三呼吸。

第四段

接上式。出左腳一步，腳尖先著地，接著腳跟著地，身體向前，重心移至前腳，後腳跟虛起，上身和腰隨著較大幅度向左側轉動，手持小棍在「中丹田」轉動，慢慢隨著腰轉動上至「腦中」穴，由橫式轉變為立式轉，轉至左側肩上方，右手與「上丹田」齊，轉片刻，轉回至「膻中」，變橫式，下至「中丹田」，雙腳跟著地。再往右側方向轉，動作與上同。收後腳，平站轉棍，中丹田三呼吸。

出右腳，重複以上動作和呼吸。

第五段

接上式。出左腳一步，腳尖先著地，接著腳跟著地，雙手持棍在「中丹田」轉動，隨著彎腰轉至腳面。轉片刻，兩腿平均用力，即抬身直腰，垂臂轉棍升回「中丹田」，前腳跟虛起，隨即又著地，略作停頓，兩腿平均用力。以上動作為一次，重複四次。收後腳，平站轉棍，中丹田三呼吸。

出右腳，重複以上動作和呼吸。

第六段

接上式。雙腳平站，雙手持棍在「中丹田」轉動，轉動片刻，雙手持棍逐漸上升至「百會」。隨著上身向左側彎腰，頭頂「百會」亦偏向左側，雙手持棍轉動，右腳跟離地，轉片刻，轉回「百會」頂上。又往右側方向轉，動作與左側相同，轉回「百會」頂上，略作停頓，即轉降「中丹田」。以上動作為一次，重複四次。中丹田三呼吸。

第七段

接上式。出左腳，外側橫在右腳尖旁（雙腿形成交叉，雙腳成丁字步，左腳尖向左），雙手持棍從「中丹田」轉動，隨著彎腰轉至腳尖。轉片刻，兩腿平均用力，再鬆身直腰，同時收臂，小棍提升回「中丹田」，略作停頓。

以上動作為一次，重複四次。上後腳，前腳不動，轉棍。重複四次，中丹田三呼吸。

出右腳，重複以上動作和呼吸。

第八段

接上式。兩腳平站，與肩同寬，右手持小棍中段，雙手分別從身體兩側慢慢升至與肩平，翻掌掌心向上（拿小棍的手則從橫式改為立式），升至「百會」，小棍輕點左手「勞宮」穴（正對「百會」）四下，再降回與肩平，轉掌下降至身體兩側，略站片刻。

以上動作為一次，重複四次。雙手持棍轉動，中丹田三呼吸，不做丹田三開合。

兩腳平站，與肩同寬，左手持棍，右手「勞宮」貼在左手外：「勞宮」上，慢慢從「中丹田」上升至「上丹田」，再往兩側平開，翻掌（掌心朝上），逐漸升合至「百會」頂上。左手持棍，點右手「勞宮」四下，再下降與肩平，雙手朝下降至身體兩側，收右腳半步，略站片刻。以後三次動作與右手持棍動作相同。雙手轉棍，中丹田三呼吸。然後右手持棍中段，做丹田一開合，再中丹田三呼吸。鬆靜站立片刻，收半步收功。

收功開始，點「勞宮」，轉意念，意念轉丹田，手點「勞宮」，內部氣也走回去。

第五章　三鬆功

第一段

第一小節

1.預備功（同自然行功）。

2.雙手聚到中丹田，根據指標，沿任脈上升，到膻中穴變成指尖朝上，經印堂穴、天庭穴過百會穴，雙手變成手背相對，開與肩同寬，然後合成手心相對，雙手腕和腰部放鬆，雙手隨腰向左側彎屈，右腳跟虛起，腳尖點地（有功底的腳跟可以不抬起）。

回到正面不停，再向右側彎屈。一左一右算一次，共做三次（關鍵是鬆腰、鬆胯、鬆腕）。回到面向前，兩手從陽經下，回到中丹田，做三個開合。

第二小節

1.左手內勞宮放在中丹田，右手沿任脈升到百會穴（腦瘤只升到膻中穴，不放在百會穴），右手內勞宮放在百會穴，左手內勞宮放在中丹田（手勢按指標，如低指標的，可手心向上）。

2.向左轉腰、轉頭，右腳跟虛起（有功底的可以不起腳跟），回到正前方後再向右轉腰、轉頭，左腳跟虛起（有功底的可以不起腳跟）。一左一右為一次，共做三次。右手從

陽經下，回到中丹田，內勞宮放在左手外勞宮上。

3.接上勢。改用左手升至百會穴，右手內勞宮放中丹田，先向右轉腰、轉頭，左腳跟虛起（有功底的可以不抬腳跟），回到正前方後再向左轉腰、轉頭。一右一左為一次，共做三次。左手從陽經下，回到中丹田，做三個開合。

第二段

第一小節

1.點出左腳（女的點出右腳），調整後腳，使兩腳成斜丁字腳。雙手按指標，沿帶脈、外勞宮重疊放腰俞穴（男的左手在下，女的右手在下），然後坐胯鬆腰，左腳跟著地，腳尖翹起，癌症可用風呼吸法，類似定步功，吸吸（一拍）呼時（一拍），前腳放平，成前弓步，後腳跟抬起，向右後轉腰、轉頭，默念3或6或9個數字。這時左肘尖與左鶴頂穴相對，自然呼吸時回到面前方。

以上為一次，共做六次。收後腳，兩腳平站，做三個中丹田開合。

2.接上式。再點出右腳（女的換出左腳），同樣做六次，只是方向相反。收後腳，做三個中丹田開合。

第二小節

雙手從中丹田分開，外勞宮放帶脈（指尖朝後），然後鬆左腳，重心移到右腳，左腿抬起，變腳尖朝下，再向前踢出去（不著地），馬上收回，用左腳拇趾尖點在右腿承山穴，之後左腳放回原地。共點踢三次。再出右腳同樣點踢三次，雙手回到中丹田前，做三個開合。

第三段

第一小節

點出左腳（女的點出右腳），然後調整成斜丁字腳，雙手按指標升至膻中穴，中指相接，兩手在膻中穴分開，左手伸向前，手心朝下，右手伸向後，也手心朝下，前手略低於後手，像仙鶴展翅。這時成左弓步，頭和身體也隨左手腰向前傾，面向右後側。雙手回到膻中穴稍停，上體恢復正直，像仙鶴展翅，做法同前。連做三次。

收後腳，兩腳平站，換出右腳（女的換出左腳），與上法相同，只是方向相反。收後腳，兩腳平站，雙手按指標降到中丹田，做三個開合。

第二小節

雙手按指標沿任脈上升，到膻中穴變成指尖向上，經印堂穴、天庭穴到百會穴，左手內勞宮放在百會穴上，右手內勞宮放在左手外勞宮上（女的相反，右手在下，左手在上）。左手由百會穴向左側伸出，高血壓手心朝下，然後將手掌翻成手心朝上，再翻成手心朝下。

把左手收回百會穴，放在右手外勞宮上。再伸出右手，做法與左手相同，只是方向相反，一左一右爲一次（女的是一右一左）。共做三次。

低指標的，先手心朝上，然後將手掌翻成手心朝下，再翻成手心朝上。其他與高血壓的做法相同，也共做三次。

雙手從百會穴循陽經下經帶脈回到中丹田。

收功同自然行功。

幾點說明：

1.三鬆功屬中級功的鬆腰功。練時閉著眼睛。每節都要全身放鬆，尤其要鬆腰、鬆胯、鬆膝。

2.癌症患者做此功時，注意兩手遠離病灶。例如，腦瘤患者雙手不到百會穴，只到膻中穴即可。

3.出腳和出手的順序均是男的先左，女的先右。

4.三鬆要訣：

第一段：

　　　第一節：高舉雙手，左右搖擺。

　　　第二節：丹田、百會，左右轉腰。

第二段：

　　　第一節：手放腰俞，斜後望天。

　　　第二節：手頂兩側，提、踢、收、點。

第三段：

　　　第一節：斜飛後視，膻中抱球。

　　　第二節：馬步按頂，左右伸掌。

第六章　四鬆功

一、預備功

　　與自然行功同。本功中凡中丹田三開合都要配合呼吸，開時呼，合時吸。開合後接做四或八個轉方向的升降開合。

二、正功

1.定步式

　　以先出左腳爲例（也可按病情出腳）。鬆左腳，移重心，點左腳出左腳，腳跟落地，腳掌豎起，鬆腰坐胯同時配合吸吸，左腳落平時呼。同時重心移到前腳，向右轉腰轉頭。轉時右腳跟虛起，腳尖點地，後腳落平，雙手導引，以自然呼吸轉回正前方爲平。如此連做九次。收後腳，重心在兩腳間做一個中丹田開合。再換出右腳，同樣方法做九次，收後腳，三開合。

　　接上式：同以上方式出左腳，落平左腳調整後腳，重心移至後腳，鬆腰坐胯，似坐非坐，前腳放鬆，腳跟提起，腳尖輕輕點地兩下，配合吸吸，隨後雙手向右導引重心前移同時轉腰（轉頭）呼。後腳跟提起，腳尖點地，再落後腳，以自然呼吸轉回正前方爲一次。連做九次，一個開合。換右腳同樣方式做九次，收後腳，做三個中丹田開合。

2.前後哈腰、塌腰式

　　①哈腰：接上式。兩腳平站，比肩略寬，鬆腰鬆胯，雙手從身體正前方鬆降下去，以腰帶膝向前哈腰，輕輕地、慢

慢地向下哈腰，雙肩、雙臂、手腕都要放鬆（兩腿不可彎屈）。百會基本朝天，不低頭，雙手降到兩腳尖平時向左轉，左手從腳尖外側轉到腳後跟點一下，右手同時轉到左腳尖，點一下腳尖。點後雙手同時轉到正前方點兩腳尖，再向右轉，同樣以左、右手分別點右腳尖、腳跟。再回到正前方點兩腳尖，接著再向左轉、點，再回正前方。

這樣兩左一右為一個方向，再輕輕慢慢站起來，做一個中丹田開合，換右腳同樣方法做兩右一左哈腰。轉回正前方站起，平氣。中丹田三個開合（升降時的快慢可根據指標）。

②**塌腰：**接上式。雙手沿帶脈外勞宮穴貼在腎愈穴上（腰、胯、腳、腕都放鬆）。以左腳跟為軸向左轉90°，以右腳尖為軸向左轉90°，前腳放鬆，面向左，向後塌腰片刻（塌腰時收腹，百會朝天）。

塌腰後慢慢恢復正常回到正前方。再向右轉，面向右，向左塌腰片刻。再轉回正前方，再轉向左方做，如此兩左一右塌腰為一個方向，中丹田一個開合，再換腳做兩右一左的塌腰動作。中丹田三個開合。

3. 導引陰陽二蹺

接上式。先出左腳，腳掌放平，雙手在中丹田前，左手內勞宮貼在右手外勞宮穴上，兩手中指重疊。雙手沿帶脈左移，移至體左外側，順陽經下滑至陽蹺，再向前到腳尖，接向內側到照海穴至陰蹺穴，再從體內側陰經上升，邊升邊以腰帶胯上升至腿根，身體恢復正常上後腳平立，做一個中丹田開合。

換手、換腳做另一側導引陰陽二蹺動作。待左右兩側做

完後，收後腳平立，在正前方做中丹田三個開合。

4.打鑼式

接上式。先出左腳，鬆腰坐胯，重心移在右腳，左手由左胯旁上舉到太陽穴外約10公分處。手指向上，自然放鬆（有心臟病者中指與拇指相接）。右手抬至與膻中穴平，左移，內勞宮穴對準左肘做不接觸的兩次打鑼式的動作。同時左腳尖兩次點地，配合吸吸、呼時，兩手從膻中穴下降至中丹田，內勞宮相對，再向前畫圓形，同時左腳落平。雙手回時自然呼吸，此為一次。

連做九次，做一個中丹田開合。換腳換手，做法相同，連做九次。三個中丹田開合。

三、收功

兩腳平站，略寬於肩。右手沿帶脈外勞宮貼腎俞穴上，左手從左胯旁移至中丹田，手心朝向身體，做一吸。再沿任脈上升到膻中穴再一次吸。繼續上升到印堂穴，翻手呼，至百會穴（呼慢）。

外勞宮對準百會穴，手心向上（高指標手只到印堂穴，手心向下；低指標手心向上，手到百會穴，平一會兒，手心向上）。手從百會穴沿陽經下降，邊降邊畫半圓，向左轉腰轉胯，兩腿同時下蹲至平，沿大腿左側至膝蓋外，鬆腰鬆胯，以腰帶胯升起，恢復鬆靜站立為一次。

連做九次，做一個中丹田開合。換右腳同樣做九次，三開合，三個氣呼吸。

第七章　　新氣功八段錦

　　八段錦，是由八節動作編成的一套有防治疾病、保健強身作用的動功鍛鍊方法。

　　此功動靜相兼、舒適自然，有利於練鬆腰、練沉氣、練意念下去；能加強心肺功能，疏通全身經絡，促進氣血循環。因此，人們如對待絲織品中的「錦」那樣喜愛它，稱為八段錦。

　　新氣功八段錦是郭林新氣功的中級功，要求在練初級功有一定基礎，過了「鬆靜關」後，練功時意守丹田。如果沒有過好「鬆靜關」，則千萬勿意守丹田，以免引起不適，出問題。

　　還要注意，要先學式子，式子熟了，才能意守丹田，不能急於求成。

　　預備功：

　　鬆靜站立。10項要求用自然行功。全身心放鬆，意念開始從百會穴、喉頭或膻中穴聚到丹田。高血壓的或初學者從膻中穴聚到丹田。

　　中丹田三呼吸。呼氣時，鬆腰、屈膝下蹲，意念跟著下去，意下、氣下，沉氣要自然。

　　中丹田三開合。

第一段　膻中升降理三焦

第一小節　膻中點穴三蹲九呼吸
1.膻中點穴三按三呼吸

接預備功的三開合「合式」。兩手在中丹田前，手心向裡，兩手中指指尖輕輕相接，緩緩翻向上（高血壓的不翻手，手心仍向裡），這樣意念易穩於中丹田，若手翻快了，意念就跑了。兩手沿任脈緩緩升至膻中穴，慢慢轉手腕，中指肚點膻中穴，大指放氣戶穴，做三按三呼吸（點穴鬆腰，配口呼鼻吸的氣呼吸，以下均同此）。

2.三蹲九呼吸

接上式。兩手手心翻向下，中指指尖仍相接，手要平，腕要鬆，保持上身虛，下身實，兩腳平擺，要鬆著蹲下去，不要彎腰，也不前傾。兩手也隨之下降，速度與鬆腰、身體下蹲的速度相一致。最後蹲至大腿面平（注意：兩膝勿過腳尖）。年老體弱的能蹲多少算多少。稍蹲片刻，兩手手心緩緩翻向上，雙腿緩緩站起，兩手也升至膻中穴前，再把手心翻向下（手不下降），做三呼吸。此爲一輪。共做三輪，三蹲九呼吸。然後，雙手下降到中丹田，做中丹田三開合。

丹田三呼吸及三蹲九呼吸均配合腹式呼吸。如出現不適，則暫勿配腹式呼吸。

兩手不論上升或下降，均中指指尖相接，手平、腕鬆（高血壓患者除外，手心仍向裡）。

第二小節　正面不下蹲的升降開合

接上式。有病按病情，無病按男左女右決定出腳順序。

以先出左腳爲例：重心移至右腳，鬆左腳，以左腳尖在右腳內側中間旁開10公分外輕輕點地，然後向左前方邁出一步，腳跟先著地，腳尖翹起（要注意，膝蓋千萬不能繃直，又不能彎，是鬆的。以下凡出腳均仿此）。左腳掌落平後，做一個不下蹲的升降開合。收後腳，做一個中丹田開合。接著換出右腳，同法做一個不下蹲的升降開合。第二個升降開合後，收後腳，做中丹田三開合。

第二段　疏通任脈膻中調

第一小節　膻中點穴三蹲九呼吸（同第一段）
第二小節　左、右轉身膻中三呼吸

接上式。按男先左後右，女先右後左順序轉身。以先向左轉身爲例：身體重心移至右腳，鬆左腳，以左腳跟爲軸，左腳尖向左轉90°角，身體也隨之左轉。重心移至左腳，鬆提右腳，亦向左轉，右腳落在左腳後相距一腳處，此時身體正面已轉了90°（以後凡左轉身、右轉身均仿此）。

雙手在中丹田慢慢翻手，手心向上，沿任脈緩緩上升到膻中，再翻手心向下，移重心往後，鬆前腳，腳尖點地，雙手中指指尖相接，平著下降，身體後仰（如升降開合的降式），雙手降至中丹田。在中丹田慢慢翻手，手心向上，重心前移，當雙手升至膻中穴前，重心移至前腳，後腳鬆，腳跟離地（如升降開合的升式）。

然後，身體重心平分前後腳，雙手手心慢慢翻向下，做膻中三呼吸。稍停，重心移至左腳，右腳以腳尖爲軸，轉回向前。然後，重心移至右腳，鬆提左腳，轉回向前，使兩腳

保持鬆靜站立姿勢（以後凡轉回向前，均仿此）。接著向右轉身，如法做雙手先降、後升，膻中三呼吸，再轉回向前，兩腳平站。

第三小節　上前一步膻中三呼吸

參照上式，按男左女右順序出腳。出腳後如法做雙手先降、後升、膻中三呼吸。收後腳，雙手下降至中丹田，做中丹田三開合。

第三段　導引陰陽雙垂手

第一小節　膻中點穴三蹲九呼吸（同第一段）

第二小節　左、右側下蹲起立

接上式。兩手在中丹田前變換手式，改爲兩手外勞宮相對，指尖向下，由中丹田升至膻中穴前，再移至身體一側（按男先左後右，女先右後左，有特殊病情的依病情）。以移至左側爲例：兩腿下蹲，雙手隨之下降於左大腿外側，再繞過左膝達兩膝之間，然後隨著身體起立而上升至膻中穴前，恢復中指相接，做膻中三呼吸，稍停。參照上式，將雙手外勞宮相對，指尖向下，移至身體右側，做下蹲、移中、起立並上升等動作。最後，做膻中三呼吸。

第三小節　左、右轉身兩側下蹲起立

接上式。按男先左後右、女先右後左順序轉身。以左轉身爲例：左轉身參照第二段第二小節左腳在前，右腳在後，轉過身後，雙手在膻中穴前變換手式，由兩中指相接，變爲雙手外勞宮相對，指尖向下，由膻中穴前移至身體左側。兩腿鬆著下蹲，雙手隨體下降至左大腿外側，再繞過左膝移至

兩膝間，隨起立升回膻中穴前，做膻中三呼吸。

轉回向前，再右轉身，如法做右側下蹲、移中、起立及膻中三呼吸。

最後，轉回向前，雙手由膻中下降至中丹田，做中丹田三開合。

第四段　接通任督過三關

第一小節　膻中點穴三蹲九呼吸（同第一段）
第二小節　點印堂後膻中三呼吸

接上式。兩腳平站，雙手手心緩緩翻向上循任脈緩緩上升，到鼻尖前改為劍指（雙手食指、中指伸直相接；其餘手指收攏，大拇指壓在無名指上面）。以兩手中指輕點印堂穴，並注意鬆腰、鬆胯、鬆膝，默念數字從 1 到 3 、 6 到 9 。然後鬆開手指，恢復兩中指相接式，兩腳平站，雙手下降至膻中，做膻中三呼吸。

第三小節　雙手升百會至啞門穴

接上式。按男先左後右，女先右後左順序出腳。以先出左腳為例：重心移至右腳，出左腳，向前邁出一步，腳跟先著地，腳掌落平後，雙手由膻中經印堂穴上升至百會穴。升至百會穴處，兩手中指仍相接，但不要貼緊百會穴，順勢雙手變為手心向裡，再降到啞門穴（後髮際正中向上半寸處）。同時身體後仰，重心在後腳，前腳虛，前腳跟虛起，腳尖點地，稍停。

雙手由啞門穴上升返回百會穴，然後雙手順勢下降經印堂穴至膻中穴，身體重心移至前腳，收後腳，兩腳平站。再

換出另一腳，如法做雙手由膻中經印堂升百會至啞門，再由啞門回到百會、經印堂至膻中的動作，收後腳，回復到兩腳平站。做膻中三呼吸，隨後雙手下降到中丹田，做中丹田三開合。

第五段　點按印堂雙提腿

第一小節　膻中點穴三蹲九呼吸（同第一段）
第二小節　陰陽手拇指點印堂

接上式。雙手中指相接，緩緩上升至印堂穴前。依男左女右或按病情決定哪隻手拇指點印堂。以男性先左拇指點印堂為例：雙手升至印堂穴後，以兩手中指為軸，右手手心向外轉動成斜向上，左手手心向內轉動成斜向下，雙手向右移動，用左手大拇指指端輕點印堂穴。然後重心移至左腳、鬆腰、沉氣，虛右腳，提起右腳，右腳尖先點在左腳中間內側約10公分處，再將右腳提起，面向正前，腳尖向下，大腿面平，與小腿成90°角，腿要鬆，膝向前，氣才能順，腿鬆，腳尖向下，氣就下去了，稍停。

右腳落地，兩腳平站；同時左手拇指離開印堂穴，雙手以中指為軸轉回掌心方向一致，但中指仍相接，下降到膻中，稍停。再接著上升做右手拇指點印堂及提腿站立，做法同上，但左右相反。最後做膻中三呼吸。

第三小節　左、右轉身陰陽手拇指點印堂

接上式。按男先左後右、女先右後左順序轉身。以先向左轉身為例：身體向左轉身後按以上二的方法做陰陽手左手拇指點印堂穴，提右腿，復原後再轉回向前，再向右轉身，

做陰陽手右手拇指點印堂穴，提左腿。復原。

最後轉回向前，做膻中三呼吸，再將雙手下降到中丹田，做中丹田三開合。

第六段　帶脈點穴陰陽手

第一小節　膻中點穴三蹲九呼吸（同第一段）

第二小節　雙手下垂

接上式。雙手外勞宮相對，指尖向下。雙腿緩緩下蹲，保持上身鬆靜正直，鬆腰、鬆胯、鬆膝，膝不能繃著；兩手隨之下降至兩膝間，手心與膝平。稍停後緩緩站起，雙手也隨之升回膻中，改爲兩手中指相接，做膻中三呼吸。

第三小節　左、右轉身帶脈前陰陽手

接上式。按男先左後右、女先右後左順序轉身。雙手先由膻中下降到中丹田，邊降邊改爲陰陽手（兩中指指尖相接，右掌心向上，左掌心向下）；然後雙手移至左側帶脈的前方，左手拇指點在帶脈穴處。重心移至左腳，向左轉腰，要大轉腰，右腳跟虛起，稍停。

轉回向前，雙手還原，中指相接，從中丹田沿任脈上升至膻中。接著雙手邊下降邊改爲陰陽手（左掌心向上，右掌心向下）；然後雙手移至右側帶脈前，右手拇指點在右側帶脈穴處，然後身體重心移至右腳，向右轉腰，左腳跟虛起，轉身幅度要儘可能大，稍停。

轉回向前，雙手還原，中指相接，升至膻中做三呼吸。最後雙手降至中丹田，做中丹田三開合。

第七段　前後左右轉腰俞

第一小節　膻中點穴三蹲九呼吸（同第一段）
第二小節　前、後傾

接上式。兩手轉成手背相對，沿帶脈向兩側分開，外勞宮分別放在兩側帶脈穴。按男左女右或病情出腳。以先出左腳爲例：重心移至右腳，左腳向前邁一步，再將重心平分前後腳。然後上身緩緩後仰，重心移於後腳，前腳虛，腳跟虛起，足尖點地，稍停。恢復爲重心平分前後腳。然後上體前傾，重心移至前腳，屈前膝，後腳跟虛起，稍停。

身體復原，收後腳，兩腳平站。再按上法出右腳做前後傾動作，方法相同，左右相反。最後兩手外勞宮貼於兩側帶脈穴做三呼吸。

第三小節　左、右側彎

接上式。按男先左後右，女先右後左順序。以先左側彎爲例：雙手由帶脈移至中丹田，兩手中指相接，升至膻中，重心移至左腳，右腳虛，往左側彎腰，右腳跟虛起，稍停後復原。然後再按上法做右側彎腰，稍停後復原。做膻中三呼吸，雙手再下降到中丹田，做中丹田三開合。

第八段　導引帶脈通任督

第一小節　膻中點穴三蹲九呼吸（同第一段）
第二小節　導引任督二脈

接上式。雙手由中丹田升至百會穴，繼續緩緩向下達於

啞門穴，稍停。雙手分別沿頸側順勢下降，下降時手心向上，五指斜向裡，順陽經下降至兩胯旁，然後向中丹田前收攏。再分經帶脈到背後，雙手內勞宮重疊（男子左手在下，女子右手在下）於命門穴，稍停。雙手手指尖向下，沿督脈畫至長強穴（尾骨端），稍停。用中指點按長強穴，做三按三呼吸，按時呼，抬起時吸。雙手再由長強穴至命門穴分開，沿帶脈返回中丹田，做中丹田三開合。

第三小節　搖擺天柱

接上式。雙手中指相接升至膻中，稍停。按男先左後右、女先右後左或按病情出腳。以先出左腳爲例：出腳後將重心平分前後腳，全身放鬆，頭緩緩向右轉，內視視線與肩平行，稍停。頭復原，收後腳，改爲上右腳，頭向左轉（做法同上）。上後腳，兩腳平站，做膻中三呼吸。雙手降至中丹田，做中丹田三開合。如果意念已在中丹田，接著做中丹田三呼吸，收功。

練功注意事項：

1.乳腺癌患者不做膻中點穴三按三呼吸，可雙手改點中或下腕。做三蹲九呼吸時，雙手要遠離膻中穴。

2.意守丹田，仍要遵循意念活動十二字訣：「一聚一散，似守非守，若有若無」及三不原則：「不盯、不抓、不追」，意念若盯丹田，就會產生憋氣、胸悶等不適。

3.心要靜，如有雜念，意和氣都下不去。

4.高血壓患者和初學者，意念從膻中聚到丹田比從百會、喉頭進去的路線較近，比較容易些，但不要從丹田外面進去。

> 高級功

第八章　高級功、靜功

　　按：郭林新氣功的內容十分豐富，包括初級功、中級功、高級功。功法又有靜功、動功、動靜相兼之分。郭林老師生前為了治病救人，大面積普及行動，但是為了提高練功水平，郭林老師曾在有一定功底的一些輔導員中進行過靜功傳授。郭林老師說，練靜功，是以意念活動來掛帥的，用意念活動才能練靜功。假如沒有安靜的頭腦，受到七情干擾，不能鬆靜，這個靜機的門戶開不了，氣機也就不能開。

　　但氣的運行，要靠氣機開動，才能使它達到五臟六腑。所以馬馬虎虎的入靜還不成，還要深深的入靜。才能提高練功的功效。這裡根據一些輔導員的筆記整理，再現郭林老師靜功教學記實。

第一節　郭林老師講靜功

　　1983年3月8日郭林老師在植物研究所小禮堂開辦了一期靜功學習班。

靜功學習班公約

一、尊敬老師，愛護學生；

　　二、真教真學，貫徹始終；

　　三、按時聽講，有事請假；

　　四、虛心學功，認真實踐；

　　五、新老同學，團結互助；

　　六、樹立三心，堅定不移。

郭老師：

　　今天講靜功。新氣功療法練到一定程度，就要練靜功。這一班靜功班，時間是三年，也是最後一班靜功班。功目三個：**第一個站功**，學習時間是一年，學完了作總結。總結沒有什麼大錯誤可以去教他人了，對自己有保證，對幫助別人也有保證。**第二個坐功**，也是一年，同樣作總結。合格的發一張證書，以後才能去教功。教功是不能馬馬虎虎去教的，教功是要負責的。**第三個臥功**。靜功總共三年，你們可以學一個功，也可以學兩個功，可以退學，但人數不能增加了，否則我的負擔太重。要教好，查好，要對學員負責。

　　在我的計劃當中，靜功這一課相當重要，我希望大家聽好課，看到最後能留下幾個，我希望都能留下。靜功功法要比行功深了一步，我們有了行功功底，學靜功就比較容易。好好聽，好好學，慢慢的咀嚼，這樣才能很好地消化。

第一課　深入靜機

　　這個題目只有四個字，頭兩個字是動詞，後兩個字是名詞，是相關的名詞。「靜機」與「氣機」是密切相關的。「氣機」在練氣功中是個很重點的問題，為什麼又有個「靜機」呢？「靜機」可不是動靜相兼的，行功則是動靜相兼的。但我們練靜功離不開行功，拋開行功單獨去練站功、坐

功或臥功，是不會得到成果的。我們今天講的站功，是意念活動掛帥的，不是簡單地靠勢子站好了就行的。它首先要搞好意念活動。

不管哪一派氣功，意念活動都是很重要的。假如我們練靜功，這個靜機的門戶不開，就與「氣機」無關，就練不出氣來。我們沒有安靜的頭腦，即使你站在那兒，你的頭腦受到七情干擾，你就不能鬆靜，你的「靜機」不開，你的「氣機」就不能開，氣就不能運行。只有氣的運行，才能使它達到五臟六腑。馬馬虎虎的入靜還不行，還要深深的入靜。

我們的新氣功療法與舊氣功在功法上是有所不同的。舊氣功是三關共渡，新氣功是三關分渡。我們的行功是經過改革了的。我們的靜功同樣也改革了，也是要三關分渡。大家知道我用新氣功療法來治療癌症，不是意念掛帥的，首先用的呼吸導引，因爲它的效果也大，也快，還不出偏。靜功就不是用風呼吸法去導引，我們第一個就要用意念導引，如果意念導引搞不好，就無法入門。

站功的用法，應該以意守爲主，但是鬆靜達不到，這個意守是沒有辦法的。不論是守丹田抑或守身上某一部位，都是守不住的。目前其他流派，都是鬆靜、意守、呼吸三關共渡的。新氣功的站功，我還是主張三關分渡。

爲了平穩，我們要分兩個階段，每個階段三個月，也就將近半年左右時間。到了第三個階段，我們就可以守丹田或你需要守的身上的某個部位。意守進行三個月。在這三個月中，我要勤查你們的功法，是否意守得住。我們也要先採用三題的辦法（選題、守題、放題），千萬別狂妄，要踏踏實實去練，不要以爲自己有功夫了，要守什麼就守什麼，出了

事，還得找我，耽誤了時間。

「氣入身來為之生」，「神離之形為之死」，「知神氣而長生」。我們練的氣要充盈全身，氣足神自然旺盛。「知神氣」這個「知」字，是「掌握」的意思，我們怎麼來掌握我們的神和氣？你們一到了公園，先找人聊天，聊天耗氣太多了。我們要知道怎麼來養這個氣，壽命才能長。你們都是輔導員，練功已經多年了，應該知道怎麼去練好功。要弄清神與氣的關係。神與心的關係很大，神為心管。心不平靜，神如何得安穩？心不靜內氣是不會產生的，要使內氣產生得豐富，主要看靜機能否開動，心不平靜，靜機不開。

我們身上的氣機有個「總機」，每個臟腑有一個「分機」。氣的機器在我們身上，你是個工程師。應該了解氣的奧妙，我們應該有點這方面的知識。我們也應該有本事掌握我們人體這個大機器。我們要對人類的健康作出貢獻，我們這個「工程師」的責任多麼重大！

練站功的關鍵是入靜，否則10分鐘也站不了。要懂得入靜的重要性，學會在生活中排除雜念，控制七情干擾。七情干擾是破壞靜機的大敵。這是相當難的，難也要學，越難的東西學出來才有意義，成績出來的才高。

我們要衝破難關，一步一步向上走，在座的都比我年輕得多，要去迎接困難，衝破難關。

第二課　善修靜果

知道了神與氣的關係，怎麼去修出好的果子呢？我們講的善修靜果，怎麼修呢？修要從兩方面去修：第一從生活方面修；第二從精神上去修。善修靜果說的善修，就是要從善

上面去修。思想、意識、感情、思維，這都與善惡有關係。善是一點一點做出來的，用今天的話說就是精神文明。水滴穿石，非一日之功。我們練功也靠磨練。我一直到現在也認為練功「真苦」呀，犧牲了多少享受。

安靜也不會一下子就出的，這就要磨練，不要幻想。我打一個比喻，魚在水中游泳，多麼悠閒自在。靜修就是使我們的心情常處於平靜之中，在這種精神狀態下練功，會覺得如在空氣中游泳，身子輕飄飄的，是何等的快樂，要達到這種境界，可不是幾天修成的。

我們在生活上，要做好事，對別人有利，對自己也害處不大，自己損失一點，這種事可以做；對他人有害，對自己有利，這種事絕對不能做，做了就是不善。生活上遇到的問題，最大的就是名利，名利慾一起來，什麼後果都不顧，怎麼去談善修呢？

所謂行善不光是佛家、道家才是為了行善的，我們每一個人都要行善。為什麼，要去作惡，為什麼要去搞陰謀詭計。作壞事當然要影響我們入靜。我們怎麼樣來保持我們平靜的心情去練功，要在日常生活中去修煉自己。

在精神上我們怎麼樣去善修？過去有一句說：「恬淡虛無，真氣從之，精神內守，病從何來？」這幾句話是比較容易理解的。是說我們在名利上不要刻意追求，在物質上不要有奢望，所謂看得開，這些問題要看得很平淡，做到真正的恬淡虛無。然而說起來容易，做到是非常難的。

心為君之主，精神是屬心管的，平靜是心靈中產生出來的。假如心靈總是亂糟糟的，雜念多，真氣出不來。我們練功人所說的「真氣」，包括先天之氣、後天之氣和大自然之

氣。先天之氣是從娘胎裡帶來的，後天之氣是從食物的營養中得到的，它和大自然之氣一樣是我們生存所不可缺少的。這三種氣匯在一起就是眞氣。

「恬淡虛無，眞氣從之」，是說我們的頭腦很平靜，眞氣就能很好地在體內運行。普通人的眞氣和我們練出來的眞氣是不一樣的。精神內守，就是修養。我們閉著眼睛練功，氣脈在身上運行，入靜越高，運氣越自然，練到一定程度，氣走的路線是有規律的，靜機入得深，氣機自然打開，氣機一打開，氣就會在身體裡面四面八方運行。

華佗講：「氣血流動，百病不生。」氣血與外邊的空氣流動，吸的是氧氣，呼的是二氧化碳。氣行血行，氣停血止，入靜以後，身體是柔的，血液自然流通。當你進入氣功最高境界時，手腳都不知哪兒去了，身子輕輕飄飄，像在空氣中游泳，你會感到無限愉悅。

第三課　郭林老師講站功

今天講站功功法。靜功功法是經過改革過的，我自己也練了十三年了，平穩過來了。要領是入靜之前，先來個三呼吸、三開合，然後默念數字約一分鐘。默念完了「上題」。題不是當時選的，要在練功之前，按照自己的病情選好。眼睛輕輕閉上，身體輕輕下沉，腰胯放鬆，腳趾抓地，腳後跟放平，站好後鬆膝。

過去學靜功是不上題的。我們的靜功要上題，思想在題上，兩手抱丹田，而不守丹田。肩沉下來，手放鬆，肘放鬆，手腕也放鬆。還要記住三個原則：不盯、不追、不抓。題不要死守，仍是似守非守，若有若無，一聚一散。想它的

時候是聚，想它又不像想它，不想它的時候就是散。這樣雜念就不會來，但聚的時間不能太久，時間長了會頭痛，不舒服。

我們的第一個目的是要達到不出偏，我們以不出偏為主，慢慢再來提高。題跑了不要去追，有意識地聚，無意識地散，這在站功中是很重要的。將來守丹田也要一聚一散，這樣會更穩。

要注意含胸拔背，但不要提肛。抱丹田，癌症病人不要把手靠身體太近，一般的病人離近點不要緊。今天站15分鐘，鈴聲一響，做三個開合，上丹田開合，中丹田開合和下丹田開合，再慢慢睜開眼睛。

注意：有高血壓的人不要在上丹田開合，要在膻中開合，低血壓的要在上丹田開合，慢慢引血壓上升。下丹田開合，先出一隻腳（男左女右）下蹲，在下丹田處開合。

站樁勢子很簡單，什麼時候都可以練，地點不限，在家中也可以練。但站樁解決不了癌症的問題，控制癌生長還要早晨在外面練行功吸氧。

站功15分鐘，老師的指導意見：

1.**百會朝天**，像掛了一根線似的，脖子千萬要放鬆，否則氣上不來，運行不了。

2.**含胸拔背**。不含胸拔背氣就不通暢，含胸拔背，氣機開動，氣通五臟六腑。

3.**沉肩**，但要鬆而不懈，懈而不僵。

4.**鬆腕**。手腕也是一關，手腕不鬆，氣上不了胸，到不了心臟，手指的氣要通過手腕上來的，所以一定要放鬆手腕，手指也要鬆，不能發硬。

5.鬆膝。鬆膝也要經過一段時間鍛鍊才能解決，膝不要過於彎屈，鬆了就成。有的人八字腳站法也阻礙氣血流通，要改過來。腳要與肩同寬才站得穩。

6.補瀉問題。還有一個補瀉問題，有不少人虎口大開，這是不對的，手指要輕輕併攏，放鬆而不漏氣，拇指與食指要近些。就是高血壓的人，也不要大瀉，打開虎口是不對的。手指尖向下，也是瀉的。我們站功要不補不瀉。

7.大多數人緊張，皺著眉頭，這是不入靜。「打開天庭，保我長生」，印堂上邊叫天庭，同樣要放鬆，入靜了，它就自然打開了。

站20分鐘，老師逐個進行指導：

放鬆，站好，默念60個數，三呼吸，三開合（上、中、下）。上題，站功 20分鐘，收功，咽口水，三呼吸，三開合（上、中、下），再做三呼吸。慢慢睜開眼睛，大家談談感受。

周戰華：

先肚子熱，然後全身熱，有一會兒腳像站在瀝青上一樣，黏住了。我在家想的是荷花，剛才想的紫竹院的荷花，有一會兒感到手腳沒有了。

劉桂蘭：

我有時做，有時不做，選題是大李子，站到中途，胃部有氣感，舌頭發痛，問題是閉著眼睛，不知時間。

老師：

最好天天練，不要有時練，有時不練。在家練空氣不好，要打開窗戶，先給家人蓋好被子。不打開窗戶害處大，

尤其是癌症病人。

選題不能太遠，在這兒練功，選紫竹院的荷花，收不回來。我們不是大收功，只有三個開合，收時收不回來，意守太遠是不好的。如選的太遠，快收功時得放題，元氣才能歸身。如果回不來，元氣虧了。意守不是真實的東西，可以假設，不能太遠，也不要選動的東西，動的引起全身動，就不是這個動了。

時間長短不知道，這就麻煩了，可以讓人輕輕喊一喊。其實時間多點少點沒多大關係，題總是似守非守的，若有若無才有效，抓緊了會頭暈。

馬××：

我每天站20分鐘，有時胃不好受，腳麻，像過電似的，我選的題是蟹爪蓮。

張霓仙：

每天站20分鐘，開始題守不住，想的是小紅蘋果，有時有，有時沒有。口水很多，中途要咽，腳底發熱，問題是膝酸。站功20分鐘，丹田跳4～5次。

郭說養：

我隔天一次，15～20分鐘。想牡丹，手腳都麻，收完功還麻，慢慢才消，咽口水多。

老師：

老馬，題不能在眼前，那樣錯了，應是似有非有，若有

若無。

　　小郭是鼻咽癌，題想上邊的，會轉到腦，危險。要下降，守肺，朝西方，肺是白的，想一朵白雲，是鬆的，不緊，容易放鬆。題要平膻中，不要向上，時間不要太長，太長守不住，不知時間可數數，60個數一分鐘，鬧鐘若聲音太大，用被子捂著。

　　練的好丹田會跳，會陰也會跳，但次數多就不正常，可能是意念活動使勁了。20分鐘就跳，不正常，可能是幻覺，因20分鐘還未入靜。如跳的快，可做升降開合。不要等20分鐘，跳的多會出事。用升降開合解決，可做上的，還可做下的，更好點。

　　有的人頭低，這樣卡住咽喉，會咳嗽。

王亞洲：

　　意念放鬆，全身有熱流感，很舒服，要咽口水，比行功口水多，腳趾抓地不舒服，反而兩腿緊張起來。

王健：

　　站20～25分鐘，意念是湖邊的柳條綠了，很舒服，怕出偏。

楊健發：

　　練10～30分鐘不等，手熱，口水多。今天練時大椎和長強蹦，手發漲，意念是蘋果。

老師：

　　站功腳趾抓地免得飄，過分抓不行，要輕輕地抓地。意念活動一緊，很容易想手來氣，手指氣多了，會把氣引上來。發現手有氣，不要理它，不要想它，一想會意落於形，氣就不會走了，如果一想會意領氣，氣走錯路線就糟了。功力厚，火力那麼大，會燒起來，燒心心痛，燒腦頭痛，所以要注意放鬆。

　　意念是個鬆字，眞鬆下來倒好，想鬆不鬆，意念落於形，身體鬆不下來，氣走起來就有毛病。站功完全是靜功，要鬆下來，氣才運行，如不能運行，越站越彆扭。就站20分鐘，不要貪多，半年選題，鬆靜半年，半年後守丹田，不會出事。

　　意念掛帥，生活要修，每天定時練20分鐘，要做到能排除七情干擾。

　　王健肝炎，選柳條綠了，如被風披上一屬綠紗，太好了，很快會入靜。或想剛出來的太陽，一兩朵白雲，湖上晨風，微微波浪，這很好入靜，爲守丹田打基礎。過渡到坐功又上一層樓。

　　練功要注意修字，深入靜機，靜，氣機才能開。

　　練功中遇到口水怎麼辦？吞咽口水，再開合，每咽一次一個開合。

第四課　郭老師教站功

老師：

　　今天站半小時，上題後有氣感，不要急躁，不要用意領氣，一定要按三個原則，若有若無，似守非守，一聚一散。不盯、不追、不抓。出了偏，靜功就無法練了。半小時之內

如有雜念控制不住，或氣運行得不好，一定用三開合來解決。一定不要睜眼，用受到干擾時的三開合法，低指標在上丹田；高指標在下丹田；正常指標在中丹田。

不知道何時受干擾的，要按病情，身體太虛弱的，也不要在上丹田開合，可以在下丹田（過膝蓋）開合，這是補藥。做完後再平靜地練功。在練功前要做三呼吸，咽口水。

低血壓的、胃下垂的，子宮下垂的，千萬不要在下丹田開合，否則低血壓就上不來了。低血壓可以在中丹田開合，動作不要快（按慢功），即使是癌症也不要太快，在上丹田開合，最好從陽經導引下去。因為陽經是從頭到腳，兩手從兩側導引到腳，再回丹田。功理不懂，功法不熟，是不會練出大成績的。

站完半小時，老師講話：

手抱丹田太緊，氣海氣足，會跳出來，會把氣引向偏差，因此要放鬆一點，不要抱的太緊，靜不下來。氣出來會到處瀉開。現在看，入靜有困難，向陽入靜好。關鍵是鬆腰，要練鬆小棍，腰緊張，頭入靜就差，腰鬆，氣就下去了。停兩個禮拜課，第三次匯報。

入靜不了，練小棍。排除干擾，不吃生蒜，不喝濃茶，要導引心安神靜，控制七情波動。

咽口水，咽完以後再開合，再繼續練功。不要入靜去咽，否則要撞氣，要在清醒中入靜。收功開合時與肩同寬，千萬不要開得太大。子宮下垂的，不要手心向下。陽經是瀉的，陰經是補的，所以從陽經下是瀉的。

做升降開合時，不能睜眼，睜眼氣就跑出去了。

練功寫筆記，第三周匯報。

第五課　郭老師查站功

周戰華：

上午站功，自然行功，一、二、三步，上午八段錦，小棍，晚上站功40分鐘。開始站不穩，三天後穩當，現在越站越舒服，可站1小時以上。問題：1.收功前打哈欠，要睡覺；2.站完後渾身癢，肚子與前邊，有時胳膊癢；3.開始不穩當，以後我就手心向下，比較穩，有時氣向上來，我手心向下就穩了。有時肚子脹，我做三開合就不脹了。今天做胃鏡，瘤子小了。時間，開始站半小時，完了就不練了，現在站40分鐘。

我有一次接電話震了耳朵，有時耳背，4月23日耳朵清楚了。人比以前瘦了。4月30日晚上11點鐘，突然手腳麻，我翻了身，伸了左腿，好像離開床上天了，幾秒鐘又下來了。12點半結束。以後我每天做功沒有這個事，如不每天做功，就有這個情況。後來腳抓地，腿用勁太大，現在我放鬆，小腿肚子輕鬆。

老師：

發生任何事都不要緊張。剛練功有動靜相兼的底子，不適應可以不在晚上練，可在上午練，看看情況是否有改變。

人手上有電流，磁場。環境中，內景（人心裡邊）外景（周圍室內外環境），接觸會發生情況，捉摸一下這些情況對身體有何影響。瘤子小了，人瘦了，瘦是怎麼瘦的，能吃飯瘦了是人健康了。適當注意一下增加營養。動功對人消耗大，練功人起得早，睡得不夠也會瘦的，只要沒出現壞情

況，瘦是正常的。

睡覺式子有時會這兒痛那兒麻，幻覺出現是意念活動，夢幻與神經系統有關，如太弱會引起幻覺，幻覺怎麼辦？開始練功不要太長，慢慢加上去。練1小時就夠了，能治病保健。

站不穩出現也不好，功夫是練出來的。耳朵不好，一是腎虧虛，耳是腎之竅。還有補瀉問題，不能太瀉。站樁比動靜相兼的功更厲害。你是良性瘤，未惡變以前不必瀉得太厲害，應用調整。站功的補瀉特別要注意，站功不要超過半小時，站前要默念60個數。最好是行功中腳尖要翹高一點。耳背是腎的抵抗力不強。引陰入腎耳背就好了。晚是陰，時間、功式補瀉要配合適當，否則會出事。要調整功時，吃藥補一下，也是調整。

張時勇：

1.上午站半小時，下午站半小時，效果比較好，自站功以來血壓正常，一站血壓就下去了。有時我感到血壓立刻下去。2.很長時間未吃藥，心臟比較舒服。3.兩腿比較有勁。存在問題，偶然幾次站完右腿不能動了，時間站長了一點。又做做其他功。

老師：

右腿肯定是氣血未通，必須要按摩一下，休息一會兒再站，這樣不會在站中出問題，不產生內氣會僵、會麻木。

應按陰陽經補瀉，捏、揉、拍或做小棍也不行。靜下來，靜中有動，氣能運行。必須休息一下，讓它氣化，不能

一直練下去，否則氣化，不明顯。

如手腳麻，可以練小棍，升降開合，鬆後再練。一個癌症病人不鬆，他想辦法用意念導引鬆，從底下向上鬆，變成意領氣，氣到了腰部以下，下焦衝上來，上焦有病堵住了，氣在上半身亂竄，堵得難受。所以不是想鬆就鬆的，要練小棍，鬆腰功才鬆得下來。

老中醫任碩秋，肺癌，引火燒身，引陰入臟，這是最普通的偏。所以站功意念活動很重要，出偏容易不好糾，所以不能出偏。意念導引往往從睡中幻覺，似睡非睡的樣子，引氣從下邊上來。千萬不要意領氣。

站功怎麼鬆？1.小棍；2.升降開合；3.鬆腰功，從這三點入手，站功會好。

白麗石：

不愛做夢了，入靜很容易。選題紅五星，老跑題，一發光亮就沒有了，出來一個紅桃。最近一個時期，老看自己眼睛珠子一圈一圈的。

老師：

功法不靈，不要選深紅色的。神經末梢起反射作用。這人是我的好友，感情深，已犧牲了，會引起干擾，不能入靜。應選一個能入靜的題。紅色不平靜，越紅越興奮，發光亮會練出神經病來。

不要在水邊站，水有電會跳下去的。穩穩當當的功法要穩穩當當的意念導引。千萬不要動起來，受不了。練靜功的不能動，可以馬上收功。

第六課　郭老師查功

周戰華：

練完功，打哈欠，睡覺，過一段時間肚子發癢。

老師：

沒有事，氣感正常。

王健：

選題選柳樹，白雲一朵，挺輕，挺鬆，靜的挺好的。

老師：

你是肝病，不是肺，肺用白雲飄渺。

王健：

我測試過，肺經是不好。

老師：

還是選綠色的，可選來自東方的雲，早上淡灰色的雲，在雲霧當中，要一聚一散。有兩個散法，一種是腦子裡自己散了，無意識的。另一種是守題，有意散開一下，應以沒有雜念爲好，才能產生內氣。要練行功治病，練靜功養生保健，半年後守丹田，要苦練。

劉培林：

每天下午練半小時，不知不覺出現了另一種世界，好像出現了古人，又回來守題，想的是紫羅蘭，有時想荷花，有時身上又動一下，是否跑題了呢？腳麻，好像時間長了累的麻，腿重下沉。

老師：

腿重是腰胯不鬆，氣循環過來就不重了，多練小棍吧！練透了小棍，什麼功都是輕的了，要抓住不放，這是最好的

功。小棍練好什麼病都好，尤其是高血壓。

把荷花移在眼前，盯住了。出現古人是幻覺，這也不是壞事，如內氣運行得順利，不會出現這個那個，動（一跳）屬於氣脈不通，時間長會淤血變癌。

×××：

感到丹田發熱，熱到命門，熱透了。晚上練功右眼睜不開，練完功後按摩才睜開了。

老師：

神經硬化，不通要頭按。發熱不要守丹田，不要再追了，氣感不要追，自己散開沒有問題。

趙淑文：

開始練，膝蓋向下到腳重，慢慢地不重了。11點以後練，腦子好像有涼水來，手上有東西爬。有點緊張，夜間又見到媽，害怕了，改成下午練。

張霓仙：

基本堅持，最多20分鐘。一是小腿沉，累，血壓最近不高。能靜下來，腦子不想別的東西，中午頭按一輪，我心臟病想的海棠。

老師：

要天天練，定時練，高血壓會降的。站功有好多種。主要是做到恬淡虛無，精神內守，病從何來。不該做的事不做，不要名利慾望，精神內守，最後做到在空氣中游泳，多輕鬆啊！

第二節　郭林老師講坐功

一、預備功：

要做好預備功的預備功。身心修好入靜才好。只有深入靜機，才能善修靜果，靜機入得深，氣機就會自然打開。

二、式子：

1.坐在凳子上（成三個90°），雙手放大腿根（中指斜向裡），小腹稍收，百會朝天，舌舔上腭、鬆腰、鬆胯、垂肩、墜肘、虛腋、鬆腕。手腕一定要放鬆，手腕不鬆，氣進不去，氣上不了胸，上不了心臟，所以一定要放鬆手腕。手指也要鬆。輕輕閉眼。腳也要放鬆（腳趾輕輕抓地，腳跟放平，腳掌踏實）。

總之，全身放鬆，心安神靜，排除雜念。

2.默念數字（30～90）三呼吸，三開合，開始練功。精神內守，神含在裡邊。閉眼，收視返聽。聽自己五臟，練半小時。似看見非看見五臟的顏色。如心是紅色的；肝是綠色的；腎是黑色的；肺是白色的；脾是黃色的。

3.精神導引：可視自己裡邊的東西；可想自己裡邊的東西，可聽自己裡邊的東西。不聽不想外邊的東西。先不固定的想，如想想肝、想想腎、想想心、想想肺……你是哪臟腑的病，可以多看看哪臟腑。如老倪可多看看腎。一個個地去看，每個臟腑都可以想一想。心臟病的可以守丹田，也可以守心臟；肺病的可以守丹田，也可以守肺……可能五個顏色都看見了，或者看見又不見了，或看到另外一個世界。練的中間有口水，可咽津三口。

4.收功：三開合，三呼吸（開是呼，合是吸）。

三、注意事項

1.練三個月後再守丹田，一開始可按病情守體外的東西。

2.行功爲主，坐功爲輔。

3.「鬆小棍」「頭按」都應練。

4.像心臟病的辛德路等人，如果發現心跳就暫停想心臟。如果肝有病，肝痛，就停止追求……

5.坐功千萬別低頭，也別揚頭，要平視。低頭血液不通，易咳。走經脈道路，穴位是精神出入的地方，如果穴位脹就說明穴位不通。

6.早晨必須練自然行功15～30分鐘（閉眼練，頭暈就半閉眼練）。

7.在室內練首先告訴家裡人，以免驚動。

8.神庭穴放鬆，不要緊皺眉頭。「打開天庭保我長生」，你要入靜了，它自然就打開了。

第三節　坐功是郭林新氣功的高級功

郭林老師把坐功、站樁功、臥功、高級慢步行功、五禽戲等稱爲新氣功的高級功。經過初級功、中級功的鍛鍊，過了鬆靜關、意守關，才能練高級功。郭林老師傳授高級功要求非常嚴格。我有幸在1978年3月，1981年6月，兩次參加了郭林老師親自傳授的坐功功法學習班。

郭林老師反覆強調：過去不論道家也好，佛家也好，練靜功都在深山老林很安靜的環境裡，生活又有廟產擔保，無

憂無慮，因此練功效果很好。而生活在當今社會的現代人，工作、生活都很緊張，在緊張的環境裡練靜功，由於雜念太多，不容易入靜，就很容易出偏，出了偏則不好辦。

郭林老師為了大家練功不出偏，平平安安，所以一般普及行功，不普及靜功。

但為了提高行功的功效，要求入靜得好，所以，老師說還應該學練靜功。學了靜功後，每天還要到公園裡去練行功，不能只練靜功，這樣才能不出問題。

郭林老師說，入靜的核心功法是修心養性，只做好事，不做壞事，心情舒暢，心平氣和。這樣，練功很快能靜下來，產生內氣很豐富，一入靜，坐半小時或1小時，感覺時間過得很快；如果靜不下來，鬆不下來；15分鐘也坐不住。坐功是內動、外靜內動，也是動靜相兼的，只是功式不一樣罷了。練坐功比練行功的要求更嚴格，如果入不了靜，雜念很多，是要出事的。

1978年3月的坐功學習班是在老師家。郭林老師選了18名在老師身邊的輔導員，從3月24日晚開始，每週一次。按老師要求，七點以前到老師家，並按老師規定做到不吃飽飯、不受七情干擾，不發脾氣、不閒聊，逍逍遙遙的來。

七點整，大家各就各位、坐好、全身放鬆，閉眼，兩手放在兩大腿根部，做中丹田三呼吸，三開合。預備功後，默念數數，排除雜念，然後意念從膻中（或喉頭、百會）往下慢慢想到丹田。如雜念太多，可以先練一輪頭部穴位按摩，這樣，一般能靜下來了，然後再練坐功。

練坐功30分鐘後，兩手擦熱，捂眼睛，收功。收功後，老師讓大家談談練功體會，然後老師一個個指出哪些是

正確的，哪些是不正確的，如何糾正克服。

1981年6月的坐功學習班，在科學院植物研究所，全體輔導員參加，老師講了兩個晚上。第一個晚上要求大家練鬆。坐好後，輕輕想腦袋放鬆、肩放鬆、腿放鬆……練一個星期後，開始練意守，可以守丹田，也可以守病灶。

坐好後，兩手放大腿根部，收腹，虛腋，閉眼，默念數數，精神內守，看裡邊，看看五臟是什麼顏色，外面什麼事也不知道了，收視返聽，聽聽五臟。從精神上導引、想、看、聽裡邊的東西。心臟病多看心，但不追求，看一下就看別的地方，也不能想很長時間。如做不到，就達不到「收視返聽」，也治不了病。

癌症病人可練閉眼的自然行功，如暈，可半睜眼，慢慢就可以不暈了。先在室外練，以後在室內安排一個時間，可以練20分鐘，最多不超過30分鐘，要注意不要驚功，驚功生偏不得了。

收功：咽津三口，中丹田三開合三呼吸（開呼合吸）。

第四節　練內鏡法

1.存觀一體之象色
2.忘其外，念其內

坐功的勢子很簡單：坐正，百會朝天，脖子放鬆，含胸拔背，舌舐上腭，閉眼，全身放鬆。重點是搞好意念活動。要排除雜念，安靜下來，把思想、意識、感情存到裡面去，存進去了還要看一看，收視返聽。這很不好學，也不容易懂，要慢慢學，一點一滴學，要知道五臟的位置和顏色。肺

在上面，白色，心臟在肺的下面，紅色，肝在右邊，青色，脾在左邊，黃色。五臟通六腑：肝通膽，心通小腸，肺通大腸，脾通胃，心包通三焦，腎通膀胱。存進去後，看它是什麼形象、什麼顏色。入靜才能存觀，不高度入靜就進不了黃庭之門。

　　練功時要忘其外。一坐下來，全身放鬆，把外邊的東西全部忘記，念其內就是想裡邊的東西。有內是忘其外得來的，慢慢練。不想外邊的事，都忘記了，外邊什麼也沒有了，就可以想內，內氣產生特別多。先鍛鍊存，再去觀。存就是聚，一點一滴聚，聚到中丹田。百會是黃庭之門，從百會進黃庭，一點一滴，慢慢進去，不能快，快就出事。緊張、興奮都不行。存不了，就看不見。不夠入靜，外邊還有東西，裡邊就看不了。

　　練功前，不能吃飽，不能興奮，要做好準備。平時，多練升降開合功、鬆小棍功，全身鬆透，鬆靜才能聚，還是要記住三個原則：不盯、不追、不抓，從「忘」字上下功夫。

　　收功時，兩手勞宮穴相對，搓熱，放在眼睛上，燙眼，再向右動三動，向左動三動，做一個呼吸，兩手慢慢下來。

第五節　練神保臟法

三田五臟真氣調

　　氣很好地在體內運行，是練功練出來的。過去我講過人有先天之氣、後天之氣、大自然之氣。先天之氣是從娘胎裡帶來的，後天之氣是從食物的營養中得來的，它和大自然之氣一樣是我們生存所不能缺少的，匯在一起就是真氣。普通

人的眞氣和我們練出來的眞氣是不一樣的。

三個丹田是疊起來的，是通五臟六腑的竅。

練靜功，一條線往下存比較容易，思想、意識、感情從百會進門，沿任脈慢慢集中到中丹田，坐半個小時。如果有高血壓，從膻中進去，比較好。

存與想是一樣的，存到丹田，自然就會通，要想存，不要想通，一念代萬念，存到丹田。經過氣化，化到全身，還可以從七竅出去。「眞氣調柔，百病不生」，這是華佗說的。

練五、六年後，如果一次能坐二、三個小時了，可以成片來存，上下，左右，全面想下去。

如果練功感到慇氣，可做膻中按摩，頭痛可按摩疼點。數目字均為18，做三輪，中間可以做一個呼吸，或三個呼吸。如果頭部不舒適，則按摩天庭穴、印堂穴。天庭在印堂上一點，用中指按摩，正反18，兩個手或一個手按摩均行。

收功：兩手勞宮相對搓9轉，搓熱捂眼睛，燙眼後兩手慢慢下到中丹田。

第六節　咽津服雲法

練津化氣、練氣化神，這是練功的兩個層次。

先要練出津來，不鬆不靜就沒有津。只有鬆靜下來，口水多了，再通過意念活動導引下去，先過喉頭關（舌頭練軟了，喉嚨也練軟了，咽津才咽得好），從喉頭滑下去，這是很重要的功法。

　　再過食堂子關，滑下去到丹田。不但式子是鬆的，五臟六腑也練軟了，才能氣化，過關是靠學問的，也是靠功夫的。功夫到了，才能咽得舒服。到中丹田氣化，經過奇經八脈走全身，通過七竅出來，還從皮膚的毛孔出來，變成雲，是五彩的雲（紅、白、青、黑、黃）圍著身體轉，雲就是外氣，再從鼻孔、毛孔吸進去，內外氣相通。練出來的質子是有物質基礎的，生命力強，人就能長壽。

　　練功要很好鬆靜，沒有干擾，一有干擾，內氣就消失了。眼睛一睜開，就什麼也沒有了。練出來的外氣如果吸不進去，等於元氣不歸身，要創造條件，天天練。

第七節　臥功

　　側臥（右側臥），左手自然放在左胯部，腿自然彎屈，下腳大趾點放上腳湧泉穴。

　　右手，食指放太陽穴，中指放天庭穴，無名指放山根穴（鼻根），小指放鼻的腎區（鼻尖），大拇指放翳風穴（耳根）。

　　閉眼，舌舔上腭，預備功三呼吸，然後進行各指按摩，皆為正九、反九、三按三呼吸。

　　雜念來點中指或正反九轉，三呼吸。

　　頭痛按摩太陽穴；神經系統病按摩太陽穴；

　　心肺有病按摩山根穴；

　　胃病按摩耳根和鼻的腎區；

　　保健按摩天庭穴；腦響轉次指；

　　按摩畢，右手手心翻為向上放枕前，入靜，意念在中丹

田。似守非守。

收功，三呼吸。入睡。

第八節　李永先生練靜功一年總結

郭老師說：「我們學的是『內功』，是我國傳統的寶貝，是用來治病保健的。內功又分靜功與動功，現在學的是靜功。」還說：「開始主要練鬆靜、排除雜念。」

老師教了初步功式，讓我練站功第一式，說：「兩隻手要像浮在水面上一樣。」收功後老師說：「這個式子站一兩個月看看再說，再改式子。」

初練站功的滋味我是體會了，第一式時不舒服，改第二式時將手背貼在腰眼處，也不怎麼舒服，再改第三式抱球式還是不舒服，這酸那累的……自此以後，我在家裡用坐功（平坐式），在公園裡練站功（主要是抱球式）。

在初練坐功時，看起來沒什麼，也許比站功容易些，舒服些，除了要求坐在凳子上，讓膝彎成90°角外，還有手要五指自然分開，搭放在大腿上，其他如兩腳平行，與肩同寬，沉肩、含胸、收腹、鬆腰、舌舐上腭，用鼻自然呼吸，閉目平視，百會頂天等，與站功要領一樣，鬆靜就行了。

但實際練起來卻不那麼容易，閉合眼睛以後，雜念接踵而來，根本克制不住……

有一次郭老師查我坐功，用手摸摸我的命門處，然後胸有成竹地說：「腰一點沒鬆。」老師教了我應該怎麼鬆（腰），大意是說，初練時先將腰板直起來，用嘴長呼一口氣，隨著鼻吸氣慢慢地將腰鬆下來。在鬆腰的過程中，應該

是逐步收腹的。並講了許多關於「腰不鬆氣不能沉丹田」的道理。後來老師又教了鬆腰練習的輔助動作——鬆腰法。

自從郭老師提出鬆腰問題以後，一年來有許多練功的人因出了偏差找到郭老師，經檢查有不少是因為腰不鬆的原故，這是必須記取的教訓。

在進行意守之前，郭老師還初步講了一下關於過「五關」的問題。所謂五關指的是「喉關」、「心坎關」、「化食子關」、「氣堂子關」、「丹田關」（指中丹田，在臍內1.5寸處）。當我們練功時，鬆靜以後，津液自然增多，吞津後要用導引法，將津液送過五關，這樣才能達到袪病強身的目的。

在初練「過五關」時，我什麼感覺也沒有，津液咽下去後，便不知去向、無所知覺了，後來郭老師告訴說：「在鬆靜的情況下，才能過五關。首先，主鬆靜的上丹田一定要放鬆，如果上丹田鬆不下來，五關是過不去的。」在後來的練功中，我總是注意要使上丹田能夠放鬆，但也不是那麼容易的。在學了頭部按摩後，我覺得有了比較明顯的效果……

一次我練站功時感覺吞津時特別通暢，彷彿沒通過咽便已下去了（原有的慢性咽炎從此慢慢好了）。相隔時間不久，有一次在家坐功時，吞津後便意念導引逐步過「五關」，到丹田時感覺有咕嚕咕嚕的響聲，在以後的練功中每當吞津後便注意聽聽這種聲音是否能夠聽到。郭老師講能坐到1個小時就暫且不要再延長時間了。要從鬆靜程度方面努力，要提高質量。我是保證兩次坐功，其他如站功、行功、床上平坐及臥功等則因時、因地作為輔助功。

以上是簡單回憶一下從去年（1971年）9月到12月學

功入門的情況。

根據我肝炎的情況，郭老師讓我意守右腳大敦穴。老師平時常說：「在意守上是容易出毛病的，自己不能亂出主意，絕不能拿健康，甚至生命當兒戲。」我是比較謹慎的。每次開始練功的前一段時間先不意守，自感比較鬆靜了，才開始意守，但又是似守非守的，不能勉強自己的意識活動。也就是說，我仍是以練鬆靜爲主，在這個基礎上淺練意守，我是完全按照老師的路子進行鍛鍊的。

意守足大趾，我試練的時間不長，總感覺它位居於身體的一端或一側，不如意守中路的中丹田容易。根據我的病好轉已不嚴重的情況，郭老師同意我意守中丹田（1972年1月11日）。意守中丹田相對來講是容易些，特別是在中丹田跳動的情況下，更是自然而然地將意念活動集中在中丹田。在天冷多風的季節，我基本是在家裡關上門練坐功，天氣好時在公園練站功。

進天壇北門以後，便開始練行功，舌尖舔著上腭，自然呼吸，眼半閉，「以一念代萬念」，慢慢地走，全身放鬆著走，不怕慢……

我體會到，在遇到七情干擾時，用開的功法是可以幫助入靜的。如將意念活動集中在鳥叫聲上，其他雜念逐漸消逝，慢慢便安靜下來了，又移守中丹田或收功前再用「合」的功法。

郭老師講：「在練功時從外界傳來唱的聲音，這是有固定目標的聲音，守丹田守不住了，乾脆將意念集中在唱那裡，將神移在聲音中，這樣別的雜念就排除了，慢慢就靜下來了，能鬆能靜才能達到效果。」

在公園站功時，因爲空氣新鮮，我是用長呼短吸作爲預備功來幫助入靜的。但是在練功過程中有時反倒不習慣自然呼吸了，意念活動比較容易注意在腹部起伏上。當意守大敦穴時比意守中丹田做到「忘息」就容易了。

預備功練呼吸時，以前吸氣後沒有感覺，不知吸的氣哪兒去了。有一次郭老師說：「呼——吸——平，叫『一息』，不能忽視停的作用，停頓一下可將吸的新鮮空氣導引到中丹田，與呑津後過五關一樣。」

在意守大敦穴之後，收功前我都用「合」的功法，差不多10分鐘的時間，感覺意回到中丹田了，守中丹田穩了，才慢慢收功。

床上平坐的功式是郭老師今年2月（1972年2月）敎我的，一般放在夜間或午後進行。按老師告訴的「靜坐床頭莫亂思，鼻吸口呼重九次，但求姿勢能舒服，盤膝與否皆相宜」的原則做，有時伸伸腿，換換式子可以坐2個小時，效果是較好的，感覺腹內在動。

特別是4月22日夜，入坐不久即動，自感臟腑在動，自右往左還有些轉動。這次動的比往次都較爲特殊，總之是與往常不同，就與那年地震時坐在凳子上的感覺一樣。

收功後，頭腦很清醒，全身很舒服，當問到老師時，老師說：「在覺醒中入靜的狀態，這是好現象，是『內動』等。後來又有一次，當床上坐功時，無意識地自己腰部轉動了一下，但竟不能自主，這樣異樣的感覺如果不是在入靜之中是不能得到的。後來問郭老師，老師說：「這是血液循環了，好現象。」

（1972年4月）我因吃京郊偏方黑豆引起GPT及TTT

上升，血壓也上升。郭老師一方面讓我拼命吃水果，喝芹菜水等，採取降血壓措施，另外教我用氣功按摩肝炎點的功來加強（到 7 月 3 日我抽血化驗 GPT 從 640 降到正常，8 月 9 日仍正常）。

自從 GPT 升高後，我就暫停站功，而以坐功為主，卧功為輔了。做卧功時，我以我個人右側卧的習慣而行。我感覺卧功遠不如坐功，總是不知不覺地很快就睡著了（此為郭林老師教的點穴卧功法）。

自學凳上平坐功以來，從未間斷過，兩臂的擺法也有時用抱球式，在比較鬆靜的情況下，上肢就好像沒有一樣……

「氣功按摩八段錦」差不多用了 3 個月的時間，在老師個別輔導病號時，我也幫助輔導而陸續學會的，對肝脾腸胃的按摩我做的比較經常，其他則做的較少。

我做靜功前，每次都做頭部按摩。我覺得在這幾種幫助入靜的功法中，以一念代萬念比較起來是效果最大的。郭老師講：「靜功前，可以先按摩頭部，這樣神經線不會跳動了，對入靜會有幫助。」又說：「按摩時要意守指梢子，按摩的效果怎麼樣，關鍵在於鬆靜及意守指梢子的情況。」並強調了按摩的三個原則「由慢到快」；「由輕到重」；「由淺到深」幾個方面，三種手法等。

可能是在按摩時經常意守指梢子的關係，有時乘車買票時，將錢遞給售票員後，伸手等著接票的一剎那，手臂也有麻颼颼的感覺。我體會到「生活功」的意義，平時有條件的話，也要適當注意鬆靜。

（我意守常用開法），郭老師對我這種「開」的辦法曾提出：「除非有七情干擾或某種情況時，才用開法，不要常

用開，開有固定目標的，也有轉移目標的，可上也可下，但意識離開自己的身體，開出去以後，意念要集中，不要守飄飄蕩蕩的、漫無邊際的東西，否則由於功底不夠，收功時造成困難。」

（1972年1月）才開始學鬆小棍，共八段，一個月學一段，在8月底就整個將全部式子學完了。老師經常說：「沒有靜功的功底是無法練鬆小棍的，而練鬆小棍又是達到腰鬆、全身鬆的最好方法。腰鬆了，全身鬆了，自然容易入靜，自然氣沉丹田。氣體進行交換，液體進行交流，從而達到治病強身的目的。」

郭老師對鬆小棍深有體會地說：「我八歲的時候，我祖父對我要求很嚴，是讓我『拼命』地練鬆小棍的，因此我的腰在任何時候都是自然鬆的。」並說：「只練鬆小棍能達到保健目的。八段錦練好了，八脈都通了。」郭老師還曾經說：「鬆小棍是過關的，能練好鬆小棍，腰就是鬆的了，腰鬆是在延年益壽的道路上跨出了第一步。」

（1972年4月15日），在查前四段時，郭老師指出存在的問題是「意守不住，神不定，氣不沉」。

八段錦學完後，在總查功時，從閉合眼睛預備功開始，到收功完畢睜開眼睛止，正好用了1個小時。當練到第三段時，豆粒大的汗珠順著面頰流下來了。練第八段差不多用了一刻鐘，收功後汗也沒了，全身舒服極了……要達到鬆靜、優美、柔和、均勻、靈活的要求，還是要長期刻苦的鍛鍊。

第九章　高級功、行功

第一節　高級定步行功

1978年8月郭林老師在頤和園傳授

　　高級定步行功，全憑意念活動，以意念活動貫徹全部練功過程。練功時要慢，但慢而不僵；要穩，心安神靜，越靜效果越好；除了題外，腦子裡什麼都沒有。以意念活動導引出式子，靜透、鬆透，彷彿離開了世界，忘掉了自己，即「忘我」，成了「神仙」。全身鬆透了，產生的內氣就非常豐富，口中津液很多，要小心慢咽下去。堅持練功，能養生又能治療各種慢性病，達到延年益壽。但當心中有雜念，心情不平靜時，不要練，否則會出偏。

　　此功白天、夜間、室內、室外皆可練。在室內練時要打開窗戶，使空氣流通。在室外練時要選擇安靜、空氣好的地方。最好選有水、有樹、環境優美的場所，便於入靜。高級定步行功是非常入靜的功，選越安靜的地方越好。

　　高級定步行功的題是四句話：

　　「雲中走」，

　　「水上行」，

　　「逍遙自在，輕輕飄飄」，

　　「蕩蕩漾漾，若沉若浮」。

「逍遙自在，輕輕飄飄」是配合「雲中走」式子的。要感覺到在逍遙自在、輕輕飄飄的虛靈狀態中，一點沉重的感覺都沒有。性格改變了，病就容易好。

「蕩蕩漾漾，若沉若浮」是配合「水上行」的。蕩蕩漾漾就是輕鬆一點、浪漫一點。「若沉若浮」要氣沉丹田，意想泛舟在水上，隨波沉浮。

只有腦子裡什麼也沒有了，才能逍遙自在，輕輕飄飄地在雲中走。如果挺胸、蹬腳、腰胯不鬆，氣沉不下去，口中津液出不來，從雲中掉下來是很危險的。思想、感情、思維活動是練功中重點的重點。

此功分「雲中走」和「水上行」兩大段，共六小節。

第一段　「雲中走」

第一小節

1.閉目，鬆靜站立，氣往下沉，好似置身於雲霧中，四周都是雲。

2.中丹田，三開合（開呼合吸）。式子不要太低，鬆一鬆膝蓋就可以，身體太低就不像在雲中走，手心向外開出去，平著手心向下合回來。

3.兩手移至身體兩側，稍停一會兒，以先出左腳為例：意想鼻子尖找右腳大拇趾，尾閭找右腳後跟。身體重心自然移至右腳（以下移重心，均同此），出左腳，左腳大趾尖點地（點肝脾經，以下點肝脾經均同此），然後左腳向前邁出半步，腳跟著地，腳尖翹起，鬆腰鬆胯，右腿微屈鬆，右手自然擺動，手心平著回至中丹田前。

同時左手手心向外開，擺至左胯外方，前腳慢慢落地，

兩腳站平，穩一穩身體，重心漸漸移至左腳，頭、頸、腰，輕輕轉向右側，右腳鬆，右腳跟虛起。同時右手開向右胯外方，左手心向下平著回至中丹田，做類似慢式定步風呼吸的動作。注意：

①用自然呼吸。

②動作緩慢、輕柔、虛靈，似在「雲中走」。

③雙手可以撥開，手心向外開出，手心向下平著回來。若手心相對合回來，氣從任脈往上衝，會產生副作用。

④次數不限，若想著數目字容易忘題。

⑤換腳時兩腳平站，三開合（開呼合吸，手式同前）。出腳時先點肝脾經，然後重複上述動作。

第二小節

1.中丹田三開合（開呼合吸，手式同前），上「逍遙自在」的題。

2.雙手半握拳（拇指和中指相接即心肺經相接）出腳前先用腳尖點肝脾經，然後邁出半步，腳跟著地，腳尖翹起，然後站平穩一穩，腕、肘、肩放鬆，轉腰、轉頭，兩手擺動同前節，數字不限。

3.換腳時上後腳，兩腳平站做三開合（開呼合吸，手式同前），再出另一腳，先點肝脾經，然後重複上述動作。

第三小節

意念活動放掉「逍遙自在」題，中丹田三開合（開呼合吸），上「輕輕飄飄」題。肩、肘、腕、腰、膝都放鬆，一隻手配一隻腳，做單飛、側飛、雙飛動作。氣往下沉主要靠

鬆腰帶動起飛，手腕動、肘動、肩動，雙臂、雙手上下像鳥
展翅在雲中輕輕飛翔。

　　1.單飛：出腳動作同前。一手在體側，掌心向下平伸，
另一手掌心在膻中穴前（如左腳在前，右手在體側，左手在
膻中穴前。如右腳在前，左手在體側，右手在膻中穴前）。
腰、胯、足全部放鬆，帶動上肢輕輕飄飄地飛行。換腳，式
子同前。

　　2.側飛：出腳動作同前。兩臂和腳同邊展開，一手高，
一手低，氣往下沉，頭前後轉動（先看後，再看前），雙手
上下做鳥的飛翔姿勢。一腳放平，另一腳腳跟虛起，身體也
隨之起伏。其他動作同前。

　　3.雙飛：正面飛，出腳動作同前。兩臂同時左右展開，
上下擺動，頭左右轉。其他動作同前。

　　單飛、側飛和雙飛可以連續練。氣沉下去，才飛得起
來。

第二段　「水上行」

第一小節

　　1.放掉「雲中走」題，鬆靜站立穩一穩，中丹田三開合
（開呼合吸），意念活動改想在水上行。人像在船上，式子
與「雲中走」第一節一樣，只是意念活動不同。

　　2.換腳時做三開合（開呼合吸），出腳式子同前·。然後
重複上述動作。

第二小節

　　中丹田三開合（開呼合吸），上「蕩蕩漾漾」題。

1.「前後蕩」：雙手半握拳（拇指與中指、心肺經相接），雙手外勞宮穴放腎俞穴。出腳前先腳尖點地（點肝脾經），然後出腳穩一穩，重心在兩腳間。身體向前，後腳跟虛起，鬆腰、轉腰、鬆脖子、轉頭，兩肩慢慢張開（不能挺胸），肺就張開，身體轉回，重心慢慢向後，後腳跟慢慢落地，重心移向後腳，前腳跟虛起，兩肩收回，肺也收縮（用自然呼吸）。此爲一輪，數目不限。

閉眼練像在船上一樣，「蕩蕩漾漾」上後腳，兩腳平站做三開合（開呼合吸）換腳，先腳尖點地（點肝脾經），然後重複上述動作。

2.「定步蕩」：兩腳一前一後站穩，重心在兩腿間。雙手背放帶脈，隨著腰的轉動而擺動（幅度比前後蕩要小一些），好像被風吹得搖搖擺擺。換腳，式子同前。

第三小節

1.放掉「蕩蕩漾漾」題，中丹田三開合（開呼合吸）改想「若沉若浮」題。

2.雙手半握拳（拇指與中指相接），雙手外勞宮穴放腎俞穴，出腳前先腳尖點地（點肝脾經），然後向前邁出半步，腳跟著地，腳尖翹起，前腳慢慢放平，兩腿微彎鬆，重心在兩腿。意念引導身體輕輕慢慢地下沉水中，身向前俯（重心移向前腿）。肺收縮，全身放鬆，重點鬆腰，然後慢慢地轉腰，輕輕地浮起來。頭要順著腰轉，身體向前張肩舒肺，同時微微虛起後腳跟（然後重心慢慢移向後腳，不配呼吸），前腳尖點地，頭向前看。數目不限。換腳時上後腳，兩腳平站做中丹田三開合（開呼合吸），然後重複上述動

作。

　　3.收功放題，中丹田三開合，三呼吸。

　　幾點補充：

　　1.要循序漸進。開始練此功時，只想如置身於雲霧中，在「雲中走」。要注意不要從雲中掉下來。雲中走沒練好，就不能練在水上行，行不了就容易沉下去。

　　2.意念不穩，式子很快，式子一快，意念就離開題，容易從雲中掉下來，是很危險的。

　　3.心閒頭腦空，式子就自然出來，特別是「輕輕飄飄」這一節，腦中有一點雜念都不行。

　　4.口水多時，慢慢地分三口咽下，可滋補全身。

　　5.要鬆腰、鬆胯，要用腰轉，不是用胯轉。

　　6.張肩舒肺不能挺胸，腿不能蹬緊，蹬緊胯鬆不了，腰也鬆不了，不能通經接氣，口水也出不來。

　　7.同一節換腳也要做中丹田開合，也要放題。

　　8.要含胸拔背，頭不能伸，要收腹，沉氣，氣往下沉。

　　9.收功時，如意念還在「雲中」或「水上」，手要平著回來，千萬不要手心相對合回來。放題後做中丹田三開合、三呼吸收功。

　　10.出腳：男左女右。

第二節　三關共渡高級行功

　　三關共渡高級行功是郭林老師生前一直習練的功法，學員中只有極少數人得到郭林老師傳授，且沒有文字材料留世。現根據楊新菊的口授及演練整理如下：

郭林老師說，必須把初級功、中級功練透了，才能練高級行功，否則不但沒有效果，反而會有反作用。在練高級行功之前，有一套高級鬆腰功，要練好，過關了，才能開始練三關共渡高級行功。

三關共渡高級行功意守丹田。

一、預備功

鬆靜站立，中丹田三個氣呼吸，中丹田三開合。

二、正功

方向面向北。

三關共渡高級行功是高級功的主功，它包括初級慢步行功、中級慢步行功和高級慢步行功三套動作。做法如下：

第一段

行功開始。接預備功。出腳男左女右，以先出右腳為例（女）：先移重心至左腳，點右腳尖出右腳走慢步行功三步、六步或九步（根據自己的時間定，後面依此規定，不再重複）。上左腳，兩腳放平，中丹田三開合，兩手在中丹田抱球，穩一會兒。

第二段

重心移向左腳，點右腳尖出右腳走慢步行功三步、六步、九步。出手，右手向前伸，放鬆，高不過肩，雙手虎口向上，左手在膻中穴前距約兩拳左右。面向北。待氣沉穩後，撤後腿，重心向下降。

此時，右腿弓，左腿後伸，氣穩後向左後轉腰180°，腳尖隨著轉，轉面向南變為左手在前右手在膻中穴前約兩拳左右。此時，左腿弓，右腿後伸，然後雙手抱球。再轉回面向北，手隨著轉身變為右手在前，左手在膻中穴前，此時重心

在右腳。上左腳，點左腳，雙手在中丹田抱球守一會兒，氣穩後中丹田三開合。點右腳尖出右腳，走慢步行功三、六、九步。中丹田三開合，抱球穩一會兒，然後點左腳尖出左腳按照前述動作反方向重複一遍。

第三段

移重心至左腳，點右腳尖出右腳，走慢步行功三、六、九步。右腳在前，兩手中指相接點在膻中穴，大拇指點在氣戶穴上。身體向右側傾斜，右腿弓，左腿後伸，身體向左後180°轉身，腳尖隨著轉。

此時左腿在前，呈弓步，右腿後伸，穩住氣後，再反轉回來，移重心到左腿，鬆右腳，身體充分後仰，鬆腰，兩手從兩肋旁下降至兩胯旁，再從兩胯上膻中穴，轉向左側，下蹲氣沉，轉回原方向，上左腳抱球中丹田三開合。換腳，點左腳尖出左腳，然後反方向重複上述動作。

此功三段可做 1～3 輪，三輪大約 1 小時，做幾輪可根據自己的時間定。

三、收功：

移重心至左腳，點右腳尖走慢步行功三、六、九步。出右腳做不蹲的三個升降開合後，兩手上升到膻中穴時，變陰陽手（兩手中指相接，手心方向相反），右腳在前時，右手心向前，左手拇指點上丹田（印堂穴）。雙手從太陽穴經陽經（沿身體兩側）下降至兩胯旁，雙腳放平，中丹田三個開合，三個氣呼吸。

第三節　高級鬆腰功

一、預備功

鬆靜站立，中丹田三個氣呼吸，三開合。

二、正功

第一段

接預備功。點右腳尖出右腳（男左女右），雙手上舉，手心向前，身體後仰，雙手順勢從上向下慢慢擺動，帶動頭向前、向下彎腰。此時，百會朝前。還原，連做三次。收後腳，雙腳平站，做一個中丹田開合，換左腳，再如此做三次。收後腳，兩腳平站。做中丹田三開合。

第二段

接上式，雙手從左向右、向上畫圈三次，然後變爲鬆右腳，左手插腰，右手向左側下壓（手心朝百會），同時帶動腰肢擺動三次。換反方向，同樣再做三次。中丹田三開合。

第三段

接上式。重心移至左腳，提右腳，腳尖向下，雙手外勞宮穴放帶脈，下蹲，以能蹲多少就蹲多少爲度，站起。兩腳放平，再提腳下蹲，共做三次。換腳，同樣動作再做三次。中丹田三開合。

第四段

接上式。兩手外勞宮穴放腎俞穴，重心移至左腳，點右腳，右腳前伸，腳尖向上，身體下蹲，能蹲多少算多少，站起，兩腳放平，再伸腿下蹲，三次。換腳同樣動作做三次。

收功：中丹田三開合、三呼吸。

特種輔助功

第十章　生活功法

第一節　進園功

1978 年 5 月 6 日郭林老師在北海公園傳授

一、鬆靜站立，閉眼，氣往下沉，兩手外勞宮放腎俞穴。慢慢輕輕地做三個氣呼吸，全身放鬆，默念幾個數，叩齒三下。兩手從帶脈過來到中丹田，做丹田一個開合，爲一輪，共做三輪。中丹田三開合，三呼吸，收功。

二、兩手外勞宮放腎俞穴，做三個氣呼吸後，兩手從帶脈過來到中丹田，雙手再升到膻中穴，中指相接，拇指放氣戶穴，默數幾個數，叩齒三下，雙手再下到中丹田，做一個中丹田開合爲一輪，共做三輪。中丹田三開合，三呼吸，收功。

兩部分也可以連起來做。如在旭日東升，面朝初升的太陽練最好。

第二節　保腎功

郭林老師強調腎爲先天之本，有病的人都要注意保腎，尤其人到中、老年更要注意保腎，於是傳授保腎功一法，做

法如下：

一、預備功：中丹田三個氣呼吸，三開合。

二、正功：接預備功，雙手外勞宮放腎俞穴。以先向右轉（男左女右）為例。雙腿下蹲，氣沉丹田，右腿弓下去的同時，身體由正面（向北）向右轉（向東）。同時左腳向左側伸出去，待身體向右轉好後，再轉身180°變為面向西。此時左腿弓，右腿向右側伸，然後收回右腳，同肩寬，此時身體又轉回正面（向北）。此為一輪。連續做下去，若地方不夠，可以雙腳放平，做中丹田三開合，換腳朝反方向做即可。

三、收功：兩腳平站，中丹田三開合，三呼吸。

保腎功的要領就是要沉氣轉腰，一定要把腰鬆透，有時間可多做，沒時間可少做，一般30分鐘左右為宜。

四、注意事項：腎區有病灶者，禁做此功。

第三節　養壽功

一、目的

心理影響生理，生理影響病理，要健康長壽，郭林老師教導我們必須注意心理素質的提高，必須注重功德的修養。老師特地創編了此功。

二、功法（進園後的第一個功）

1.面向東方做預備功。同自然行功預備功。

2.雙手徐徐上升至百會穴，升時，陰經上（手勢按指標），手心向上（高指標者手心向下），雙手中指相接，仍手心向上。

3.祝福（默念）：

①「祝×××健康長壽！」「祝×××健康長壽！」把全家人按年齡的大小排好，從最年長的開始，依次報名祝福。

②「祝全家永做好事兒，不做壞事兒！」

4.雙手從兩側徐徐下來，放回中丹田，然後默念「×年×月×日、地點（指當天練功的年、月、日及地點）。

5.收功：同然自行功。

6.收功後，雙手不離開中丹田，默念9個數。

①高指標者默念慢些，多默念幾個9。

②低指標者默念快些，只默念一個9。

③正常指標者不快不慢，只默念一個9。

7.接著不休息，按自己練功的方向做預備功、按部就班地練其他功。

註：此功是1980年6月30日郭林老師七十一歲生日時，老師為前去祝壽的輔導員所講授。當時老師講：「這是密功，不許外傳。」張樹雲等一直練此功。

第四節　太陽功

一、預備功：面向東方鬆靜站立，中丹田三個氣呼吸，三開合。

二、 雙手抱球放丹田，默念自己心中所想（自己對美好事物及家人的祝福日期、時間、地點）。

三、收功：中丹田三開合，三呼吸。收功可做也可不做。

第五節　登高平喘功

一、作用

可使人上樓、上台階、爬山、登高不氣喘，減少勞累。

二、功法

1.預備功同自然行功。

2. 按病情出腳，並配合呼吸。即邁一隻腳，鼻子配合做「吸吸」，邁另一隻腳，鼻子做「呼」。這樣一腳「吸吸」，一腳「呼」……直達頂端。

3.收功。

三、注意事項

1.此功走得要慢、穩、勻；腳步與呼吸有節律地配合。年輕人可走快些，年老人可慢些。

2.預備功，收功可做也可不做。

3.行走時一定要全身放鬆，不講話，不用腳跟上，千萬不可急急忙忙地走。

第六節　導引睡眠功

一、作用

此功轉動腰部，以腰帶動全身機體活動，使腰鬆、帶脈鬆、命門鬆、百脈通。達到疏通經絡，平衡陰陽，理氣安神，是解決長期嚴重失眠的有效功法。

二、功法

1.預備功：同自然行功。

2.做三個或一個鬆靜導引：雙手按指標升至印堂穴（同升降開合），雙手放平，手心向下，中指指尖相接，再升至會穴，然後做降式；雙手分開，指尖向上，手背觸到頭部從耳後徐徐沿陽經下到帶脈，再到胯旁（降式同升降開合低指標的做法）。

3.如此做三次。

4.轉腰：男左女右。以女性為例：鬆腰鬆胯，並向右轉動腰肢，共轉90圈。再向左轉90圈，左右各90圈為一輪，可以連做五輪至九輪，約轉1100圈至1600圈。時間為20分鐘至30分鐘。

5.雙手的擺動：向右轉腰時，右手基本在右胯旁擺動，左手從左胯旁導引到中丹田，腰還原時，左手再從中丹田擺至左胯旁。向左轉腰時，正相反，左手基本上在左胯旁，右手從右胯旁擺至中丹田。腰還原時，右手從中丹田擺回右胯旁。

6.收功：同自然行功。

三、注意事項

開始轉腰時，最好先下蹲轉60次，但不便下蹲者，可不蹲。

四、病例

郭建新是嚴重的慢性病患者，練一般的功，其他病都好了，但神經衰弱和嚴重的失眠症沒解決，做湧泉穴按摩，也時常反覆。老師教了她此功後，長期堅持操練，失眠症及神經衰弱全好了。

郭林老師講：「此功適合失眠較重的老人。因勢子簡單，易學易練，內氣足，見效快，不出偏，只要堅持，大有

益處。」郭建新先生體會，此功不僅能對失眠有效，還能穩定血壓，防止腦血管硬化，幫助腸的蠕動，利於通便，多年堅持，療效很好。

第七節　病弱者床上坐、臥練功法

一、作用

此功適於體弱重病行走困難者。

二、預備功

鬆靜坐在床邊或平躺床上，中丹田三呼吸，中丹田三開合（平躺床上，不要用枕頭，雙手放腹側）。

三、正功

腿式：右腿上伸（男左女右），腳尖上翹，不要使勁兒，小腿彎屈，再平伸，然後放平爲一次。共做十二次，慢慢加至十八次。

右腿做完換左腿。方法、次數同右腿。

手式：雙手疊放中丹田（男左手在下，女右手在下），雙手、雙臂慢慢張開，放平，再慢慢合回中丹田。以上爲一次。共做十二次，慢慢加至十八次。

左手放中丹田（男左女右），右手從中丹田向上升至百會穴（按指標），此時，內勞宮對百會穴，然後翻轉內勞宮向上，外勞宮對百會穴，再向外，向下，畫環回到中丹田。此爲一次，同樣做十二次，逐步加至十八次。

右手做完，做左手。方法、次數同右手。

四、收功

坐回床邊或平躺，中丹田三開合、三呼吸。

五、病例

此功是1984年1月15日郭林老師探望病重剛剛出院的張樹雲時，看到她因腎功能衰竭而行走艱難時給她加的。張樹雲一直操練此功，直至恢復到能練全部行功後才停練此功。

註：此功如出外旅遊或出差在外，因行功不便，可操練此功。

第八節　郭林老師創編的《六段功》提綱

一、三調

1.取站立式。

2.三呼吸。

3.三開合。

二、功法

1.伸手來把洞門關。

2.大鵬展翅入雲天。

3.太上老君化金猴。

4.老漢下海去摸丹。

5.天王托塔千斤鼎（頂）。

6.猛虎尋食下山崗。

三、收功

1.三開合。

2.三呼吸。

說明：這一功法劉建華堅持習練。我們這次只收集到該功法提綱，因故未能將功法詳細輯錄。只能以後再設法補救了。

第十一章　糾偏功法

第一節　糾偏概論

一、練郭林新氣功不容易出偏

郭林新氣功，關鍵在於一個「新」字。爲了把氣功推向社會，治病救人，郭林老師認爲過去氣功界那種單脈相傳的教學已經不適用了。因此，她對古氣功進行了改革，改古氣功三關共渡爲「三關分渡」，也就是把呼吸導引、式子導引和意念導引分層次教學，這樣便於從簡入繁，有效地降低了因練功不當而出偏的可能性。

尤其是在探索氣功治癌的道路上，爲了最大限度地搶救癌症患者的生命，爭取時間，就更不允許因出偏差而走彎路，貽誤戰機。治癌功中，郭林老師把風呼吸法導引作爲主要導引法，用於實踐。實踐證明，只要按照老師的功理、功法原則去練，一般是不會出偏的。若干年來，全國大面積推廣郭林新氣功，一直是安全、可靠的。

二、如何防止出偏

1.認眞掌握功理功法

①鬆靜是關鍵。練氣功要使頭腦和身體最大限度地放鬆，只有鬆下來，才能入靜。「引體令柔；導氣令和」，鬆靜下來，練功不會出現偏差。

②做好預備功、收功。氣功鍛鍊不同於其他體育鍛鍊，只有進入「氣功態」才能產生療效。預備功是使人進入「氣功態」的按鈕，收功是從功態恢復到常態的必不可少的環節。郭林老師在比喻收功的重要性時曾經說過，練功就像種莊稼，收功就是收割，收不好功，就不會有收穫。有些初練者往往不體會這裡面的奧妙，草草收功，氣不歸丹田。也有練功半途即與人講話，這些都容易引起偏差。

③不宜混練。各種功法都有不同的內氣導引路線。倘若在初學階段，不了解內氣運行的規律，各家功法都想嘗試，朝秦暮楚，各種功法混練，有時不能各選其長，反而因導引混亂造成偏差。因此，學習某一種功法，要踏下心來，學到其真髓，最終萬法歸一，達到自由境界。

④發現偏差，及早糾正。出了偏差，往往很不舒服，應該及早找到原因，及早糾正。式子導引不正確，儘快調整動作；呼吸導引出偏差，要糾正呼吸方式。最難糾正的是因七情干擾引起的偏差，往往造成全身氣機紊亂。但不管由於哪種導引引起的偏差，都是越早糾正越好，以免拖成頑疾。

2.有條件最好進輔導班學習

學練氣功最好在老師的指導下學習，較少走彎路。郭林新氣功研究會在全國各地都設有輔導站，因此各地新學員最好參加當地的輔導班。在輔導班中，可以得到輔導老師及時的指點，及時查功。而從書本上學，理論雖然懂了，但在實踐中難免聯繫不好。例如，行功中的擺手，有的人手卻未能導引回丹田，若自己意識不到，長久下去，氣不歸田，就會造成偏差，這種毛病有經驗的輔導員一眼就看出來了。

當然，儘快提高各級輔導員的全面素質，提高教學質

量，教學規範化也是當務之急，很有必要的。

3.要重視查功

郭林老師在世時，教學非常嚴謹，她十分重視查功，每週都要查功。每一位輔導員帶領一班學員，老師逐個詢問，從病史、病情到生活四調、功理、功式，逐一去查，從不馬虎。這樣便於及時發現問題，及時結合病情辨證施治。若是一味蠻練，小的問題得不到及時解決，久而久之，形成頑固偏差，解決起來就非常困難。

三、　出偏原因

什麼是偏？爲什麼會出偏？

出偏就是氣的運行沒有按照人體的正常氣路運行。而出偏的情況千差萬別，出偏的原因多種多樣。人體是一個非常複雜、精密的系統，人類至今對自身的認識也是十分有限的。即使是現代醫學、解剖學，也很難全面道破人體的奧秘。氣功大師在總結前人經驗和自身實踐中，逐漸認識氣的運行規律，據此而創編出各種功法。

但是倘若掌握不當，操練過程中也會引發偏差，一旦出偏，痛苦萬狀，但到醫院又查不出毛病，只有出偏的人自己感受最深。綜合出偏者的情況，大概有這樣一些原因容易造成偏差：

1.違反練功原則

學習氣功必須有科學的態度，要認眞領會功理、功法，而不能掉以輕心，一味蠻練。有些人練功三天打魚，兩天曬網，有些人不認眞聽課，不認眞看書、琢磨功理功法，這樣得不到眞東西，流於形式。而有些人又過分「較眞」，過分僵化，一招一式過分追求，在理論上沒有做到似有似無。有

些人乾脆違反練功注意事項，做了不該做的事情。這樣下去，學不好氣功，反而容易引起偏差，適得其反，出現偏差。

2.急於求成

練氣功講求水到渠成。倘若初級功法還沒有掌握好，功理、功法還沒有吃透，病也沒有好，就忙於向高深進軍，急著學中級功、高級功，又要博采衆家，各種功法混練，這樣會揠苗助長，適得其反。練氣功追求修身養性，治病只是一個方面，長期修煉精神、意識、思想道德，內涵是十分深刻的，沒有一生一世修煉的恆心，總想一口吃個胖子，反而容易引起偏差。

3.受七情干擾

練氣功要心平氣和，大怒大悲、情緒激動狀態下，萬不可勉強練功。而有些人忽視了這一點，掌握不了自己的情緒波動。七情干擾就是練功者的「天敵」，造成人體自身氣機紊亂。在長期修煉過程中，人們會慢慢學會調節情緒的方法，但修煉不到家的人，還是要竭力避免七情干擾下練功。這一點要切切注意，許多人是在這方面吃了大虧的。

4.驚功

練功時正當心安神靜時，外界突發事件發生，如巨大聲響，磕碰，摔倒……突然受到驚嚇，引起氣機紊亂。此時千萬不可睜眼，要穩一穩氣，平靜下來，然後做手心向外的升降開合，排除驚嚇，恢復正常。此時若慌亂、睜眼，即容易就此出偏。

5.補瀉不當

人體陰陽失調、虛實不當，就形成病症，治療要對症，

虛則補之，實則瀉之。郭林老師的新氣功尤其強調辨症施治。但真正做到辨症、掌握功法實瀉虛補是較難的，辨症即是關鍵，所以無論是氣功教師，還是病員自己都應學一些中醫辨症施治的基礎知識。例如，肝病久了，肝腎陰虛，但若是肝陽上亢就不宜補，當成慢性病一味補之，就將病邪補得更加強壯，造成胸肋脹滿，形成偏差。

四、 糾偏功法

在郭林新氣功療法當中，有許多糾偏方法。但由於個人體質、病症不同，出偏情況各異，對於糾偏，郭林老師往往是按照辨症施治，分別給予施功。輔導員中有的人出過偏，有的人沒有出過偏，學員中也有出偏者，有的因習練別的功法出偏，都曾經受過郭林老師糾偏指點。現將能夠搜集到的一些典型糾偏例症加以匯總，並將老師曾經給予過的糾偏功法，加以整理歸納。

綜合郭林老師在世時所運用的糾偏方法，有如下一些：

1.升降開合糾偏；

2.按摩及指針糾偏；

3.醉鬆功糾偏；

4.吐音糾偏；

5.快功糾偏；

6.通經接氣、飛經走氣糾偏；

7.動功糾偏（五禽）；

8.鬆小棍糾偏；

9.全套中度功靜眼練糾偏。

這些功法中，哪些功法適用於哪些類型的偏差，我們在例症中可以體會到郭林老師的運用法則。解偏需要找到偏差

的原因，分析其生理、病理因素，尤其是要有經絡學的基礎，才能因勢利導，扶正袪邪，使偏差得以糾正。糾偏並不是一兩句話，它是一個艱難的過程，比一般學練某種功法要難得多。因此，每一個出了偏差的人，首先不能過於驚慌失措，失去信心，但也不能過於樂觀，認爲有了一種功法，糾偏就可以順理成章，馬到成功。

在糾偏中，不僅要刻苦習練糾偏功法，更重要的是要提高悟性，體會自己出偏的眞實原因，按照各人自身不同的情況去靈活處理，這樣，偏差不僅可以糾正，而且對氣功將會有一個更深刻的認識，比別人學到更深一層的東西。

下面將各位輔導員跟隨郭林老師糾偏實例介紹如下，供大家參考。

（王健　整理）

第二節　糾偏實例

「定步行功」糾偏功法

筆者於1973年夏於東單公園由郭林老師親自傳授此功。

大凡因長期飽受強烈七情干擾者，不論患了哪種疾病都是甚難治癒的。即便以往練過功曾取得過療效，此刻也無濟於事。郭林老師認爲：長期的惡性刺激，必導致周身經絡循行失衡，氣機紊亂。如不清除沉積日深的「頑念」，把氣機逐漸理順過來，此刻，再好的功法也毫無用處，甚至還會導

致更嚴重的出偏（大意）。

她向此類患者說：「給你一種功法，如能恆久習練便會慢慢轉化過來。」筆者依功而行，果然獲得體驗。再佐以老師親授的幾種功法，一練就是十幾個年頭，終於在十五年後的一次認真體驗中，確切證實病體痊癒。

定步功功法介紹

一、預備功

分兩部分。

第一部分：練功之前的預備功。其功法為，在生活中，無論是行、住、坐、臥，凡有暇時便默念：「輕輕飄飄，蕩蕩漾漾，若浮若沉，逍遙自在」這幾句話，反覆不停地念下去……。

第二部分：正功的預備功。

先鬆靜站立，然後做上丹田升降開合三次，稍停片刻便開始練正功。

二、正功

與自然行功要求一致，再按病情確定出腳次序，以後的步法動作及兩手擺動方式，均與現在的風呼吸法定步行功相同，只是節奏上更加輕快自由一些。

在整個練功過程中完全採用不加任何限制的自然呼吸方式，並且自打起步就默念：「我在雲中走，我在水裡游」……直至收功（老師的解釋：「雲中走」非指腳下踩著雲朵，而是身處雲霞中；「水裡游」非指在水上漂浮，而是身處水中，像魚兒一樣地游）。

在練功中，不再以數「九步」次數換腳（因為練功者一

直在默念著導引詞，不可能同時數數），而是隨意自然地憑感覺需要換腳。換腳可以以前進一步的方式或後退一步的方式去換，且無須再加中間環節，即「上腳後兩腳平行站立及中丹田三開合」。練功時間最好早、午、晚各做一次，時間少，早、晚各做一次亦可。功時長短大約15分鐘到半小時，如做功時感覺舒適，延長些亦可。

三、收功

可按現行的慢步行功法去收功；亦可按早期的複式收功法進行：即步子停下來之後，做三次上丹田升降開合，繼而擎起雙手，從上前方接住一個宛如飛來的「球」。與此同時自然放掉了原來的守題。接「球」後，重心在前腳，雙手於上丹田處向前旋轉，揉「球」九次；然後雙手抱「球」，沿任脈緩緩下降至中丹田處停下，重心移至後腳，開始向後旋轉，揉「球」九次；然後重心前移，雙手抱「球」，沿任脈上舉至上丹田處將「球」拋出去（意念不隨「球」走，而是隨手下降）。

接著雙手沿任脈下降至中丹田處，雙手疊放於氣海穴（男左手在下，女右手在下）。雙手同時圍繞中丹田，似觸非觸地做螺旋式揉轉，逐漸展擴（上不過膻中、下不過曲骨），旋轉九周後停於膻中處（男性先向左旋，女性相反），之後做三個氣呼吸再上下換手向反向旋揉九周，並逐漸縮小，最後回歸至中丹田，並做三個氣呼吸。最後是導引回氣，雙手沿任脈平舉至印堂處，略微分開，手心朝臉部，在雙眼前攢拳掐勞宮穴三次（配合呼吸，吸鬆呼按）。雙手自然下落於兩腿側，平行鬆靜站立片刻。

（趙成 整理）

郭林老師用飛經走氣功法搶救驚功出偏

　　周寧16歲就在南口機車車輛廠學徒，因勞累過度和長期營養不良，患了心臟病，經常犯病，有時突然暈倒。1976年車間送他住南口鐵路醫院治療，收效甚微，眼看人就不行了。正巧，那時我已到龍潭湖公園學練郭林新氣功，看到不少身患各種疑難病症的病友，經過練功恢復了健康，有了練功治病的先例，我決定接他出院。那年他才22歲，臉色蒼白，經常在走路時突然暈倒，令人提心吊膽。

　　出院後我陪他到龍潭湖公園學練郭林新氣功，從此周寧每天早起，就近在地壇公園練整套慢步行功。不到一個月，周寧病情明顯好轉，心律正常，和健康人一樣了。我們再也不用為他獨自外出而擔驚受怕了。可是有一天傍晚，他正練功，被敲門聲驚著了。開門後，站也不是，坐也不是，躺也躺不下來，臉色發青，一點血色也沒有，他只好在院子裡瞎晃。看他難受得不得了，我們一點兒辦法也沒有。

　　我們單位醫務室的大夫告訴我，練功出偏，快找氣功老師糾偏。當時已是晚上9點多鐘了，我們趕到郭林老師家。老師正和陳福蔭大夫研究功理功法呢。老師和藹地對周寧說：「有老師在，你很快就會好的，不要害怕。」周寧聽了老師這句話，情緒馬上安靜下來。緊接著老師領我們到她的畫室，先讓周寧坐下，老師站在他的面前，用「飛經走氣」功法，給他點穴，並讓他配合做三呼吸。一會兒，他的臉色逐漸好起來了，老師也高興地笑了，大家鬆了一口氣。老師告訴周寧，第二天早晨去中山公園找他。周寧回家時的模樣和去時相比，好像完全變了一個人。

　　第二天早晨，周寧很輕鬆地騎自行車到中山公園。老師讓單長禮先生敎他練醉仙功糾偏，並囑咐他要天天跟著老師。老師到哪裡練功，他也到那兒練功。這樣，他又慢慢地好起來了。後來，周寧又出過一次問題，當時幸虧在老師身邊，李力也在場，老師也是用「飛經走氣」爲他解決的。

　　1978年7月30日老師在北師大敎室講「通經接氣與飛經走氣導引法」時，舉了周寧驚功出偏的實例，並詳盡地介紹了搶救的全過程。講了「飛經走氣」「通經接氣」治病的機理。現摘錄如下：

　　郭老師說：「……我一看這個病人的情況，就知道是出了偏。邪氣把他的經絡脈堵塞了。心臟病，臉色發靑，四肢無力，顯然是供血不足，需要用飛經走氣法急救，慢是不行的。怎麼飛經？怎麼走氣？飛經導引法也如針灸的飛經法，是要從子午流注和補瀉那些方面去考慮的。什麼叫『子午流注？』就是說在飛經走氣功法中需要考慮時辰。

　　子就是夜晚12點；午就是中午12點。我們怎樣用這個功法導引？急救？他來的時候沒有到夜晚12點，沒有到子時，晚上是陰之陰，要是到半夜12點，那時是陰陽交接的時候；中午12點也是陰陽交接的時候，這病人是陰陽失調造成的。病人是男的，屬陽，而且未結婚，是陽之陽。他是實症，不是虛症。我們傳統治療法就考慮這些。考慮他是實症，陽之陽，又在陰之陰犯病，供血不足。

　　我把他扶住，讓他坐下，我先按他的百會穴，爲什麼要按百會穴？因爲諸陽集會在這兒。把一個門按住，要調整他陰陽，向左轉是調陽，向右轉是調陰。左轉補陽，右轉瀉陽。他是陽亢，就不能補陽，該瀉。瀉了還得補上，從陰經

補。陽經在頭上百會處。這個時候怎麼辦？明白飛經走氣功法就很容易辦。他有邪氣，邪氣把他的經絡脈堵塞了，要瀉，先把邪氣瀉出去，但一瀉，就心血不足，要再補心血。

我用飛經法，按住他百會穴，單獨向右轉，不能左右轉。瀉完怎麼補？我看他神亂，沒有光。臉色發青，四肢無力，那就先補氣補血，這是飛經走氣最要緊的。心臟左邊有個穴位，是心包經的第一個穴位，叫做天池。我一手按住他的百會穴一瀉，另一手從後邊點著他的穴位，我說：『沒有事，坐一會兒馬上就好。』我讓他想、看心臟，我這麼一點，睛眼一閉，意念帶氣走過去，氣一過，血就過去，很快，氣感就是電流。

邪氣瀉出去，經脈通了，要接氣，要它走氣。這是心包經，一點，點中穴位，氣就過去了。一點，怎麼把氣飛過去？我講過，氣爲血之帥，氣走血就走，氣停血就止。勢子導引要配合意念導引，還配呼吸。那時用飛經法，先告訴病人，飛到哪兒，我的病人患了心臟病，要飛到心臟去。

不到三分鐘，病人臉色變了，一按摩，人好好的了。我就叫他回家，沒事了。我告訴他：明天早上一定來找我。第二天早晨 6 點多鐘，他騎車來找我。我問他『怎麼樣啦？』他回答：『好啦！反正好多了，死不了啦！』

是不是他完全好了？不行，還未過關。從那天起，我就把他作爲一個臨床經驗的課題，這在我十多年來，沒有遇到過。這麼巧，心臟病，出了偏，又在這個時辰犯病，我的功法成熟不成熟，還值得考慮。

第二天他來找我，我告訴他：『周寧，你的病很危險，這三個月練功，你不能離開我！』因爲那天晚上調整一次是

過不了關的，還有可能犯。從那以後，我仔細琢磨他這個邪氣，到底該怎麼瀉，怎麼補氣，才能徹底把他的陰陽調整過來？有一天，在中山公園，他已跟了我個把月，我常常看著他練功。當時李力也在旁邊，他練著練著小棍，『哈哈哈』來了，臉全發靑了，又來這玩意兒了。把李力嚇壞了。我說：『不要緊，是他又犯病了。』因爲邪氣沒有出透，臉發靑、神沒有光，四肢無力，又要倒了。

我把他扶住，讓他坐下。這次我要把他徹底搞通經絡，時間放長一些，儘可能通。那天晚上，我還不太有經驗，這次我有經驗了。我想，這次我要把他經絡通夠，哪個經絡穴位要下功夫的，我就盡量按摩。比如腎經，腎水不足，就供血不足。第二次犯病是早晨八、九點，那是陽氣足的時候，又是男孩子，未結過婚，陽氣很足，因此不能兩邊轉，即使邪氣好一點還是要繼續瀉，要瀉三輪，一輪不夠。按摩一次不夠，按摩三次瀉的。

這是很大膽的，那是很厲害的，在百會三瀉，要明白子午流注。按經絡來走氣，按經絡來接氣，按摩三輪，把陽氣一瀉，再做腎愈按摩，從腎供應腎水。假如這時自己能翹起腳來，按摩湧泉穴，那也是頂好的。早晨犯病與晚上犯病，我用的飛經走氣的方法不同。一是陰之陰，一是陽之陽。那天晚上，我只是瀉一瀉，再進行點穴，第二次不是點穴，從腎愈穴過去。我知道腎經，比如從湧泉穴過來，直通肝，肝通肺，氣充滿肺，一上喉嚨，喉嚨到心臟，會很快供應到心。心跳慢了很快會死人，幾分鐘就死了，氣接不上，幾分鐘就心肌梗塞。……」

（蔣金吾　整理）

第三節　郭林老師指導我們糾偏
——醉鬆功功法

一、病情介紹

　　我曾因七情干擾出過偏差。出偏固然不是好事，但正因
爲出了偏才更體會到了「氣」的力量，倘若是一種對人身體
作用很小的鍛鍊方法既不會有神奇的療效，更不會造成痛苦
萬狀的差錯。

　　因此，有過出偏、糾偏的經歷，也是壞事變爲好事，也
像人們的生活經歷一樣，受一些磨難促使人成熟。通過出
偏、解偏也可以促使我們更好地掌握功理功法。

　　1976年，當時我25歲，由於學功心切，加上病情較
重，受了一些七情干擾後，就發現左肋下有一塊不適，這種
不適感越來越明顯。當時正值初級班升中級班，我因怕影響
升級就沒敢聲張。可是隨著功力的增長，不適的感覺越來越
重。發展到一做預備功，氣就往上竄，造成人站立不穩，根
本無法入靜，再後來就全身發僵。有時騎在自行車上，身上
一僵就下不來車，很是危險。我只好向輔導員如實匯報，輔
導員，又向郭林老師講了。

　　郭老師聽了這種情況馬上說：「你出偏了。」從那兒以
後，郭老師就不讓我練正常功法，而是敎了我一套「醉鬆
功」——醉八仙。郭老師說我出偏的原因是意念不靜，練醉
鬆功要空意念，大腦什麼都不要想，身體要完全放鬆，像一
個喝醉了酒的人，身體不受意識支配，搖搖晃晃，身體順勢
傾倒，但又不摔倒。這樣練一段，身體就會鬆下來，邪氣自

然也就順了。

　　為了打消我的顧慮，郭林老師告訴我，「醉鬆功」練好了，也有靜功的效果，也可以起到練慢步行功的功效。

　　練「醉鬆」功比較惹眼，因為有些人不知情況，往往以為我們生了病，跑來詢問，攙扶。我們得克服不好意思的想法，堅持練。練「醉鬆功」的確很舒服，身上麻酥酥、熱呼呼的。剛開始時間短些，慢慢延長時間，有時練1個小時以上，身上微微出汗，全身都鬆透了。郭林老師說，練「醉鬆功」一般要手指尖向下，倘若身體太虛弱不能大瀉，手指尖微微抬起一些，不要完全朝地。

　　另外，要注意選擇平坦、空曠的地方，免得摔倒或碰倒。要注意，向後倒時，不要腳跟著地，咚咚地敲，對大腦震動太厲害。

　　練了一段「醉鬆功」後，為了加強功力，打通經脈，郭老師又教我吐「哈」音。單吐高音，不用意念，雙手重疊放置偏差處。

　　偏差一旦形成，糾正起來並不是很容易的。由於誤導形成條件反射，只要一練功，氣總會沿著錯誤路線運行，疾病恢復得很慢。

　　由於我們剛開始學功，辨症施治的功夫掌握的不好。當時我患B型肝炎，指標比較高，自己總認為是慢性病，肝腎陰虛應用補法，這也是產生偏差的一個很重要的原因，病邪沒有去掉，用補法反而把邪氣培植的更強壯了。有一次老師見我氣色不好，她說：「你怎麼搞的。」隨即老師說：「你是B型肝炎。要用瀉法，你要練快功。」特快功也是郭林老師的糾偏功法之一。特快功的一般針對癌症，是大

瀉。出偏的人也可用特快功達到去除病邪的目的。

糾正了偏差之後，我又學了中級功、高級功，郭林老師還敎了我們「華佗五禽戲」。記得我隨郭林老師到上海表演五禽戲時，老師曾對我說，你出過偏，要多練動功，好好練五禽。可見，老師認爲動功有利於防止和糾正偏差。

由於每個人的病情不同，出偏情況各異，老師給安排的功法也會不盡相同，但我以爲老師糾偏的總的原則不會變，主要是強調瀉，強調鬆，強調動，強調靜。

點滴體會，但經過老師親自指點。一個學練氣功的人要提高自己的悟性，老師指點往往是一兩句話，要靠自己用心體驗。光指望老師，有依賴心理不成，老師指出的路要用心琢磨，刻苦習練。糾偏也是磨練意志的過程，沒有堅定的信念和百折不撓的毅力，也會半途而廢，反過來指責各種功法不能奏效就大大地不聰明了。

二、醉鬆功法

1.預備功：鬆靜站立，中丹田三呼吸，三開合（先吸後呼）。

2.慢慢移動重心，將重心落在某一隻腳上，隨後身體向重心方向傾倒。

3.隨著身體重心傾倒，當支撐不住時，自然而然地將重心換到另一隻腳上，身體隨著晃動起來，彷彿喝醉了酒的人，全身不停地隨意晃動。

4.全身盡量放鬆，意念空空。

5.根據個人情況，練到全身鬆透了，時間半小時至1小時，甚至更長。

6.注意事項：

　　①選擇平坦、空曠處練習。

　　②偏太重可睜眼練。

　　③一般手指尖朝下，若身體太弱，指尖可略微抬起。

　　④向後倒時，不要腳跟著地，以免震動太強，對大腦不利。

　　7.收功，三開合、三呼吸（先呼後吸）。

（王健　整理）

第四節　調整功

　　調整功是1983年6月，郭林老師在北京植物研究所小禮堂教授的。

　　調整功是調整全身氣血的功法。例如，功中或功後陰陽失調、氣滯、氣竄、肢體亂動等偏差，均可用此功調理。

　　功法包括：理三焦；兩射雕；陰陽調。

　　一、理三焦

　　1.預備功：鬆靜站立（閉眼，可默念三、六、九），沉氣中丹田，三個氣呼吸，中丹田三開合（如出事就不閉眼）。

　　2.手掌導引：兩手中指相接，掌面平行於腹，自中丹田始（注意虎口要張開，否則容易將邪氣引到心），男性兩掌由腹部左側順時針向上轉，轉三個小圈，升到膻中穴，做一個氣呼吸（先吸後呼）。然後兩掌從腹部右側順時針向下轉，轉三個小圈後降至中丹田。女性相反，手掌由中丹田沿身體右側逆時針上轉，轉三小圈升至膻中穴，做一個氣呼吸

（先吸後呼），然後沿身體左側逆時針轉三圈後降至中丹田。

3.**收式**：做一個或三個中丹田開合。此爲一節，可做三輪、六輪、九輪。

注意：

1.癌症患者轉速要快些，慢性病患者轉速可慢些。

2.虎口要張開，若貼住邪氣散不掉。

功理：手掌導引胸腹暮穴、會穴，可以直接調節三焦（上焦心肺，中焦脾胃，下焦肝腎，調眞氣，祛邪氣）。

注意：意念不能跟著手轉，如意落於形，邪氣跟著走，要出事了

二、兩射雕

接上式，中丹田三開合後，重心在兩腿中間。兩手掌面向內平行於中丹田，兩中指指尖相接。兩手劍指上升至膻中穴。移重心，出左腳，右手劍指水平向右前方弧形射出，右臂鬆，曲直，此時左劍指仍在膻中穴原位不動。在右手射出同時，身體重心移向右腳，左腳跟步，腳尖點地。此時腰部向右轉約30°，目光隨劍指射出，但不能看手指或想手指。

然後，右手劍指收回膻中穴，兩手劍指相接。在收右手同時，右腳收回，重心落在兩腳之間，頭部腰部隨之轉回歸位，眼神收回。

出左手出右腳，左手劍指水平向前方弧形射出，左臂鬆曲直，此時右手劍指仍在膻中穴，原位不動，在射出左劍指的同時，身體重心移向左腳，右腳跟步，腳尖點地。此時頭部腰部隨著向左平轉約30°，目光也隨劍指方向平射出去。然後，左手劍指向內水平弧形地收回至膻中穴，兩手中指相

接。在收左手同時，左腳收回，重心在兩腳中間。頭部腰部隨之轉回原位，目光收回。

以上以男性為例，女性相反，先出右腳左手，轉頭轉腰，再出左腳右手，轉頭轉腰。

注意：掌心方向，隨病情而定。

兩手導引內氣由膻中下到丹田，做一個或三個中丹田三開合，此為一節。可做三輪、六輪、九輪。

功理：前胸是手足三陰經脈相接部位，膻中穴是宗氣之會，劍指有良好的導氣作用，射雕有排邪接天氣之佳效。

三、陰陽調

接上式，兩腳平開，雙手重疊放中丹田（男左手女右手在下）。在下面的手開始由中丹田沿任脈上升至百會穴，然後沿身體外側導引向下，手指指尖指向腳，再回到中丹田。另一隻手在上手開始下降之時，由中丹田沿任脈上升升至百會穴，然後順陽經下，手指指尖指向腳，再導引回丹田。兩手循環往復，一陰一陽。

掌心的方向隨指標的高低而定，高指標掌心向下，低指標掌心向上，正常指標掌心向身體。

收功：中丹田三開合、三呼吸。

功理：督脈是諸陽之海，任脈是諸陰之海，導引任督二脈，通陰陽（周天），濟水火和百脈。

指針按摩功法

第十二章　臟腑按摩功法

郭林新氣功療法的所有指針按摩功目，均只是適合於良性疾患，惡性病灶及其鄰近部位均嚴禁按摩，請切記!!

按摩功法均是以「內功」做按摩，不同於一般推拿及保健按摩，所有按摩功均是用手指尖（指肚）或手內勞宮穴「氣」來做按摩。按摩時動作要慢、輕，只有接觸感，沒有壓迫感。忌用力與快。

按摩時要全身放鬆，大腦入靜、默念轉圈數或點按穴數。按摩功一般爲配合主要功目（行功）來防治疾病。爲更快取得療效，故操練時間須根據按摩不同的部位放在中午、下午、晚上爲宜。早上應練各種行功。

按摩功多爲閉眼坐式操練，更適合年老體弱者習練。

第一節　肝區按摩

1.**預備功：**鬆靜坐或站，中丹田三個氣呼吸，中丹田三開合。

2.**正功：**兩手由中丹田上到肝區，雙手勞宮穴相疊（男左手在下，女右手在下），在肝區做旋轉按摩。正12次，反12次。再做三按三呼吸（氣呼吸）。按摩次數可根據病

情增加到24次乃至36次。雙手從肝區下來到中丹田，做1
～3個開合，如此爲一輪，共做三輪。每日1～2次。

　　3.**收功**：中丹田三開合，中丹田三個氣呼吸、鬆靜坐或
站。

　　4.**注意**：肝癌患者禁做。

第二節　腎俞按摩

　　1.**預備功**：同肝區按摩。

　　2.**正功**：腎俞按摩手法有三種：

　　①用勞宮穴以腎俞穴爲中心，雙手順膀胱經方向，向
下、向外、向脊椎畫環。

　　②雙手內勞宮上下按摩腎俞穴，手向下實，手向上虛，
將腎俞搓熱。

　　③雙手呈劍指，自然往後。大拇指放帶脈上，中指、無
名指、食指成排，中指輕點腎俞穴，按膀胱經的方向按、轉
（同勞宮穴按摩所轉的方向）。

　　按摩次數：正12次，反12次。或24次，最多36次。三按
三呼吸，中丹田三開合。

　　3.**收功**：同肝區按摩。

　　4.**注意**：腎癌或腹部有癌者禁用。

第三節　心臟按摩

　　1.**預備功**：同肝區按摩。

　　2.**正功**：雙手由中丹田沿任脈上升至心區，兩手內勞宮

重疊（男左手在下，女右手在下），按摩心區，女先向右轉，男先向左轉。正12次，反12次（或24次），三按三呼吸，手下到中丹田三開合爲一輪，如此做三輪。

3.**收功**：同肝區按摩。

4.**注意**：

①心臟按摩初練時，意念活動要先選題，不要想自己身上。待有了一定功底後，可用意念想心臟，但必須按十二字訣。

②經過一段時間病情稍好轉時，可增加按摩次數。補陽爲9的倍數（如18、27、36）；補陰時爲6的倍數（如12、18、24）；調整時用數字184的倍數（如36、54……）。

③中午11：30～1：30，氣血走心臟，可在此時做心臟按摩。晚上（7～9時）戌時，氣血走心包經，也可做。

第四節　肺部按摩

1.**預備功**：同肝區按摩。

2.**正功**：雙手內勞宮重疊放在肺部（即乳房上），按照男先左側，女先右側。正轉36次，反轉36次，在原位三按三呼吸，膻中穴三個開合爲一輪，連做三輪。

3.**收功**：同肝區按摩。

4.**注意**：胸部有癌者禁用。

第五節　胃部按摩

有兩種按摩方法。

第一種按摩方法：

1.**預備功**：同肝區按摩。

2.**正功**：雙手輕輕放在中脘穴上（中脘穴在肚臍上四指與鳩尾穴之間），雙手內勞宮重疊（男左手在下，女右手在下）。正轉18次，反轉18次（男先向左轉，女先向右轉），或正反轉36次。三按、三呼吸，中丹田三開合爲一輪。如此做三輪。

3.**收功**：同肝區按摩。意念要穩於丹田，等意念離開丹田後再睜眼。

4.**注意**：胃癌、肝癌等上腹部癌患者禁用。

第二種按摩方法：

胃病按摩主要由五部分組成，即胃部按摩；太衝穴按摩；衝陽穴按摩；足三里按摩；內關穴按摩。方法是：

1.**預備功**：同前。

2.**正功**：胃部按摩同前。其他四個穴位按摩是：雙手中丹田開合後，一手放腎俞，另一隻手劍指按摩太衝穴（在大腳趾及二腳趾中間向上一寸半處）。衝陽穴（二腳趾尖向上，沿足陽明胃經第四個穴位即解谿穴與陷谷穴中點）。足三里穴（膝下四橫指，脛骨外側一寸處）。內關穴（手掌後第一橫紋正中直上二寸處）。正轉9圈，反轉9圈（或9的倍數）。三按三呼吸，爲一輪，共做三輪。再換手做另一側。男先做左側，女先做右側。

3.**收功**：同前。

第十三章　肢體按摩

第一節 上肢循經按摩、循經導引（單馬導引）

　　乳腺癌手術後，因內外創面較大，許多淋巴管和血管吻合不好，造成患肢腫脹、疼痛，活動受限。郭林老師在1977年8月，敎李素芳等乳癌患者循經按摩及循經導引，效果不錯。

循經按摩：

　　預備功（坐、站均可），中丹田三個氣呼吸，中丹田三開合。

　　用對側手五指，拇指在裡，其餘四指在外，從患肢腋下沿臂內側（即手三陰經）慢慢往下捏，捏至手腕時，手心對手心，至患肢，指尖再按摩患肢手背，再沿外側（即手三陽經）輕輕往上捏，捏到肩頭。連捏三圈，再按上述路線，五指成梅花針形連敲三圈。用內勞宮再連捋三圈，做中丹田三開合爲一輪，共做三輪。

　　收功：中丹田三個開合，中丹田三個氣呼吸。

　　註：如果下肢水腫，也可以用此方法按摩下肢，用雙手先從陽經下，再陰經上。

　　循經導引（單馬導引）：

　　鬆靜站立，三個氣呼吸，三個丹田開合。

出患肢一側腳，另一側手放腎兪穴，患肢手由丹田沿任脈升至百會，翻手，向患側轉腰轉頭，手從身側畫圈回中丹田。做 3 、 6 、 9 圈，也可不計數，中丹田三開合爲一輪，如此三輪。

收功：同自然行功。

注意：①可按指標調手勢。

②如雙側乳癌可換邊，做法同樣。

第二節　半身不遂按摩

1.**穴位：**①陰陵泉；②足三里；③三陰交。

2.**方法：**指針按摩正36轉，反36轉，三按三呼吸爲一輪，共做三輪（都用雙手同時按摩雙側穴位）。

鶴頂穴按摩：按摩時正轉27次，反轉27次，三按三呼吸。此爲一輪，共做三輪。

第三節　腿部靜脈曲張按摩法

1.**預備功：**鬆靜端坐在床上，雙腿前伸，做中丹田三個氣呼吸、三開合。

2.**按摩法：**男左女右，先從一腿開始，雙手從陽經下、陰經上捏腿一次，接著雙手從陽經上敲腿一次，接著雙手再從陽經下，陰經上捋腿一次，爲一輪。三開合後，換腿從頭再做。左右交替，共做三輪。

3.**收功：**鬆靜坐，中丹田三開合，三呼吸。

第四節　膝蓋水腫按摩法

1.**預備功**：同上。

2.**按摩法**：先按摩陽陵泉穴，正轉36，反轉36，做三按三呼吸，三開合後，再按摩陰陵泉穴，方法同上。以上爲一輪，共做三輪。

3.**收功**：同上。

第五節　臂部浮腫按摩法

本功法對單臂、雙臂浮腫均有療效，其方法與「膝蓋水腫按摩法」相同，但應注意先順經從內側開始即可。

第六節　足跟痛按摩法

用拇指進行太谿、照海穴按摩。正轉36，反轉36，再由輕轉往重按，默念60個數，爲一輪，共做三輪，收功。

第十四章 對症按摩功法

第一節 帶脈按摩

1.**主治**：婦科病，月經過多（每天中午睡覺前按摩）。

2.**預備功**：同前。

3.**正功**：

①雙手虎口卡腰，拇指指尖向前，四指向後，雙手中指在命門處相接。

②以掌心為軸，四指朝前轉為五指併攏，指尖朝前。

③此時雙手慢慢推向肚臍（神厥穴），至雙手中指相接。

④雙手中指按肚臍三次。

中丹田三開合為一輪，如此做三輪。

4.**收功**：中丹田三開合，三個氣呼吸。若人太瘦，可做如下式子：

①雙手卡腰，四指朝前，拇指在命門處相接。

②雙手沿帶脈向前點捏至肚臍處，中指相接，按肚臍一下。

③雙手再向後點捏至命門處，雙手拇指相接，按命門一下。以上為一次，三次為一輪。共做三輪（再如前進行收功）。

第二節　消胸水、腹水按摩

1.預備功：鬆、靜、坐，中丹田三個氣呼吸，三開合。

2.正功：

①取水分穴（肚臍上二橫指處）。

a、按男左女右，一手放在「腎俞穴」或中丹田，另一隻手用劍指放在水分穴上，做正反36轉，由輕到重。按壓此穴同時默念60個數。中丹田三開合為一輪，共三輪。

b、雙手劍指按在此穴上，左轉36次，右轉36次（男先向左，女先向右）。由輕至重按壓此穴，默念60個數。中丹田三開合為一輪，如此三輪。

②太谿穴（內踝骨與腳跟腱1/2處），左腳，用右手劍指按在穴位上（男先左，女先右），左手放腎俞穴，左轉36圈，右轉36圈。由淺入深壓此穴，默數60個數。做1～3個中丹田開合。然後換腳，做法同前，只是轉的方法相反。如此共做三輪，收功：三個中丹田開合，三個氣呼吸。

③三陰交穴（內踝骨上四指處），用劍指按摩。方法同太谿穴按摩。

3.收功：中丹田三開合，三個氣呼吸。

4.注意：此功上午、下午、晚上各做一次。按摩是帶氣按摩，用意不用力。

第三節　止咳嗽、止咳血按摩

1.預備功：中丹田三個氣呼吸、三開合。

2.**正功：**

①列缺穴（腕上橈側上1.5寸）用對側手劍指取穴（男先做左手，女先做右手）按摩，正36圈，反36圈。再由輕至重壓住此穴，默數60個數字，做1～3個開合。再換手，做法相同，方向相反。此爲一輪，共做三輪。

②尺澤穴（肘窩橫紋中央）用對側手劍指或拇指按在此穴上，正轉36圈，反轉36圈，由輕至重壓住此穴，默數60個數。做1～3個開合。再換手，做法相同，方向相反，爲一輪，共做三輪。

③天突穴（喉結下二寸處）根據病情，一手放腎俞穴或中丹田，另一手劍指按在天突穴上（男先用左手，女先用右手），先順時針轉9或12圈，再逆時針轉9或12圈，三按三呼吸，中丹田三開合。此爲一輪，如此做三輪。

④臂臑穴（肩下四橫指）單手劍指按臂臑穴上（男先用左手，女先用右手），正轉36圈，反轉36圈。然後由輕至重按此穴，待有酸脹感時，默數60個數字。中丹田三開合。換手，做法相同，方向相反。此爲一輪，如此做三輪。

3.**收功：**中丹田三開合，三個氣呼吸。

4.**注意：**此穴對上焦病，尤其對肺癌擴散有較好的療效。

第四節　便秘、腹瀉按摩功法

方法之一：天樞穴按摩

1.**預備功：**中丹田三個氣呼吸，三開合。

2.**正功：**雙手左右分別用劍指按在兩個天樞穴（肚臍旁

開二寸處），手法是向外24或36圈，再向內24或36圈，向外為瀉法，主治大便乾燥。三按三呼吸。然後用中指點壓穴位由輕至重，默念60個數，中丹田開合為一輪。共三輪。

如腹瀉應用補法，即手指先向內轉，再向外轉，再向內轉。還可以加關元穴按摩（肚臍正中線下3寸），雙手內勞宮穴重疊（男先向左，女先向右）各轉24圈，三按三呼吸。

3.**收功**：中丹田三開合，三個氣呼吸。

4.**注意**：腹部放鬆；過飽過飢時均不可做此功。

方法之二：「通便功」

此功是1974年郭林老師在東單公園為學功者講授。

1.**作用**：此功對於習慣性便秘，效果甚好。

2.**功法**：在解便時，勿急、勿猛、勿憋勁兒，意念於下腹，鬆靜而有節奏地做深呼吸。一隻手（男左、女右）做單手合十狀，並以拇指指肚按印堂穴，指頭可以左右拐動，不時向下滑，滑動至鼻尖。

3.**注意事項**：此功對於腸胃炎症引起的腸胃痙攣、便溏、蹲肚、便澀者效果不顯著。

第五節　硬皮病按摩

硬皮症患者，皮淑英提供：主要功目是，早上練快功、中度快功。白天做頭部按摩，晚上做腎兪穴、關元穴、湧泉穴按摩。

第六節　糖尿病按摩

糖尿病患者要補陰。

1.腎俞穴按摩，24轉，每日兩次。

2.湧泉穴按摩，24轉，每日兩次。

3.中度快功（可以提高免疫功能，可升白血球，升血小板）。

4.做慢步行功。

5.中午做頭部按摩。

6.揉小棍，糖尿病人練小棍功，揉棍不宜慢。

7.腿浮腫再加指針按摩。

按摩穴位：三陰交穴、陰陵泉穴、足三里穴、內庭穴。按摩12次，按摩時一手外勞宮放腎俞。做完換另一側。

8.按摩完後，用手捏陰經從下向上，再從外側陽經捏下來，使血脈流通。

第七節　氣管炎按摩

1.**預備功**：中丹田三個氣呼吸，三開合。

2.**正功**：兩手沿任脈上升至頭部向後到大椎穴，用劍指按摩（男左女右），正反各12次，三按三呼吸，三開合為一輪，共做三輪。

3.**收功**：中丹田三開合，三個氣呼吸。

第八節　退燒

1.**預備功**：中丹田三個氣呼吸，三開合。

2.**按摩穴位**：風池穴、曲池穴。

用劍指按摩，正轉、反轉以9的倍數。

3.**收功**：中丹田三開合，三個氣呼吸。

第九節　高血壓（降壓功）

1.**預備功**：鬆靜站立，中丹田三個氣呼吸，三開合（開時呼，合時吸）。

2.**正功**：

第一段：意念在兩腳中間的地下有凹陷處。雙手手指先向下，然後逐漸變成手心向下，從中丹田沿任脈快速升至百會穴，男左女右，雙手內勞宮向下，重疊放在百會穴上，做正9轉，反9轉，三按三呼吸。然後雙手平開，手心向下，下降至印堂穴時，開始鬆腰鬆胯，身子慢慢下蹲，雙手也同時沿任脈下降。當雙手降至膻中穴時，開始呼氣，邊呼邊蹲，手也隨之下降。當手下降到中丹田時，兩手分開至兩胯旁，手指尖向下。這時吸一口氣，然後平一平，自然呼吸還原，恢復鬆靜站立，做中丹田三開合（開時呼，合時吸）。

第二段：雙手從中丹田手指向上快提至印堂穴，雙手平開，手心朝下，鬆腰鬆胯，身子慢慢下蹲，雙手同時下降至膻中時，開始呼氣，邊呼邊蹲，手也隨之下降。當雙手放置雙膝時，吸氣（指尖向下），然後平一平，自然呼吸還原，

恢復鬆靜站立，做中丹田三開合（開時呼，合時吸）。

第三段：雙手從中丹田沿任脈，手指向下快速升到印堂穴，兩手分開，手心朝下，從印堂雙手下降，同時身子慢慢下蹲。當雙手降至膻中穴時，開始呼氣，邊呼邊蹲，雙手同時下降，蹲到雙手降過膝蓋時，吸氣，然後平一平，自然呼吸還原，恢復鬆靜站立。以上三段為一輪，共三輪。然後三開合，三呼吸，收功（收功的三開合，配合氣呼吸）。

注意：

①第一、二、三段各蹲一次，每輪三次，三輪九次為九蹲；第一、二、三段各兩次呼吸，每輪共六次呼吸，三輪十八次呼吸為十八呼。

②凡是手上升時速度要快，下降時速度要慢。

③高壓在200或200以上者，兩手可升至百會穴轉圈按摩；血壓在180以上，兩手只升至印堂穴即下降；血壓在150以上，雙手升至膻中穴時就往下降；血壓不穩者，第一段在印堂穴，第二段在人中穴，第三段在膻中穴，三輪都這樣。

④呼時邊蹲邊呼，吸時蹲著不動，吸完再起，一定不要邊吸邊起。

另一種降壓按摩法：耳部按摩降壓功。

1.預備功：鬆靜端坐，中丹田三呼吸，中丹田三開合。

2.正功：

①降壓穴按摩：預備功三開合後兩手勞宮向下，中指似接非接，從丹田起平升至眼眉高，分至耳尖降壓穴（耳部穴位），食指在上，拇指在下，按摩降壓穴，先向前轉9圈，再向後轉9圈（正反各9圈）後，在降壓穴做三按三呼吸（先呼後吸）。

②降壓槽按摩：接前式，兩手食指在上，拇指在下，由降壓穴處沿降壓槽向下捏9數到耳垂，連做三次。

③耳垂按摩：接前式，兩手拇指與食指捏住耳垂根部向下輕拉9數，然後兩手內勞宮向下，中指似接由下腭向下慢慢下降至丹田。做三開三合。按上式連做三輪。

3.收功：

①中丹田三開合。

②中丹田三呼吸。端坐一會兒，睜開眼睛。

注意：做功時意念兩腳之間有一坑。

第十節　耳鳴、耳聾按摩法

1.預備功：可做也可以不做。

2.按摩手法：先做新氣功療法的頭部按摩功的第三段，取耳門、聽宮、聽會三穴，按摩畢，雙手中指分別堵住耳孔，正轉9，反轉9，然後將中指深插入耳中，突然拔出，可治耳鳴。若治耳聾則改為擰轉9（即左右旋轉），再一按一拔。以上為一輪，共做三輪。

第十一節　胃下垂按摩法

本功法適於輕、重症胃下垂患者，視身體強弱條件，取坐位、站位均可。

1.預備功：同前。

2.正功：開始時，雙手手心向上，徐徐向中丹田靠攏，至中指指尖相接，手心朝上，放在下垂部位，好像將胃托

住。接著做 9 個氣呼吸，先吸後呼，吸時要慢要長，同時雙手隨之上托。呼時要短要快，雙手不動，然後略平一平氣，如此一呼一吸，共做 9 次，逐漸將胃托至正常位置。以上為一輪，做中丹田三開合，共做三輪。

3.**收功。**

注意：

①上托時應逐步從下垂部位托至正常部位，一定要邊托邊吸，呼時不動。

②每天須堅持做兩次。

第十二節　乘車保心功

1.**作用：**此功可以增強腎、心包的功能，使人體心腎相交，心血管得到調整，用以防治心臟病及暈車症。

2.**功法：**

①乘車時先鬆靜坐勢（心臟病患者或有暈車史者）。

②按摩左手（男左女右），右手的拇指放在左手的內勞宮穴，中指放在左手的外勞宮穴，左手的拇指放在右手的合谷穴上做按摩（三個穴位同時按摩）。大約三秒鐘轉兩圈，可以根據路途的遠近安排正轉多少圈，反轉多少圈，最多不超過900圈，到900圈可以重數。

③用同樣的方法按摩右手。

3.**病例：**

①劉桂蘭曾兩次犯心臟病。一次走在路上，一次開會時，用此功法緩解了病情，救了自己。

②在天津敎功，郭林老師給一位暈車的病人加過此功，

練後效果不錯。

4.注意事項：

①此功用於乘車、乘船、坐飛機時，防治心臟病及暈車。

②此功可以做按摩，也可以用力點按穴位。

第十三節　三太保功

1.作用：此功能調整肺經、肝經、腎經的氣血，以充實三臟器的生理功能。

2.功法：

①太淵穴（肺經）指針按摩。

a、預備功：鬆靜坐，中丹田三呼吸，三開合。

b、取太淵穴，在手的掌側，拇指側，腕橫紋上的陷窩處。

c、指針按摩：男左女右，以左手爲例：右手拇指稍點按在左手的太淵穴位上，順時針方向轉36圈，逆時針方向轉36圈，然後點按，力量由輕漸重，直至有麻脹感，開始默念60個數，隨後點按力量逐漸由重到輕，拇指別離開穴位，做三個氣呼吸，然後做三個開合。

d、換手，用同樣的方法按摩右手。

②太衝穴（肝經）指針按摩。

取穴：腳背第一、第二腳趾骨縫處，按摩方法同太淵穴。

③太谿穴（腎經）按摩。

取穴：腳內踝骨後方陷窩處。按摩方法同太淵穴。

以上三個穴位按摩完爲一輪，共按摩三輪。

3.收功：同自然行功（三開合，三呼吸）。

第十五章　眼部按摩功法

第一節　概述

　　郭林老師以辨證（辨症）施治的原則，對各種眼病患者實行有針對性的傳授功法，並指導練功，取得了令人矚目的療效。我們直接或間接盡量搜集了有關功法，進行歸納、整理。這些資料的來源主要是張時勇的一本筆記，還有劉桂蘭、劉培林、李平、李素芳等十餘人提供整理，並由顧平旦執筆的一本小冊子，此外還有由新疆王祖恩及北京王淑香等提供的零星治眼功法等。

　　審示這些材料，許多是源於一處，分別記載的；還有許多大同小異的記載。爲了讀者清晰易解，爲了患者利於選用，我們進行了篩選、綜合、歸納，成爲一套治療各種眼病的按摩功法，以引導人們有效地去運用，爲眼病患者服務，也爲正常人保持健康視力服務。

　　郭林老師的眼功是屬於指針按摩功法，從功理上說是屬於「通經接氣」和「飛經走氣」範疇。眼功是在頭按功基礎上，辨症施功於各種眼病點滴積累，逐步發展起來的。它是郭林老師依經絡循行的規律巧用物理、生理、心理、醫理諸因素而創立起來的綜合功法。

第二節 幾種眼病的簡介及治療機理

1.正常人眼的構造：

人眼近乎一個球體，在其前端最外層眼角膜後邊是一塊類似凸透鏡樣的透明晶體，我們所見的景物都是由它匯聚結像於視網膜上而成的。

在其後大部分球形空間裡是透明的玻璃體，最後面的內層則是視網膜，它如同一塊感光板似的，可將由透明晶體所結成並投射其上的光學影像記錄下來，並傳遞給視神經輸至大腦皮層，形成人的視覺。

正常人之所以可以遠近自如觀看周圍景物，是因為在眼球環周的睫狀肌能隨機伸縮牽動調節屈光度，即改變其焦距，使無論遠近的影像均能準確地結在視網膜上。故人們才有清晰的視覺。

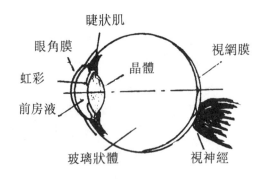

人眼結構示意圖

2.幾種眼病的簡介：

①近視眼：其眼球形狀比正常人稍長，故較遠處物體的影像，在視網膜前就結成了；而視網膜上則是一個模糊不清的影像。故須配載一定曲度的凹透鏡以補償。

②遠視眼：其眼球形狀比正常人稍短。故較近處的物體的影像在視網膜之後方結成；而視網膜上仍是一個模糊不清的影像，故須配載一定曲度的凸透鏡以補償。

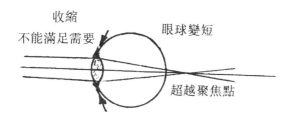

遠視眼示意圖

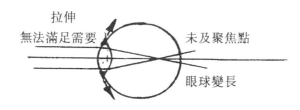

近視眼示意圖

③散光眼：其眼球水晶體是一個非球面透鏡，其縱向和橫向曲度不同。這樣物體的影像在視網膜上自然難以調實，

形成模糊影像，使人視物困難。故須配載縱向、橫向適於眼球曲度相互補的鏡片加以校正。

④老花眼：一般人在過四、五十歲之後，由於生理機能的衰退，致使眼球曲度的調節程度減弱。遠處物體爲了在視網膜上成像，必須有力地拉伸睫狀肌減小其曲度，方可成像。但事實上已做不到了。與之相反，較近處的物體爲了在視網膜上成像，必須有力地聚縮睫狀肌以增加其曲度方可成像。但事實上也做不到了。這就是年紀大的人遠、近視力都變弱的原因。故爲了矯正這種老花眼，一般應配載兩副眼鏡的道理。

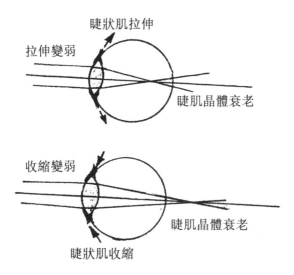

老花眼示意圖

⑤生理性的眼病如「靑光眼」、「白內障」等。

「靑光眼」是房水產生過多或排出受阻，眼內壓增高壓迫視網膜血管，使視網膜缺血和視神經萎縮，導致視力損害

甚至失明。

　　「白內障」則是眼球前（晶狀體前房液）部分或全部形
成混濁的沉積層，老年性白內障與生理機能退化或內分泌及
代謝障礙相關。

　　靑少年由於長期視物姿勢遠近不當，或視物過久眼睛過
度疲勞或因全身性疾病而導致眼睛功能失衡，引發各種眼科
疾病，其中常見的有假性近視、假性遠視、弱視等等。有的
醫治及時則可能恢復，醫治不及時，假性的就變成真性的了。

　　3.郭林新氣功治眼病的功理簡析：

　　上述種種眼病，有的是先天遺傳的，有的是後天形成
的，有的則是在一定年齡段上因生理變化而產生的。但不論
是哪種，都有可能通過堅持習練郭林新氣功指針按摩功法，
在很大程度上得以預防和治療。這一說法已爲許多眼病患者
的切身體驗所證實。

　　爲什麼會有這樣好的療效呢？其功理的基礎就在於，在
充分的鬆靜氣功狀態下（鬆是「通」的必要條件，靜是
「控」的必要條件）。通過指針在一些主宰眼部生理調控機
能的穴位上，施行「通經接氣」、「飛經走氣」的有序的功
法按摩，藉以調整陰陽失衡，疏通淤滯的眼部經絡；加強眼
部調控機能的恢復；促進生活物質、血液、能量的充沛供應
與生理代謝的加強。使其最大限度地恢復正常的視覺功能。

第三節　治療幾種眼病的功法

一、近視、遠視及老花眼的治療功法

1.**預備功**：鬆靜坐（站），中丹田三個氣呼吸，中丹田

三開合。然後雙手重疊於中丹田，男右手在上，女左手在上。

2.正功（之一）：

①遠近調：雙眼從最近處（約25公分）逐漸連續地向遠處看，到達視力所及之最遠處（約30公尺以外），看定後稍停片刻；再反轉回來由遠及近地看，回到最近處，亦稍停片刻。如此反覆做三次（註：這是在氣功態下，做能動調控眼球周圍伸縮肌的鍛鍊）。

②左右調：雙眼從前方正視逐漸向左轉，轉到最左處側視，稍停片刻，然後反轉回來看，轉到最右處側視並亦稍停片刻，返回前方正視的位置（眼球轉動看時，頭可隨之微動）。如此反覆做三次（註：這是在氣功態下，做能動地調控眼球周圍主宰旋轉運動的伸縮肌的鍛鍊）。

然後閉目默念9個數後，做三個中丹田開合，此為一輪，雙手重疊放丹田。如此共做三輪。

正功（之二）：

焐眼（亦有稱熨眼）：雙手合掌以勞宮穴為軸，左右轉搓9次，轉時宜慢些，搓掌不宜過熱。搓後雙手以勞宮穴分焐於雙眼上。同時默數9個數字後，雙手同時向左右分開，邊分邊以指梢從兩頰輕輕順勢手心向下輕滑，雙臂也同時降下來，雙手手心向上，分別放在兩大腿上，默數9個數字，之後雙手重疊放於中丹田，做三個氣呼吸，如上方法再做焐眼功三輪（註：這是在氣功狀態下，以手內勞宮穴所帶之充盈氣血及溫適的能量，給全眼施以通經接氣和飛經走氣，從而祛痰化淤）。

注意：近視者看遠處多停一會兒；遠視者看近處時多停

一會兒；老花眼者看遠處、近處時均多停一會兒（在升降時手勢的掌握均按指標情況而定）。

二、近視、遠視、老花眼的另一組眼功療法

1.**預備功**：鬆靜坐或站，中丹田三個氣呼吸，中丹田三開合。之後，雙手手心向上，中指對接，放中丹田處再做三個氣呼吸（謂之帶氣）。

2.**正功**：

①眼穴按摩：按做頭按的方法做如下穴位按摩。請看重要眼穴位置圖率先熟悉各眼穴的正確位置。

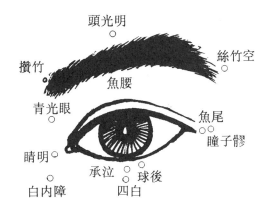

重要眼穴位置圖

a、睛明穴（內眼角）。

b、魚尾穴（外眼角，非瞳子髎）。

c、承泣穴（又稱魚肚）。

d、魚腰穴（非頭光明穴）。

以小指肚輕按穴位，內轉9圈，再外轉9圈，後三按三呼吸。待以上四個穴位按摩完之後，手指鬆開，五指沿面部輕輕點跳下來。雙手回到中丹田做三開合。

②9次推拉：雙手中指相接，手心向上，沿任脈提到膻中穴，變成手指向上，手心向內慢慢上升，用內勞宮穴對準眼球，這時意念在眼球，然後變手心朝外成立掌向外推出去（適度）。這時意念在遠方。之後翻掌，手向裡拉到眼部。如此共推拉9次。動作宜緩慢、輕巧。

③焐眼：接上式。雙手下降到中丹田，手心相對，搓手9次。不宜過重過快（以稍有溫度又不過熱爲宜）。接著雙手平舉上升至眼處，將雙手內勞宮分別虛放於眼球處，雙眼微閉，默數60個數。

④點跳眼穴：接上式。雙手變除小指外的四指空拳狀，用小指尖部由睛明穴開始沿下眼眶點跳，到魚肚穴（承泣穴）由到魚尾穴（外眼角處，非瞳子髎穴），再轉向上眼眶，經魚腰穴（非頭光明穴）回到睛明穴，此爲一圈。共點跳9圈。

⑤三轉眼球：接上式。雙手平落回歸丹田，中指對接，手心向上，帶氣後雙眼睜開，眼球依次向下、向右、向上、向左再向下……轉三圈；之後再依次向下、向左、向上、向右再向下……逆轉三圈。稍平一下後雙眼平視30公尺以外的固定目標，約一分鐘。

⑥回氣收功：接上式。雙手沿任脈升至膻中穴後變手，指稍向上，手心向內，緩緩上舉至承漿穴（下巴處），再向上經陽白穴、百會穴，下到啞門穴，然後沿頸部往下降落，雙手回到中丹田，做三開合，三個氣呼吸，鬆靜坐或站立一會兒，口水分三次咽下（無口水可咽氣）。

三、白內障眼功療法

本功應在日出前、日落後各練一次，心臟病患者可以坐

著練。

1.**預備功**：坐勢，雙手平放大腿上（手心向上、向下按指標）。虛腋、眼微閉，默念60個數。做中丹田三呼吸（中丹田三個開合），然後睜眼平視前方（注意：選題時應選綠色樹葉等物，不選建築物等，切忌紅色）。

2.**正功**：

①雙眼平視：向前方平視遠處約2～3分鐘（注意：病情一般的可雙目直視前方，高血壓者稍向下，低血壓者稍向上），然後把視線慢慢地收回到眼球，雙眼慢慢閉上，視力回收時意念放在自己的眼球上（共做三輪）。

②轉眼球：頭部慢慢地向右轉約45°，然後按臟腑參數向右轉動眼球。轉法應按右、下、左、上、右……的方式進行。其轉數可依病所屬之臟腑數確定：心臟7、肺9、肝8、腎6、脾5、一般6次，接著再轉回正面，稍停，再反向繼續慢慢地向左轉頭約45°，向左轉眼……轉數相同。當頭部轉回正面後，咽津三口，共做三輪。

③內勞宮穴焐眼：雙手內勞宮穴相對，輕輕摩搓使其發熱，待手心有熱感後，將雙手內勞宮穴虛捂在雙眼上，向右轉6轉，再向左轉6轉後，三按三呼吸，咽津，共做三輪。接著再做頭部按摩功中的「眼睛按摩」，增加一個「白內障穴」（在「睛明穴」向內偏斜下一點處）。一套三輪。

3.**收功**：接上式。做中丹田三個氣呼吸（注意，不做三開合）。

四、青光眼療法

本功用於青光眼治療，也適用於用腦過度引起的神經衰弱、肝病引起的眼病等，必須堅持每日早晚各一次。

1.**預備功：**鬆靜端坐，中丹田三個氣呼吸，三開合，雙手放在大腿上（按指標手心向上或向下），默念60個數，咽津三口。

①頭部按摩：接上式。做全套「頭部按摩功」。

2.**正功：**

①接上式。雙手上升至膻中，變爲手指朝上，繼續上升至印堂，用小指回到睛明穴按摩，正、反各9轉，三按三呼吸，後沿眼眶從下到上慢慢點三圈，回到睛明穴，順眼縫滑到瞳子髎穴按摩，正、反各9轉，三按三呼吸。接著沿眼眶從下到上快點三圈，回到瞳子髎穴，雙手放鬆向下點跳至下頜，慢慢降至大腿根，放平。默念60個數。咽津三口。

②接上式。雙手從中丹田慢慢上升至印堂穴，變劍指放在攢竹穴，以中指正9轉、反9轉按摩，三按三呼吸，然後向下點承泣穴，正9轉、反9轉，三按三呼吸。雙手點跳至下頜，按指標下到中丹田。

③接上式，雙手上升至膻中穴，內勞宮相對摩擦發熱，有熱感後，雙手上升，用內勞宮虛捂雙眼──焐眼，默念60個數，約一分鐘。雙手點跳下至下頜，按指標降到丹田，反覆做三次。咽津三口。

④接上式。雙手上升到印堂穴，用小指在「青光眼穴」（即睛明穴稍斜上處）上，正、反9轉，三按三呼吸，點跳至下頜，按指標降至中丹田，反覆做三次。

⑤接上式。做肝區按摩（注意：肝癌患者不做），按男左女右用單手內勞宮輕按肝區，另一手的內勞宮重疊在外勞宮穴上，按照不同病情，實症正、反各12、18或24轉；虛症正、反各36轉（轉法男先左、女先右），三按三呼吸，

三開合。

　　⑥接上式。做腎俞穴按摩，雙手內勞宮穴輕貼皮膚放在腎俞穴上，上下搓擦（上虛下實）至有熱感，變劍指（注意：大拇指在帶脈上），按照不同病情，實症正、反各24轉；虛症正、反各36轉（轉法先向裡、後向外）。

　　3.**收功**：三開合，三個氣呼吸，慢慢睜開眼睛。

　　4.**注意事項**：

　　①要避免七情干擾，尤其不要生氣、著急、憂慮，要使自己保持輕鬆愉快的情緒。

　　②要避免精神緊張與用腦過度。

　　③避免刺激性食物，忌飲濃茶、咖啡，戒酒、煙、辣等。

　　④忌食燥熱和熱毒的食物如公雞、鯉魚、蝦、蟹、無鱗魚及菠蘿等以及烤、炸、腌、漬的食物，以防腸胃積熱，上攻於目。常食富纖維的新鮮蔬菜與水果，保持大便暢通。

　　⑤不要在黑暗的環境停留太長時間，以防瞳孔散大，使眼的房水不能流通，導致眼內壓聚升而引起急性青光眼的發作。

　　⑥患者應在看電視、電影前加滴縮瞳劑，使瞳孔縮小，以防眼壓升高。患者若夜間睡不著，一定要開燈；看電視也應有弱光燈。

　　⑦患者不要在短時間內大量喝水，要分開多次喝，每次慢慢地飲少量。

　　⑧每晚睡前要用熱水泡腳，以促進氣血循環和有充足的睡眠。

　　⑨注意通過食物攝取或口服維生素 B_1、B_2、C 等。

〔附〕青光眼、白內障的基本常識

• 青光眼

是一種嚴重的眼病，它佔致盲原因的20%～32%。所以凡感到眼脹不適者，應立即去醫院檢查，一定要早診斷早治療，千萬不能耽誤。

青光眼的病狀：當生氣、著急或極度悲痛後，突然一眼看東西發霧、眼紅、眼脹，看電燈泡外圍有紅綠色光環、鼻根部發酸，這些現象多發生在傍晚。輕者有時睡醒後即消失，但嚴重者卻伴有噁心嘔吐、偏頭痛，眼脹痛得無法忍受，病眼看不見東西，坐臥不安，痛苦萬分。這時若作眼科檢查，可見眼紅、眼球摸之堅硬如石，黑眼珠表面如呵氣狀不清亮，瞳孔比正常眼要大，即使用強光照射也不會縮小，測量眼內壓會超出正常值4～8倍，高達80毫米汞柱（正常10～22毫米汞柱）。這是急性充血性青光眼。

由於眼內壓急劇升高，嚴重影響眼內血液流通，使眼球充血，眼內房水流出受阻，壓迫視神經，久之就會萎縮甚至失明。此病女性較多，男女之比是1：3。

另一種是慢性青光眼，其症狀是：眼不痛不紅，勞累後有時眼稍脹和頭部不適，但視力減退日重，易被人誤為白內障。

• 白內障

若發現視覺有虛影（即看一個東西，卻同時能模

糊地看到好幾個），經眼科檢查不是散光時，則是因為晶狀體有不均勻的混濁，是白內障的初發期。晶狀體的混濁如網狀，將瞳孔區分隔成好幾個小孔，所以當光線通過多個小孔至視網膜成像時，就出現了將一個東西看成好幾個的現象。隨著白內障的發展，晶體狀的混濁度逐漸加重，最後呈均勻一致的混濁擋住瞳孔，嚴重影響視力以致失明。

綜上所述，這兩種眼疾嚴重的會導致失明，務必警惕。在接受中西藥物治療同時，若能習練新氣功，則會短期內顯著地降低眼內壓，取得好的療效。

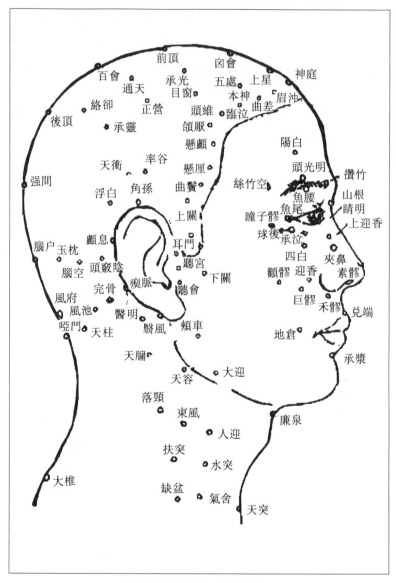

頭頸部臉穴主治示意圖

第十六章　複式頭部按摩功法

導語：「複式頭按功法」是郭林老師早期向患者傳授的頭按功法。它所適用的範圍較廣，從無病健身養生到治療各種疾病幾乎都可練此功法。在敎功實踐中，老師爲了更易於普及推廣而進行了簡化，從穴位數目到操作手法都作了壓縮與簡化，成了今天的頭按功法。

作爲輔助功法，它省時、易練；作爲各種指針按摩功法的入門，它又是循序漸進走向深入的過渡階段，故其優點是顯而易見的。

「複式頭按功」則可視爲入門後的第二步，看起來似乎繁冗些，然而它卻更具有適用的廣泛性。無論是對「近區」（頭部的各種疾病）、「遠區」（臟腑與四肢百骸），抑或是從時間上來說的「近期」（現時疾病的即效性）、「遠期」（預防、健身及養生）均有普通的效驗。

複式頭按功理的補述：「簡式頭按功」已述及的這裡不再重複。老師生前一句格言：「練氣功就是練大腦」，大腦的運行機制強旺、平衡、有序是健身、防病的必要條件，也是祛病、修復的必要條件。

遍佈周身的經絡系統是大腦行使信息傳遞（指令調控、反饋全身狀況）的網路。這個網路在人體充分鬆靜的氣功狀態下，是傳遞調控指令、反饋各部情況的最佳狀態，也是強化其經絡自身的最佳狀態。當對六陽之首末，任督二脈交會

處的關鍵穴位施以順逆有序的指針帶氣按摩，必將大大加強大腦循經絡對周身的調控能力，並能動地推動血液、淋巴、生活物質等體液的供應循環。

這便是練頭按功之所以能調整「陰陽失衡」、「扶正祛邪」、「祛病健身」以至「益智養生」的奧妙所在。在此基礎上也自然易於理解「複式頭按功」的作用要優於「簡式頭按功」的道理。

第一節　複式頭部按摩功功法簡介

1.**預備功**：首先是鬆靜端坐、盤坐或站立均可（亦可數數目字以求入靜），作三個上丹田「升降開合」。然後雙手中指對接，手心朝上，放於中丹田前作三個氣呼吸。老師稱此爲「帶氣」，亦即從丹田所發之「眞氣」導引於手上、指端。

2.**正功**：由於簡式頭按功已廣爲推行，故這裡只指出其同異之處。

① 指法：在整個按摩過程中，大多是使用劍指，即以中指爲主，食指輔之。

在較細微部位用小指按摩。

在「抓面」及「點按」時，則五指指肚併用。

在提拿「天柱」時，則用拇指與其餘指相對，掐捏「天柱穴」。

② 按摩方式：與簡式頭按功不同之處在於指肚「左旋」、「右旋」中間亦有三按三呼吸，「簡式」一穴位按摩畢，雙手經胸降至中丹田換氣，而「複式」亦要經胸降至中

丹田進行帶氣。如預備功中所言，帶氣的意思是手在中丹田前作三個氣呼吸。在每一穴位按摩前都有帶氣。

　　在頭部中心線上的穴位按摩與「簡式」相似。按摩時男先向左轉，女先向右轉。對稱於中心線兩側諸穴位亦與「簡式」同。不分男女一律先向內轉再向外轉或稱先向前轉再向後轉。而與「簡式」不同處在於，內、外轉及前、後轉中間也有三按三呼吸。

　　「複式頭按」取穴較多，具體如下：

　　印堂穴（屬經外奇穴）：雙手劍指，疊起呈四角形（∷）置印堂處放穩。男左手在下，右手在上，女反之。再行按摩。

　　太陽穴（屬奇穴）：與「簡式」相似。

　　眉部及耳部穴（包括耳門穴、屬手少陽「三焦經」，聽宮穴屬足太陽膀胱經，聽會穴屬足少陽膽經）。

　　先以雙手劍指捋眉三次，再將中指順面頰滑向聽宮穴同時，食指按於聽會穴，無名指按於耳門穴，三指同時對此三穴位進行旋轉按摩。

　　眼部穴（包括上睛明、下睛明、攢竹均屬足太陽膀胱經；魚腰、頭光明屬經外奇穴；魚肚（承泣）、四白屬足陽明胃經；瞳子髎屬足少陽膽經；絲竹穴屬手少陽三焦經）。

　　眼部穴位按摩全用小指，可分兩次進行，過渡方式為點跳。眼部患者可作兩輪以加強功效。

　　鼻壁部穴（包括：上迎香屬經外奇穴，迎香穴屬手陽明大腸經），兩穴先後按摩之後，用小指側由上至下刮捋鼻壁三次。

　　人中諸穴（人中屬督脈，地倉屬足陽明胃經，承漿屬任

脈）。

頰車穴（頰車屬足陽明胃經）可增至36圈（可輔以叩齒）。

指尖拭面：雙手十指作耙狀，由上額到下頦，由中央向兩側擴展至臉側耳邊拭面，共做九次。

陽白穴（屬足少陽膽經，要找准穴位，其穴位爲眼中與髮際之半，或眉中至髮際三分之一處）。

神庭至大椎諸穴（一般只作神庭、百會、啞門三穴即可，但爲加強作用，可增顖會、風府、大椎，甚至可逐穴按摩；上述諸穴均屬督脈）。

點按頭穴及按摩風池穴（除中線上督脈諸穴外，兩半個頭部遍佈著屬手少陽三焦經、足少陽膽經、手太陽小腸經、足太陽膀胱經的諸多穴位；風池穴亦屬足少陽膽經）。

按摩方法與指尖拭面相似，只是十指由頭中央髮際開始向後點按直到後髮際；並一次一次外展至耳後。次數多少不限。

翳風穴、翳明穴（翳風穴屬足少陽膽經、翳明穴爲經外奇穴，1973年時老師尚未以新翳明取代原翳明穴，故其穴位應在翳風後約一指處），這兩個穴位是用劍指（中指爲主、食指輔之）作按摩。

3.**收功**：收功是複式頭按功重要組成部分，與其他功目相同，需把練功中所積累起來的壯旺的「眞氣」，導引還丹，並由氣功態轉爲生活態。

具體作法：「導引還丹」的開始作法與「簡式頭按」的「導引回氣」相同，但做三遍之後，接下來按男左女右的原則，雙手內外勞宮穴重疊放中丹田。以中丹田爲中心「揉

腹」，按螺旋線路逐次擴展（上不過膻中穴下不過恥骨穴），旋9圈，停於膻中穴，做三按三呼吸後上下換手，再以相反方向「揉腹」。

仍以螺旋線路逐次縮小，旋9圈，回歸中丹田，待停穩後，雙手變手心向上，中指相接，沿任脈上至膻中穴後變手，十指向上，升至印堂穴，兩手分開，至兩眼稍外側作伸、攘動作配合呼吸，伸吸攘呼，三次掐勞宮穴，謂之「回氣」。接下去雙手徐徐降下，回歸於中丹田，稍停，將兩手分放於大腿上片刻，睜眼收功結束。

第二節　注意事項

1.按子午流注，各經脈運行的時間特徵，選上午11：30時至午後2：30時之間最好，如不能在此時練功，其他時間也都是可以練的。

2.練功的準備：人的意識狀態或底層意識是平素長期積累的結果，如老師教導的「樹三心」及針對具體人的練功目的（祛病健身等等）。練功中雖不去具體想，但它卻處於隱性記存狀態，這種狀態的充分存在很重要，應視爲預備功的「預備功」。

3.練功中的意念，係若有若無的自然趨向。「意念隨動」始終有一種「內外交流感」於所按摩的穴位上。伴隨功底加深每處的按摩，將有一種注入感、滲透感。此刻，自覺不自覺地將變「壓按」爲「顫按」，逐步進入最佳狀態。爲能儘早進入這種狀態，練功者必須具有十分耐性，切不可一進行按摩就煩了，或急匆匆以每個穴位都過一遍爲完成任

務，這樣做是得不到良好收效的。

4.關於辨證（辨症）施功、靈活掌握事宜：可以循經依病之部位，對某些穴位作加強按摩，即增加旋轉的次數或增加遍數。亦可增加選入一些新穴位，甚至選「痛點」（阿是穴）按摩。

老人或病弱者一次按摩不能堅持到底，可以分段、化整為零地進行。可以變穴位接連按摩為分別單穴按摩，可以增加「帶氣」的呼吸次數，以待手臂氣血充盈之後再進行。如果病者不能自己進行按摩，亦可由練此功的人代其進行按摩。為人按摩與自身按摩做「預備功」及「帶氣」導引環節要求完全一致。但對受功者，須耐心使其理解做按摩的意義，以便使其「鬆靜」下來能進行配合。

在每個穴位三按三呼吸時，患者與施功者要協調一致，呼吸也要同步。

下篇　中級功、高級功

　　這一部分原本不曾考慮納入本書，是在定稿時部分編委提出來的，經討論取得共識，認為伴隨此書的問世，研究會行將推廣普及郭林老師未曾面世的各種功法，其中也包括系統的中、高級功法。鑒於這部分早期出版的功法，目前難於購買，本書為實現提供所需完整教材的使命，於是取用過去版本《新氣功療法圖解（高級功特種功）》（這本書都是郭林老師講授）中的大部分有關功法內容直接引入本書的下篇高級功中。

　　在編輯過程中對個別不確切之處進行了訂正。已版中級功版本中的氣功鬆腰功也納入，並稱為癌症鬆腰功，以區別於另一種鬆腰功。

中級功──癌症鬆腰功

　　腰為一身之主宰，腰不鬆，氣不沉丹田。若能鬆腰，自然氣貫臟腑與四肢。氣功鬆腰法，是一種放鬆功。通過鬆腰功的鍛鍊，更好地放鬆肢體，過好「鬆靜關」。這裡只介紹三段鬆腰功法，即「氣功鬆腰三段錦」。古人常把他們創造

的保健功比作賞心悅目、色彩美觀的錦。這裡我主要是指它
具有舒筋骨、通經絡、生發周身元氣的功能。

第一節　側身畫環鬆腰

一、右側身畫環鬆腰

1.預備姿勢：鬆靜站立，做完預備功的中丹田三開合和
三個氣呼吸之後，兩腳平行站立，與肩同寬。將左手背外勞
宮穴放在腎俞穴；右手自然地放在中丹田（圖Ⅰ-1）。

2.右手從中丹田沿任脈徐徐上升（圖Ⅰ-2），到頭頂
的百會穴位時，鬆肩、翻腕，使掌心向上。然後鬆腰，左腿
微屈，隨之轉身向右後方，右臂與手隨之向右側做環形畫降
動作（圖Ⅰ-3）。當右手降至身右後側時，目視肩頭，直
至手指，然後再向下做環形畫降，繞過右膝下沿，再由膝前
回收到中丹田前，身體隨之也恢復到起始式（圖Ⅰ-4）。
如此動作，連續做三次。做畢，鬆靜站立，再做一個中丹田

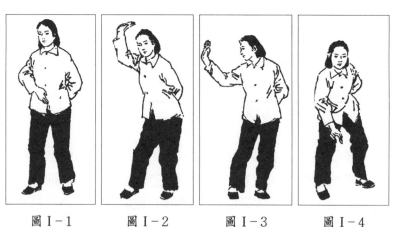

圖Ⅰ-1　　　圖Ⅰ-2　　　圖Ⅰ-3　　　圖Ⅰ-4

三開合，即可轉做下式。

二、左側身畫環鬆腰

做法同上，唯方向相反。

左右兩側鬆腰功各做三次算作一輪，連續做三輪後，做三個中丹田開合，轉做第二段。

第二節　弓步轉腰默念數

一、右弓步轉腰默念數

1.接上式。鬆靜站立。

2.再使身體重心落於左腿左腳，出右腳，腳跟先著地，成為右弓步。

3.雙手外勞宮穴放在腰部的左右兩個腎俞穴位上，兩手虛握拳，使手的大拇指指肚搭壓在中指指梢上（圖I－5）。

4.身體重心落於右腳上，鬆腰鬆胯，上身略向左後方轉動（圖I－6）；同時面轉向左後上方，向遠方仰視。同時

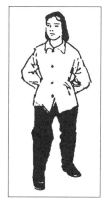

圖 I－5

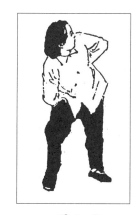

圖 I－6

要默念數字，每次可數３、６或９。默念完畢，恢復成右弓
步。如此連續做三次。完畢後，鬆靜站立，做中丹田三開
合。再換做左弓步轉腰。

二、左弓步轉腰默念數

左弓步轉腰法，與右弓步轉腰法相同，唯方向相反。

轉腰時，不必過於勉強，對病重體弱者，能轉到什麼程
度就轉到什麼程度。

左、右弓步轉腰功各做三次爲一輪。可連續做三輪。

第三節　命意腰際後仰身

1.預備姿勢：先做三個不向下蹲的升降開合。

2.雙手由印堂穴沿任脈下降至中丹田再沿帶脈向外繞行
至腰後（圖Ｉ－７），至俞穴，雙手外勞宮穴放腎俞穴。雙
手虛握拳，使虛拳的中指與大拇指互接。

3.右弓步後仰身：由上式變爲右弓步。鬆腰、鬆胯，體

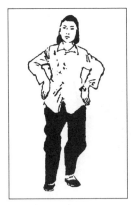 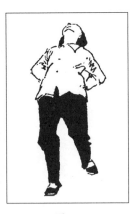 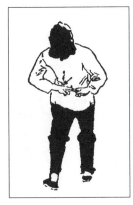

圖Ｉ－７　　　　　圖Ｉ－８　　　　圖Ｉ－８附圖

重落於前後兩腳之間，然後仰面向上，上體後仰（圖I－
8）。如此連續做三次。動作畢，接著做中丹田三開合，再
轉做下式。

4.左弓步後仰身與右弓步後仰身做法同，唯方向相反。
左、右弓步後仰身各做三次算作一輪，可連續做三輪。

三段鬆腰功做完後，最後再做一套升降開合鬆靜功，即
可做三個中丹田開合，三個氣呼吸，收功。

高級功──五禽戲

第一章　五禽戲概說

第一節　五禽戲的發展簡史

　　五禽戲是古代以動功爲主的一套氣功鍛鍊方法。因以模仿五種動物的動作而創編，故定名爲五禽戲。

　　相傳五禽戲是由東漢時期的名醫華佗在前人的「流水不腐、戶樞不蠹，動也」的理論指導下，在西漢時的熊經鳥申、鴟視虎顧鍛鍊動作的啓發下，模仿五禽的動作，用道家導引之術首次整套創編的。

　　華佗在《後漢書》方術列傳中說：

　　「人欲得勞動，但不當使極爾。動搖則穀氣消，血脈流通，病不得生。譬如戶樞終不朽也。是以古之仙者，爲導引之事，熊經鴟顧，引挽腰體，動諸關節，以求難老。吾有一術，名曰五禽之戲，一曰虎、二曰鹿、三曰熊、四曰猿、五曰鳥，亦以除疾，並利蹄足，以當導引。體有不快，起做一禽之戲，怡而汗出。因上著粉，身體輕便而欲食。普施行之，年九十餘，耳目聰明，齒牙完堅。」

　　後來各家從這記載中得到啓示，創編了各種的五禽戲，

發展至今成為許多不同流派的五禽戲。

但據歷史考證，早在華佗之前，已有模仿鳥獸動作來鍛鍊身體了！如：《莊子‧刻意篇》說：「吹呴呼吸，吐故納新，熊經鳥申，為壽而已矣。此導引之士，養形之人，彭祖壽考者之所好也。

現存最早的五禽戲功法，收載在南北朝的陶弘景編著的《養性延命錄》中。他晚於華佗三百年，可能是最接近華佗的五禽戲。但其難度大，不易為老人、體弱者所接受。故後世編排都降低了難度。

明朝與清朝的古法五禽戲，內容基本相同，只是清朝的有了文字記載。

發展至今出版的《五禽戲》，約有十多種，還有部分散於民間。

雖然各派動作不盡相同，但大體上可分為三大類：

1.內外動相兼型（動靜相兼型）

這類的五禽戲，是習練已編排好的五禽戲動作，再配合意念、呼吸導引。新氣功療法的高級功（五禽戲）就屬這種類型。

2.外功型（純體操形式）

習練已編排好的五禽戲動作，不需配合意念、呼吸導引。

3.內功型

是通過習練氣功而產生內動和外動來引發出五禽戲動作。如「自發五禽戲」就屬這類型。儘管各類五禽戲的動作、呼吸、意念不同，但都是貫串著「吹呴呼吸，吐故納新，熊經鳥申」的原則，都有祛病強身的效果。

第二節　新氣功五禽戲（高級功）的特點與練功要求

新氣功五禽戲的特點：內外動靜相兼。即以動（行功）為主，動靜相兼，三種導引（勢子、呼吸、意念）融為一體，意、氣、形的關係以意為主——意引氣，氣引形。辨證施治，針對性強。

練功者通過意念活動，意守中丹田等穴位的作用，促使全身放鬆，大腦皮層進入保護性的抑制狀態，只要靜得深、鬆得透，就會打開體內氣機，內氣能循經運行以及氣衝病灶，這對促進五臟六腑的功能，清除體內宿積，調整氣血，壯補元氣，增強體質，提高免疫功能，均很有作用。

新氣功五戲要求勢子、呼呼、意念貫通一氣。

新氣功五禽戲練功要求：

1.習練五禽戲，更加要求做到心靜體鬆，動靜相兼，柔中帶剛，剛中帶柔，要剛柔並濟，舒展灑脫，貫通一氣。

五禽戲勢子幾乎都是躬身彎腰、單腿負重，但始終腿是支架，腰為主軸、樞紐，把壯腰固腎放在第一位。

2.習練五禽戲，不但要求外形似，更要求神態似，要形神一致，只有這樣，才能起到內練精氣神、外練筋骨皮的作用。

3.在習練過程中，以意引氣，氣貫全身，以氣養神，精足氣通，氣足生精，才能大補元氣，增強體質。

4.自始至終要求做到：守住意，運好氣，以氣引形，目不旁視，耳不旁聽。

5.引伸肢體，動諸關節，要用意不用力，用意控制力，用勁蓄而不外露，動作鬆而不懈。

6.習練中以氣引形，以加強外的動功與內的氣功，則會產生「氣行則血行」的效果，令全身氣血調達，方有療效。

7.全套習練的速度，要有節奏感，要有韻律性。

8.可以全套練，也可以選練。但最好全套習練（至少每週一次），平日因時間關係，可選練1～2個對自身疾患有好處的禽戲。

9.要做到三協調、守五意、三平穩：

三協調：手與足、肘與膝、肩與胯協調。

守五意：熊戲守神厥穴，鹿戲守腎俞穴，虎戲守命門穴，猴戲守中丹田穴，鶴戲守中丹田穴。

三平穩：起練穩、練時穩、收功穩。

10.持之以恆，長期習練，方有療效。每次習練最好不要少於45～50分鐘。

第三節　習練新氣功五禽戲的注意事項

1.最好每天清晨在清新空氣的地方習練（有樹有水的地方最為適宜）。

2.預選好寬大平坦的場地，定好東位，想好八卦方位。

3.習練前，清除大小便，寬衣解帶，並放鬆袖扣、錶帶、領扣，穿平底的布鞋或膠鞋。練功後30分鐘方可進食（包括喝水）。

4.情緒激動時或過飽、過飢均不能練功。

5.習練時若有唾液分泌，則要用功法吞咽，即：意念導

引過關（咽喉、胃脘、中丹田），一口分成三小口慢咽。

6.練功時某些部位的皮膚、肌肉會有熱、冷、酸、麻、脹、痺、肌肉跳動、皮膚發癢、蟲爬蟻走、筋脈抽搐、竄動、血脈跳動、關節作響、精足陽舉、發重等感覺，均是練功有效的生理反應。請安心習練，不要理會這些現象，始終守住意去練功會得到更好效果。

7.習練時會有汗出，而且隨著功夫的深入，汗會由多逐漸變少，這是正常現象。出汗是肌肉組織運動、體內不斷進行新陳代謝的結果。

第二章　高級功的預備功

第一節　預備功

功理：中醫學認爲：「形不正則氣不順，氣不順則意不寧，意不寧則氣散亂。」說明練功姿勢（調身）的準確與否，將直接影響到呼吸（調息）及意念（調心），而高級功的預備功共包括五個程式，經過這五個程序的習練，可使練功者的姿勢「準、鬆、適」，而大腦皮層也可以逐漸進入保護性的抑制狀態，使思想慢慢安靜下來，排除雜念。這樣可使全身肌肉、神經、血管等各器官組織進一步放鬆，眞正做到「三調」高度統一，使之較易打開人體內氣機，調動內氣逐步聚積到循經運行，疏通經脈的氣血，爲練正式功目打下良好基礎。

功效：使練功者的思想及身體生理狀態，從人的一般正常狀態進入練功功能態（練功意境），做到「導氣令和，引體令柔」。

功法：預備功依次做的內容有五個：

1.鬆靜站立

動作要領詳細內容請參閱初級功圖解。主要做到九點要求：

①兩腳平開與肩寬，雙膝微屈但不超出腳尖，重心在兩

腳中間。

　　②收腹（指肚臍下的小腹自然內收，不能向外挺凸）。

　　③含胸，不能挺胸。

　　④沉肩、虛腋、墜肘、鬆腕，上肢呈弧形，雙手自然垂放在胯部兩側，掌心向胯部。

　　⑤下腭微收，嘴唇輕閉，舌尖輕舐上腭。

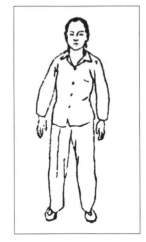

圖 1－1

　　⑥雙目微閉，內平視遠方。

　　⑦百會穴（頭頂正中處）朝天，不要低頭、仰頭或左右歪斜。

　　⑧鬆腰鬆胯。

　　⑨心安神靜（圖1－1）。

　　2.中丹田三個氣呼吸

　　動作說明請參閱初級功圖解。主要是兩手從胯旁向中丹田前聚攏，按男左女右把手放在中丹田上。即：女子把右手心正放在中丹田上，左手心放在右手背上（男子反之）。

　　手放好後做「口呼」，雙手輕按中丹田，舌尖放下，唇張開細縫向外呼氣，身體隨著鬆腰鬆膝而略微下降。呼到一定程度後，開始做「鼻吸」。雙手鬆離中丹田，舌尖輕舐上腭，閉唇用鼻吸。吸到一定程度後，做平時的自然呼吸「平」，舌尖輕舐上腭，閉唇用鼻進行自然呼吸，身體隨之上升還原至鬆靜站立的位置。

上述動作爲一個過程，共做三個（圖1－2）。

3.中丹田三開合

動作要領請參閱初級功圖解。主要是做開式時，調息爲「口呼」，意守中丹田。雙手由捂中丹田勢始，兩手離至中丹田前半市尺，翻手腕使指尖向前，手心向外，手指須攏，慢慢地開至比肩稍寬；合式時調息爲「鼻吸」，意守中丹田，雙手翻手腕令手心相對，慢慢合回中丹田前（圖1－3、圖1－4）。

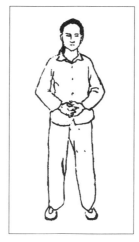

圖 1－2

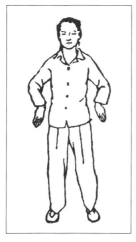

圖 1－3

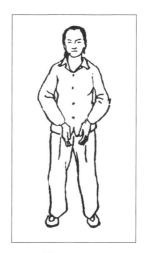

圖 1－4

4.三疊開合

由上丹田開合、中丹田開合和下丹田開合組成。

①上丹田開合

上左腳與右腳呈交叉狀，雙手從中丹田沿任脈上升到印堂穴（上丹田）前，變換手法。雙手交叉，手心向裡（男左手在裡，女右手在裡），手指向上，重心移至後（右）腳，前腳拇趾點地（點肝經），同時鬆腕翻手，手心向外，雙手向左、右兩側分開，兩臂呈半弧形。手開至比肩稍寬時，用口呼氣，意守上丹田；然後翻手合回上丹田，合時用鼻吸氣。做完上丹田開合後，重心在兩腳，雙手由上丹田降到中丹田（圖1-5、圖1-6、圖1-7）。

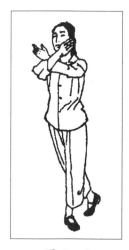

圖 1-5

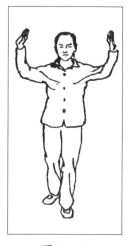

圖 1-6

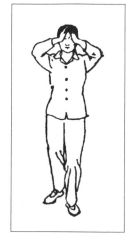

圖 1-7

②中丹田開合

接上勢，兩腳仍呈交叉狀，雙手在中丹田前鬆腕翻手，手背相對向左右兩側分開，開至比肩稍寬。開時，重心移至

後腳，前腳拇趾點地，用口呼氣，意守中丹田（氣海穴）；
再鬆腕翻手，手心相對，合回中丹田。合時用鼻吸氣，重心
在兩腳（圖1-8、圖1-9）。

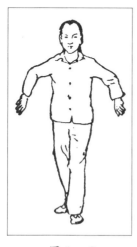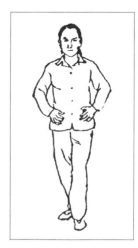

圖1-8　　　　　　　　　　圖1-9

③下丹田開合

　　接上勢，兩腳仍呈交叉狀，鬆腰鬆胯，身體緩緩下降呈
半蹲狀。隨著身體下蹲，雙手由中丹田降到雙膝前（陰、陽
陵泉穴前）。雙手變交叉手（男左手在裡、女右手在裡），
重心在兩腳，鬆腕翻手向左右兩側分開，比肩稍寬。開時，
用口呼氣，意守下丹田（會陰穴）；再翻手合回雙膝前。合
時，用鼻吸氣，然後恢復鬆靜立勢。上述動作具有補陰壯陽
的功效（圖1-10、圖1-11、圖1-12）。

　　5.膻中開合

　　上右腳，與左腳呈交叉狀，雙手由中丹田升到膻中穴
前，雙手交叉（男左手在裡，女右手在裡，以後凡交叉手均

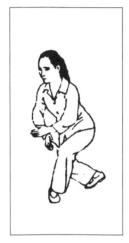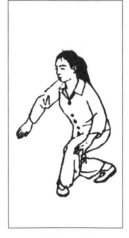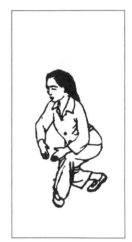

圖 1 - 10　　　　　　　圖 1 - 11　　　　　　　圖 1 - 12

如此），手心向裡；鬆腕翻手，重心移至後腳，前腳尖點
地，雙手向左右兩側分開至比肩稍寬。開時，用口呼氣，意
守膻中穴，合時，用鼻吸氣，重心在兩腳（圖1－13、圖1－
14、圖1－15）。

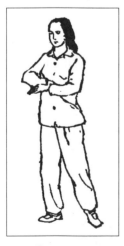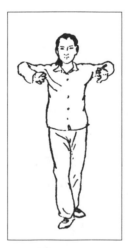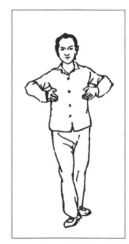

圖 1 - 13　　　　　　　圖 1 - 14　　　　　　　圖 1 - 15

第二節　基本知識

一、換練禽戲的功法特點、八卦方位圖

1.凡換練禽戲時，都要在東位做一個「三疊開合」，其動作如上述，以後凡提到三疊開合時均照此動作練習，不再重述。

2.凡做開勢、合勢、升勢及降勢動作時，均需根據練功者的生理特點或病理要求選定正確的手法（補法、瀉法及調整法）。有關手法的選擇，請參閱初級功圖解。

3.同一禽戲中（除虎戲外），因變換方向，都要做中丹田三開合。

4.虎戲中，變換方向時，要做「膻中開合」。

二、高級功五禽戲中的八卦方位圖

1.八卦方位圖（圖1－16）。

2.走大八卦路線圖（圖1－17）。

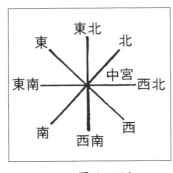

圖 1－16

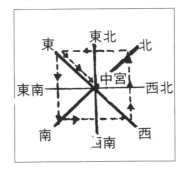

圖 1－17

從東位起逆時針走→東南→南→西南→西→西北→北→東北→東，然後從東位進中宮。

3.走小八卦路線圖（圖1-18）。

從中宮出東南逆時針走→南→西南→西→西北→北→東北→東，由東位進中宮。

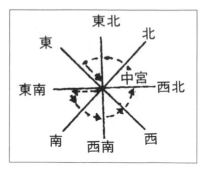

圖 1 -18

三、高級功五禽戲的手型示意圖（圖1-19）

熊戲手型（五指自然虛攏指尖向前，但不是蘭花掌）。

鹿指（食、中指併攏伸出，拇指尖點在無名指、小指上）。

虎爪（五指抽搐，稍用內功，每指第一、二節骨呈彎扣狀）。

猴爪（五指虛攏，但不用力，指尖下彎，呈撮點狀）。

鶴戲手型（五指自然微攏，微呈蘭花手）。

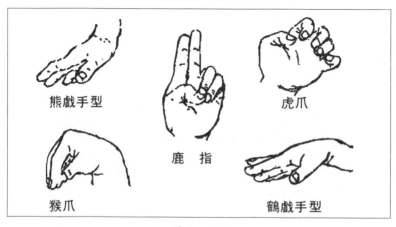

熊戲手型 　　　　　　　　虎爪

鹿指

猴爪 　　　　　　　　鶴戲手型

圖 1 -19

第三章 熊 戲

躬身翹足腎氣增　　善推扛靠督脈緣
玉帶引身和脾胃　　鬆胯活腰丹氣沉

一、形神要領：熊性渾厚剛直，體笨力大，步履沉穩，善推扛靠蹭。練時，應注意前後腳重心虛實，身體隨之有節奏的前俯後仰，腰隨之左右柔和轉動，全身要顯得軟綿綿、鬆塌塌的。

二、功理：熊戲意守中宮，通過熊戲八個勢子的習練，主要疏通督脈，並作用於足少陰腎經、足太陽膀胱經、帶脈、沖脈、足太陰脾經、足陽明胃經、陽蹺脈。

因活腰動作很多，對腹腔內部器官起自身按摩作用，故熊戲也練肝脾，促消化吸收；大增腎水，腎氣充盈，力促心腎相交，加強心臟功能和血液循環，練熊戲乃為血之本也。

三、功效：對腰腿病（腰痛、腰肌勞損、坐骨神經痛）。消化系統疾患（胃痛、胃潰瘍、便秘）、腎炎、腎盂腎炎、泌尿系統病、男女生殖系統疾患、神經衰弱、高血壓、心臟病、水腫、肝脾腫大及對胃癌、脾癌、腸癌、肝癌、膀胱癌、腎癌等有較好的療效。

四、功法：熊戲共有八個勢子。

首先，要熟知熊戲中三種腳步的動作及走法。

1. 熊步

熊步起勢（圖1-20）。

接三疊開合勢，右腳向
前邁出一步，身體側身稍向
前傾，重心在前腳。雙手先
從中丹田提到膻中穴，然後
鬆腕，雙手由裡向外翻轉，
上下張開，右手位於右側上
方，手心向上，左手位於左
胯側，手心向下，雙臂呈半
弧狀；此時意守中宮（神厥
穴），用意念引導內氣下沉到中丹田。

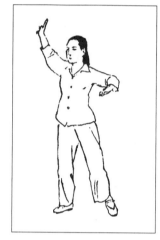

圖 1-20

熊步的走法由四個過程組成。

①接熊步起勢，左腳向右前交叉邁步。重心移至左腳。
以腰帶動身體稍向左轉，右手隨之收回到胸前，左手位於中
丹田（圖1-21）。

②右腳再向右邁出一步，身體隨之右轉，右手向外推出
（圖1-22）。

③調整後腳（左腳），與前腳呈丁字步，鬆腰鬆胯，重
心移至後腳，前腳尖翹起，同時右手鬆腕翻手，手心向上，
收回到胸前（圖1-23）。

④前腳放平，重心前移，右手翻手向外推出（圖1-
24）。

以上為走一個熊步，如此一步步向前邁出。

要求：

①隨著腳步重心的變化，身體應伴隨著有節奏地前傾後

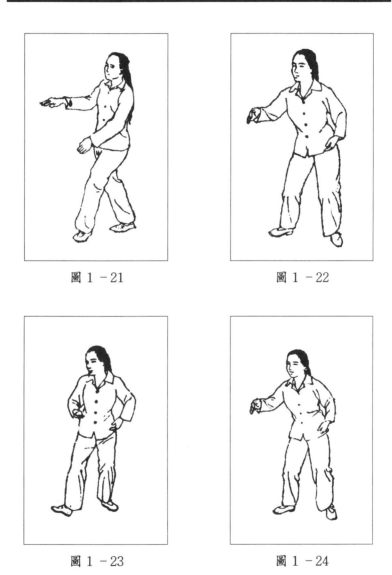

圖 1 - 21　　　　　　　　圖 1 - 22

圖 1 - 23　　　　　　　　圖 1 - 24

仰。同時隨著腳步的移動，鬆腰鬆胯，身體稍微左右轉動。

　②右手隨著身體的移動而拖動，當身體左轉稍向後仰

時，右手翻轉手心向上，隨
之拖回胸前；當身體右轉前
傾時，右手翻手向外推出，
左手在中丹田前亦隨身體的
轉動而擺動。

③走熊步時，一定要把
熊的形和神結合起來，步伐
要沉甸甸的，全身放鬆，要
鬆塌塌、軟綿綿地往前走。

④走熊步時意守中宮，
自然呼吸。

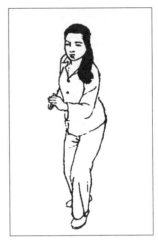

圖 1 − 25

2.拖步

左腳在前，前後腳呈丁字步。當前腳向前邁一小步時，
腳跟先著地，然後拖帶後腳，隨之向前拖一小步。後腳尖近
前腳跟，身體側身微向前傾，此時左手位於中丹田前，屈肘
前臂前伸，手指向前，與前腳同方向，右手位於右後側，手
心向裡，與左手心斜對，走拖步時，兩手位置不變（圖1−
25）。

3.走叉碎步

兩腳一前一後呈交叉步，用雙腳腳尖交替地向後走小交
叉步，後退較快。同時，雙手配合腳步，在胸前鬆腕交替地
做上提下放的畫圓動作，有如車輪向後倒轉一樣。手和腳要
呈交叉擺動，即當左腳在前時，右手在前上方，右腳在前
時，左手在前上方，而另一手則在後下方（圖1−26、圖1−
27）。

熊戲八個勢子的具體做法：

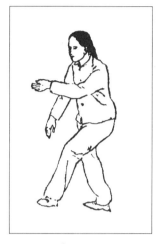 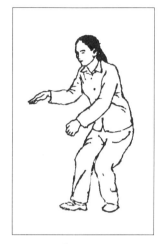

圖 1 － 26　　　　　　　　　　　圖 1 － 27

第一勢　抖掌撼樹

本勢包括：向西、向東撼樹各三次，再向南、向北撼樹
各一次。

過渡動作：從自選的東位，用熊步走大八卦進中宮。在
中宮，面向西南，右腳在前，做一個膻中開合。

1.西三撼樹

接上勢，面向西位，向西走一個熊步、兩個拖步，然後
原地左後自轉一周。面向西南，背向東北，左腳在前，右腳
在後，雙手手心向外前高舉，左手高過百會穴，右手齊人中
穴，重心移至前腳，後腳尖點地，身體側向前傾，做撼樹前
的準備（圖1－28）。

接上勢。重心先移至後腳，前腳尖點地，身體隨之後
仰，同時雙手也隨之向後拉。然後重心再移向前腳，後腳跟

離地，身體隨之向前傾，同
時雙手用力向前推出，手心
向前，指尖向上，此為一
推，即一次撼樹動作。做三
次撼樹的動作時，第一次慢
向前推出；第二、三次時稍
快地向前推出。在西位做完
三撼樹動作後，用交叉碎步
由西位退回中宮，然後身體
向右後轉，面向東方（圖1
－29、圖1－30）。

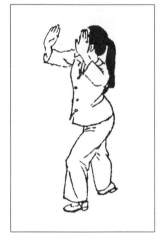

圖 1－28

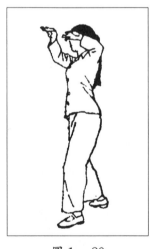

圖 1－29

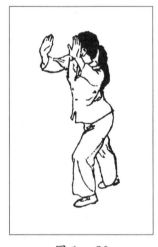

圖 1－30

2.東三撼樹

參看圖1－28。

接上勢。在中宮面向東方，做一個膻中開合後，向東走

一個熊步，兩個拖步，原地
左後自轉一周。轉後，面向
東北，背向西南，左腳在
前，右腳在後，做撼樹前的
準備。在東位做三個撼樹動
作，功法同西三撼樹。然後
用交叉碎步退回中宮，再右
後轉身，面向南方。

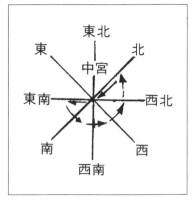

圖 1 - 31

3.南一撼樹

接上勢。在中宮面南
方，做一個膻中開合，然後向東南方橫跨一步，接著用熊步
走小八卦，由北位進中宮。在中宮做一個膻中開合後，繼續
往南走一個熊步，兩個拖步，原地左後自轉一周，面向東
南，背向西北，左腳在前，做撼樹前的準備，接著在南位做
一次撼樹的動作，然後用交叉碎步退回中宮，右後轉身，面
向北方（圖1-31）。

4.北一撼樹

在北位，向北方走一個熊步，兩個拖步，原地左後自轉
一周，面向西北，背向東南，左腳在前，做一次撼樹動作，
然後交叉碎步退回中宮，面向西南做一個膻中開合，接著做
第二個勢子。

第二勢　頑石補天

本勢包括：三推頑石，三蹬頑石，頑石補天和三推手。
過渡動作：接上勢。向東南橫跨一步，用熊步走小八
卦，由東位進中宮，面向西南做一個膻中開合。

1. 三推頑石

在中宮面向西南，上左腳，調整右腳與左腳呈丁字步，再左腳呈前弓步，重心移至前腳，雙手在中丹田前墜肘鬆腕，手心向前向下做推狀，此時要調動「內氣」，以準備推頑石（圖1-32）。

用雙掌「內氣」向前三推頑石。

接著，目視頑石，先把雙手向前推出，身體隨之前傾，再雙手手心向上收回到中丹田前，同時重心移至後腳，身體隨之稍向後仰。以上為一次推石動作，共推三次，速度為一慢二快（圖1-33、圖1-34）。

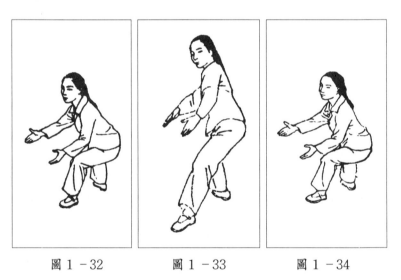

圖 1-32　　　　圖 1-33　　　　圖 1-34

2. 三蹬頑石

接上勢。鬆提右腳點穴（以右腳腳尖在左腳腳心內側輕輕點地），雙手變換呈熊步起勢狀，左手位於左耳後側上方，右手位於右胯側，兩手心向外（圖1-35）。

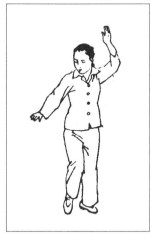
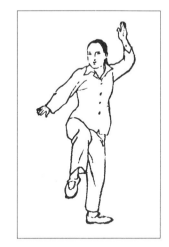

圖 1 - 35　　　　　　　　圖 1 - 36

提右腳，腳尖向下，大小腿間約呈90°（圖1-36）。

用右腳跟準備蹬石（圖1-37）。

右腳腳跟用力向右前下方蹬石一次，腳尖向上。此時，側身稍斜向後仰，此爲一次磴石動作。然後收回右腳。接著再用力按上述動作快蹬兩次（圖1-38）。

3.頑石補天

接上勢。右腳放下點穴（做法與上同），再向前胯出一小步，呈右前弓步。雙手回到膻中穴前，接著變換爲右手在右耳後上方，左手在左胯旁的起勢狀，此時在中宮目盯頑石，向東南方走三個熊步（圖1-39）。

接上勢。左轉身，從東南向西走三個拖步。走拖步前，先上左腳在前，同時變換手法（圖1-40）。

在西位，左腳向前跨一橫步，以左腳爲中心，高抬右腿，同時身體隨之左後轉騰空，向東北方跳過頑石（圖1-

41）。

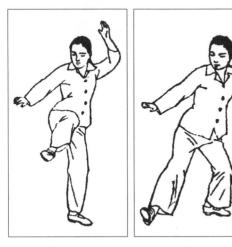

圖 1 ─ 37

圖 1 ─ 38

圖 1 ─ 39

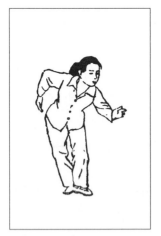

圖 1 ─ 40

圖 1 ─ 41

此為上述熊步、拖步及轉身騰空後的方位（圖1－42）。

接上勢。順勢將左腳後退一步到北位，雙腳站在南北線上，呈右前弓步狀，面向南方，吐一口氣，復原補天，安神醒腦（圖1－43）。

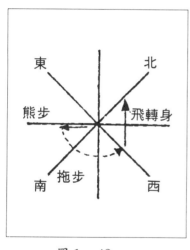

圖 1－42

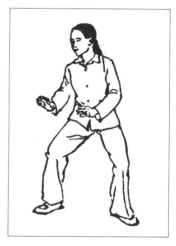

圖 1－43

4.三推手

接上勢。變換手法：右手在前，左手在後，向前推手。此時兩手心斜對，重心在前腳，身向前傾；然後雙手收回中丹田，手心向上，重心移後腳，身體後仰，此為一推手，共做一慢二快的三推手動作。

交叉碎步退回中宮，面向西南，做一個膻中開合，接著做第三個勢子（圖1－44、圖1－45、圖1－46）。

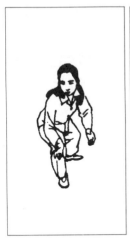
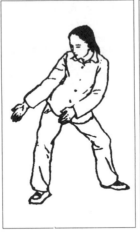
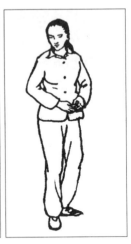

圖1－44　　　　圖1－45　　　　圖1－46

第三勢　緣督為經

本勢包括：西、東、南、北四個方位的擦背通督的動作，其順序方向如圖1－47所示。

過渡動作：熊步走小八卦，由東位進中宮，面向南做一個膻中開合。

1.西擦背通督

接上勢。出中宮向西走三個熊步，上左腳，以左腳為中心，順時針方向右轉180°，這時背靠西方，右腳在前，左腳在後。把重心移在後腳，前腳尖點地，雙目平視前方。雙手位於胸前兩

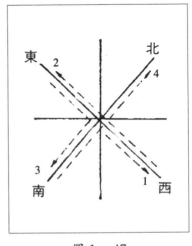

圖1－47

側，右手高，左手低（圖1-
48）。

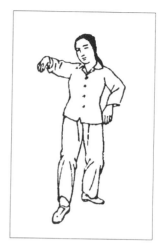

圖 1 - 48

　　用腰及雙肩帶動雙臂做上、
下、左、右、前、後的轉動，呈
靠樹蹭背狀（主要轉動腰胯，以
通督脈，調整陰陽）。當腰向左
轉動時，左手隨左肩向左後移
動，拖向左後並與左肩齊高，右
手則向下向前移動。身體向右轉
動時，右手又隨右肩向右後移
動，拖向右後並與肩齊高，左手
則向下、向前轉動，有如車輪倒
轉式的擺動，以腰帶動身體，左右擺動一次，即為一次擦背
動作，共做三次，速度為二慢一快（圖1-49、圖1-50）。

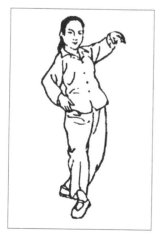

圖 1 - 49

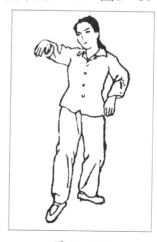

圖 1 - 50

要求：全身要徐緩柔和，自然地擺動。

2.東擦背通督

接上勢。原地向東方做一個三疊開合，用熊步向東走，過中宮，在東位上左腳，以左腳為中心，右轉180°，背靠東方，右腳在前，左腳在後，做東擦背三次。功法與西擦背同（請參考西擦背）。

3.南擦背通督

從東位熊步走小八卦，由北位進中宮，在中宮面向西南做一個膻中開合，向南走三個熊步。上左腳，右轉身180°，背靠南方，右腳在前，做南位擦背一次，接著原地做一個二疊開合（上丹田和中丹田開合）。

4.北擦背通督

在南位向北走熊步，過中宮，在北位，上左腳，右轉身180°，背靠北方，右腳在前，做北位擦背一次。走熊步進中宮，面向西南，做一個膻中開合，接著做第四個勢子。

第四勢　採芝運倉

本勢包括：東位採芝，小八卦邊採芝，交叉手中間採芝等。

過渡動作：從東南出中宮，熊步走小八卦到東位，不須進中宮。

1.東位採芝

在東位，面向西南，上左腳與右腳呈丁字交叉步，右腳尖貼近左腳跟。注意兩大腿不要分開有縫，臀部要翹起，以助通督脈（圖1-51）。

接上勢。重心移至前腳，身體向前半彎腰，雙手同時從

中丹田降到雙腳的正前方，十指下垂，先在正前方（中間）做挖物狀（採芝），共做三次採芝動作（圖1－52）。

接上勢。雙手移向兩腳的右側，採芝三次，雙手再回到正前方採芝三次（圖1－53）。

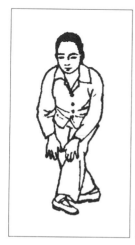 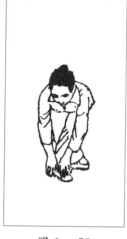 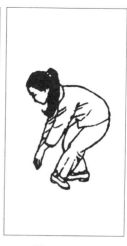

圖 1－51　　　　圖 1－52　　　　圖 1－53

接上勢。雙手移向兩腳的左側，採芝三次，再回到正前方採芝三次（圖1－54）。

雙手在正前方變換成交叉狀，快速採芝六次（圖1－55）。

2.小八卦邊採芝

接上勢。從東位用熊步走中八卦（路線同大八卦，只是走的範圍小一些，半徑小一些），進東位走到小八卦邊，面向西南（圖1－56）。

接上勢。上右腳與左腳呈丁字交叉步，重心前移，身體向前半彎腰，雙手在雙腳前方採芝三次（圖1－57、圖1－

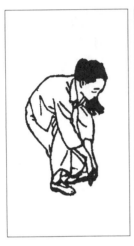

圖1－54

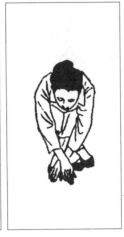

圖1－55

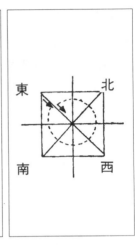

圖1－56

58）。

　　接上勢。雙手移到雙腳右側，右採芝三次；雙手回到正中，做中採芝三次；再移到左側，做左採芝三次；然後回到正中，再做中採芝三次（圖1－59、圖1－60）。

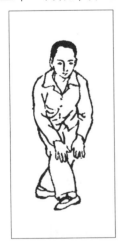

圖1－57

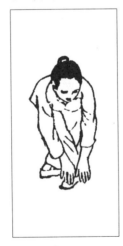

圖1－58

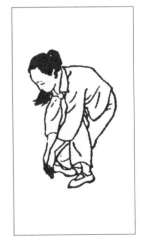

圖1－59

3.交叉手中探芝

接上勢。雙手變換呈交叉手，做快速在中間探芝六次。走熊步進中宮，面向西南做一個膻中開合。接著做第五個勢子（圖1-61）。

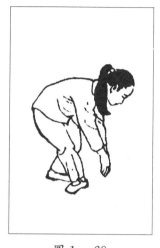
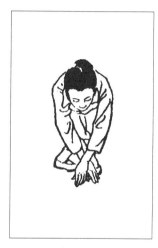

圖 1 - 60　　　　　　　　圖 1 - 61

第五勢　拔山扛鼎

本勢包括：在西、東位各扛鼎三次，在南、北位各扛鼎一次。

過渡動作：出東南，熊步走小八卦，由東位進中宮，面向西南做一個膻中開合。

1.西扛鼎三次

在中宮向西方上左腳，走一個熊步，兩個拖步；以右（後）腳爲中心，左腳退向右腳的右後方，身體隨之自旋一周，轉後左腳仍在前，此時面向西南，背向東北，呈左前弓

步，上身前傾（圖1－62）。

接上勢。重心移前腳，後腳跟離地，雙手在前（圖1－63）。

接著雙手順勢向下、向後拉回，同時以腰帶動身體右轉彎腰，重心隨之移向後腳。此時雙手虛握拳，位於膻中前，雙肘雙臂與肩平，左肘幾乎近右膝蓋處（圖1－64）。

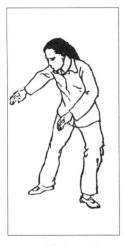 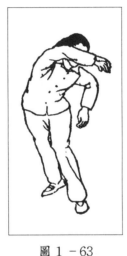 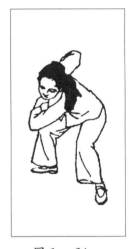

圖 1－62　　　　圖 1－63　　　　圖 1－64

接上勢。以腰帶動上身及雙臂向左斜上方甩擺，左肩呈扛鼎狀；此時重心在前腳，上身向前傾，後腿高抬，大小腿間呈90°，腳尖向下。然後右腳向右後跨一步，身體隨之轉向右後，雙腳著地，面向東方，雙手在膻中前（圖1－65）。

接上勢。雙手輕輕向前送出，重心在前腳，兩手一高一低，右手位於印堂穴前方，左手稍低，掌心向外，指尖向上，雙腕放鬆，用掌心回氣（圖1－66）。

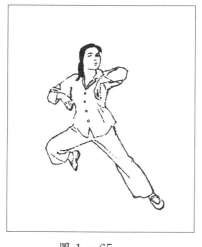
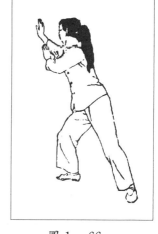

圖 1 － 65　　　　　　　　圖 1 － 66

　　以上爲一次扛鼎動作，共做三次。但做第二、第三次扛
鼎動作時，只要從圖1－25勢直接變成圖1－63即可進行第
二、三次動作。

2.東扛鼎三次

　　接上勢。面向東做一個膻中開合，向東走熊步走進中
宮，在東位做三次扛鼎動作，功法與前同。做完扛鼎動作
後，原地做一個膻中開合。

3.南扛鼎一次

　　接上勢。從東位出，用熊步走小八卦，由北位進中宮，
面西南做一個膻中開合。接著再向南方走一個熊步，然後在
南方扛鼎一次，原地做一個膻中開合，向北走熊步到中宮。

4.北扛鼎一次

　　在中宮，向北走一個熊步後，接做扛鼎動作一次，原地
做一個膻中開合，熊步進中宮，接著做第六個勢子。

第六勢　玉帶引身

本勢包括：升、開、合、降及手貼腎俞穴後仰式。

過渡動作：從中宮出東南，熊步走小八卦，由東位進宮，面向西南做一個膻中開合。

接上勢。做一個似「升、降、開、合」勢的動作，過程如下：鬆提左腳點穴（做法與上同）（圖1-67）。

上左腳在前，雙手由中丹田沿任脈上升，過膻中穴到印堂穴，在印堂穴前合掌（圖1-68）。

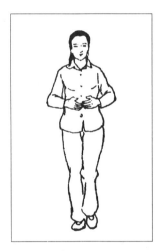 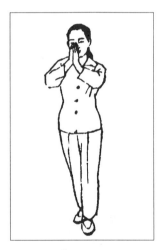

圖1-67　　　　　　　　圖1-68

雙手繼續上升到百會穴前上方，鬆腕翻手，手背相對，重心移至前腳（圖1-69）。

雙手向左右兩側分開至比肩稍寬，重心隨之移向後腳（圖1-70）。

鬆腕手背仍相對，合回到百會穴前上方，重心又隨之移

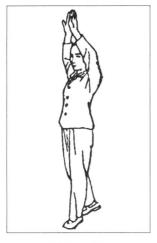

圖 1 - 69　　　　　　　　　　圖 1 - 70

向前腳（圖1 - 71 ）。

　　雙手在百會穴前上方，先鬆腕，雙手指尖向上向外，向下再向裡，再向上翻轉，手背仍相對，手指向上（圖1 - 72、圖1 - 73 ）。

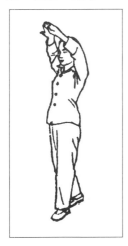
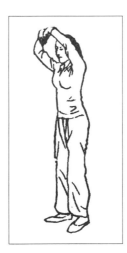
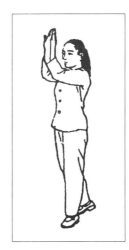

圖 1 - 71　　　　　圖 1 - 72　　　　　圖 1 - 73

雙手從百會穴前上方經印堂穴過膻中穴，下降到中丹田前，同時重心移向後腳，前腳跟離地（圖1－74、圖1－75）。

雙手再沿帶脈繞到背後腎兪穴，以雙手背外勞宮穴貼於腎兪穴處，身體後仰，稍停片刻（圖1－76、圖1－77）。

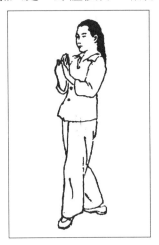

圖 1－74

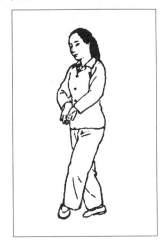

圖 1－75

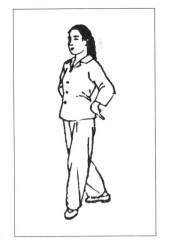

圖 1－76

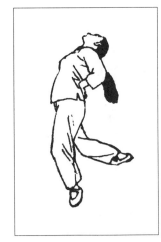

圖 1－77

　　雙手再沿帶脈返回中丹田，身體從後仰隨之還原直起，
接著雙手再升到上丹田前，重心在兩腳（圖1－78）。

　　接上勢。做一個上丹田開合（圖1－79、圖1－80）。

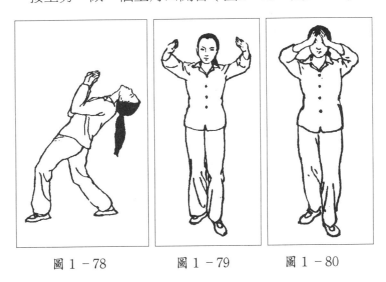

圖 1 － 78　　　　　圖 1 － 79　　　　　圖 1 － 80

　　雙手再降到中丹田，上後腳，兩腳平行站立，沉氣稍停
片刻（圖1－81）。

　　雙手分開，回到左右兩胯旁，鬆靜站立，稍停，沉氣片
刻。接著做第七個勢子（圖1－82）。

第七勢　　運轉天柱

　　本勢包括：右手前、後單環各三次，右後轉身360°；左
手前、後單環各三次，左後轉身360°。

　　在中宮面向西南，鬆提右腳尖點穴，上右腳，呈右前弓
步；同時右手由右胯側移到中丹田，左手沿帶脈繞到背後，
以外勞宮穴點於腎俞穴處（圖1－83）。

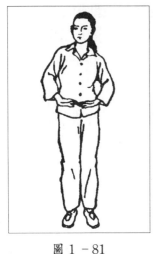

圖 1 - 81

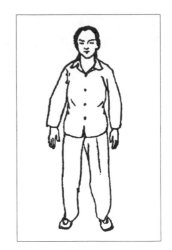

圖 1 - 82

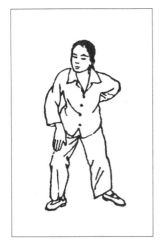

圖 1 - 83

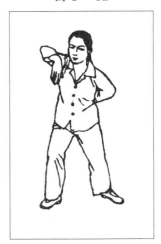

圖 1 - 84

　　右手從中丹田沿任脈上升，過膻中，經印堂，繞百會，從身體右後側降下，再回到中丹田，形成一個環，此時腰及頭亦隨之轉動。這一動作稱爲右手單環。因爲由前向後轉，故又稱爲右手前單回環，連做三次（圖1-84、圖1-85、圖

1-86）。

　　再沿相反方向做右手單回環三次，但要比前者快一些
（即由後向前做右手後單回環）（圖1-87、圖1-88、圖1
-89、圖1-90）。

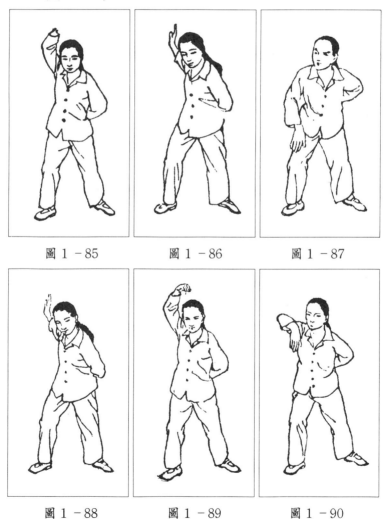

圖1-85　　　　　圖1-86　　　　　圖1-87

圖1-88　　　　　圖1-89　　　　　圖1-90

接上勢。右手降到中丹田後，左手沿帶脈回到中丹田；接著雙手從中丹田繼續向身體右側後甩，頭及腰亦隨之右轉，重心在前腳，身體稍前傾（圖1-91、圖1-92）。

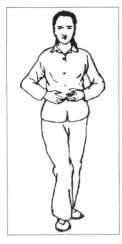 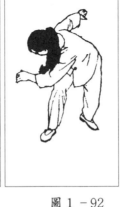 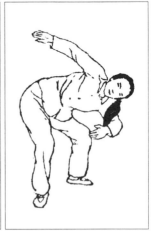

圖1-91　　　　圖1-92　　　　圖1-93

然後以頭帶動左肩及腰向左後猛轉身，雙手亦隨之向左後方甩，並以左腳爲中心，向左後轉360°，轉後呈雙馬勢，雙手在兩胯旁，緊接著做一個中丹田開合（圖1-93、圖1-94）。

接上勢。鬆提左腳點穴，上左腳呈左前弓步（圖1-95）。

做左手前單回環三次（圖1-96、圖1-97、圖1-98）。

做左手後單回環三次（圖1-

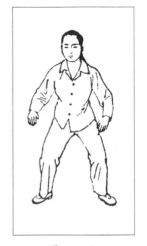

圖1-94

99、圖1－100、圖1－101、圖1－102、圖1－103）。

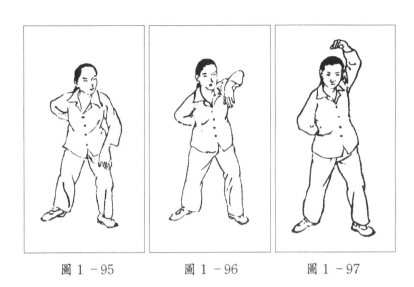

圖 1 － 95　　　　　圖 1 － 96　　　　　圖 1 － 97

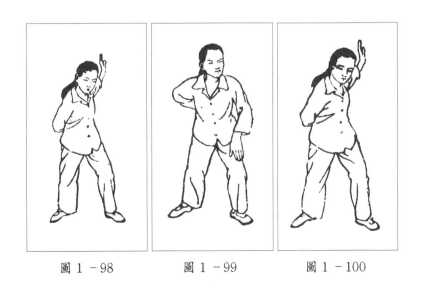

圖 1 － 98　　　　　圖 1 － 99　　　　　圖 1 － 100

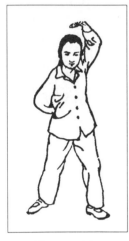
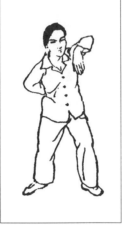
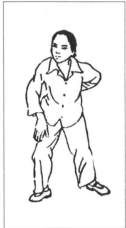

圖1－101　　　　　圖1－102　　　　　圖1－103

　　右後轉身360°，做一個中丹田開合。接著做第八個勢子
（圖1－104、圖1－105、圖1－106）。

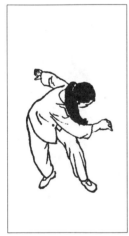

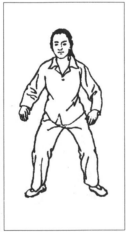
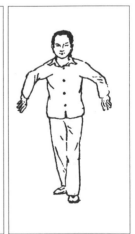

圖1－104　　　　　圖1－105　　　　　圖1－106

第八勢　拂拭塵埃

本勢包括：左腳在前，用右手拂左臂三次，再用左手拂右臂三次；右腳在前，用左手拂右臂三次，再用右手拂左臂三次。

1.左腳在前拂手

鬆提左腳點穴上步，重心在前腳，後腳跟離地，左手向前伸出，齊肩呈弧形，右手位於左手外側，做準備拂左臂的動作（圖1－107）。

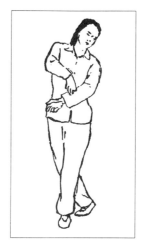

圖 1 － 107

接上勢。用右手拂左臂三次，右手先沿左臂外側由左手拂到左肩，再沿左臂內側由肩拂到手，此為一次拂手動作，連拂三次（圖1－108、圖1－109、圖1－110）。

變換手法，再以左手拂右臂三次（圖1－111、圖1－

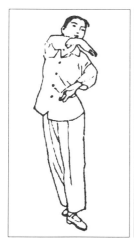

圖 1 －108

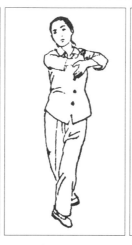

圖 1 －109

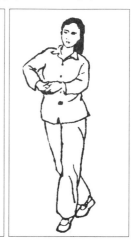

圖 1 －110

112、圖1－113、圖1－114）。

2.右脚在前拂手

上右脚，鬆提右脚點穴上步，重心移前（右）脚，後脚跟離地，伸出右手齊肩呈弧形，左手位於右手外側，準備拂右臂（圖1－115）。

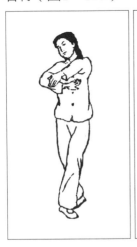
圖 1 － 111

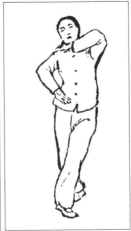
圖 1 － 112

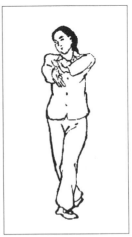
圖 1 － 113

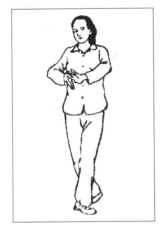
圖 1 － 114

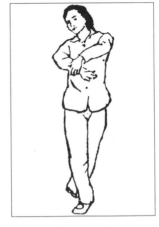
圖 1 － 115

　　以左手輕拂右臂三次（圖1－116、圖1－117、圖1－118）。

　　變換手法，再以右手拂左臂三次（圖1－119、圖1－120、圖1－121、圖1－122）。

　　上左腳，鬆提左腳點穴上步，左腳在前，右腳跟離地，雙手從中丹田升到膻中穴，再降回中丹田，後腳跟著地，此為一次，連做三次。升降時手指的指法，根據練功者身體要求選擇（若做調整、不補不瀉，則雙手心向身體做升降；若做補法，則手心向上；瀉法手心向下或指尖下垂）。最後，接上勢，原地做一個膻中開合。出東南，熊步走大八卦；回東位，變禽——接練鹿戲（圖1－123、圖1－124）。

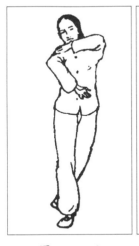

圖 1 － 116

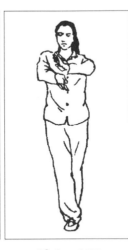

圖 1 － 117

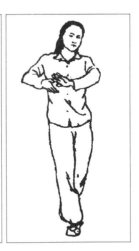

圖 1 － 118

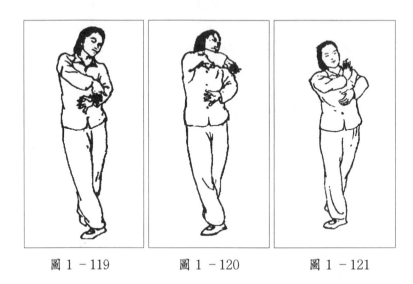

圖 1 - 119　　　　圖 1 - 120　　　　圖 1 - 121

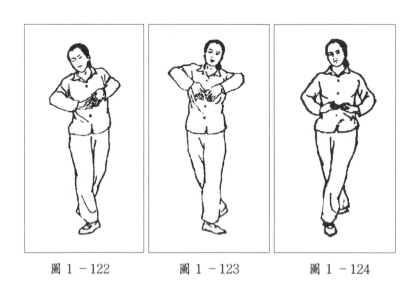

圖 1 - 122　　　　圖 1 - 123　　　　圖 1 - 124

第四章　鹿　戲

指天立地通心竅　　善運尾閭固腎腰
伸筋奔跑和肝氣　　三陰一點氣血調

形神要領：鹿性純陽，喜愛伸筋奔跑，回首蹦跳。習練時要做到反應敏捷，動作輕快，尤其要翹起足尖，注意鬆腰、鬆胯、鬆膝，神態要充滿活力。

功理：鹿戲意守腎俞穴，通過鹿戲八個勢子的習練，主要疏通足少陰腎經、足太陽膀胱經、足厥陰肝經，促心腎相交，加強心臟功能。

尤其因鹿善尾閭，益腎水，平肝火，壯腰固腎；腳尖跳躍，足跟連天柱，全身皆動。

功效：腰腿病（腰痛，腰肌勞損）。

腎炎，腎盂腎炎，陽痿，月經不調。

尤其可喜的是：對紅斑狼瘡有根治作用。

功法：鹿戲共有八個勢子。

首先要熟知鹿戲中的指法、走步及跳步。

1.鹿指

鹿戲中的指法如圖所示。食指和中指併攏伸出，其他三指收回，無名指和小指併攏，拇指指尖輕輕壓在無名指和小指的指尖處，此即爲劍指。在鹿戲中定名爲鹿指（圖1－125）。

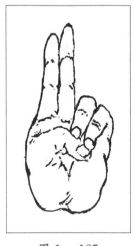 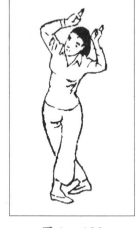

圖 1－125　　　　　　　圖 1－126

2.走步

走步時，雙手變鹿指分別放在頭部兩側衝天穴（兩耳尖上方）處，手心相對，呈鹿角狀（圖1－126）。

①右腳走步

上右腳，高抬右腿呈90°，足尖下垂。接著右腳向前一步，翹足尖，腳跟著地，同時身體隨之向右傾斜，然後右腳放平，重心移向右腳，此為一步（圖1－127、圖1－128）。

②左腳走步

上左腳，高抬左腳90°，足尖下垂。接著左腳向前一步，翹足尖，腳跟著地，同時身體隨之向左傾斜，然後左腳放平，重心移向左腳，此為一步（圖1－129、圖1－130）。

3.跳步

接上勢，上右腳，高抬右腿近90°，足尖下垂，接著右腳向前一步，腳尖著地，同時上左腳，提高到右腿中部，雙

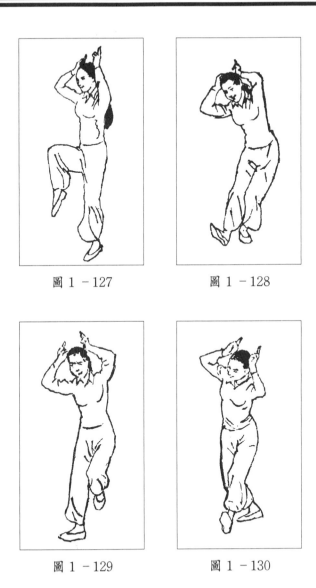

圖 1 － 127　　　　　　　圖 1 － 128

圖 1 － 129　　　　　　　圖 1 － 130

腳騰空，一個跳步，左腳在前，右腳在後（圖1－131、圖1
－132 ）。

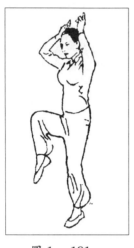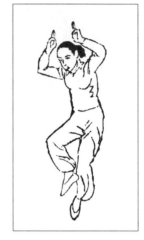

圖 1－131　　　　　　圖 1－132

　　要求：走步時要鬆腰鬆膝，動作輕巧、敏捷。鹿戲中的
鹿步由走步和跳步組成。鹿步可以有幾種走法：

　　走一步，跳一步：走一步，跳兩步。

　　走兩步，跳一步：走兩步，跳兩步（交叉前進跳起）。

　　走三步，跳三步。

　　練功者應由淺到深地自選。

　　鹿戲中走大、小八卦的步法如下：

　　從東位到南位，走兩步，跳兩步；

　　從南位到西位，走兩步，跳一步；

　　從西位到北位，走一步，跳一步；

　　從北位到東位，走一步，跳兩步；

　　從東位進中宮，走三步，跳三步；

　　練功者可根據自己的情況，靈活掌握。

　　鹿戲共由下列八個勢子組成。

第一勢　跳越深澗

接上勢。在東位上後腳，面向南方做三疊開合，上左腳，兩腳平行，雙手回兩胯旁，呈鬆靜站立式，沉氣（圖1－133）。

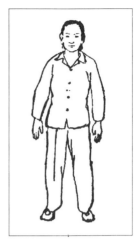

圖 1 － 133

上左腳，與右腳呈丁字交叉狀，雙手合回中丹田前，身體逐漸向前彎屈，雙手垂直下降。雙手快接近地面時，變鹿指，並快速翻手，使鹿指向前，手心向上。接著，再翻手，手心向下。然後垂下鹿指，隨著身體的直起，雙手快速提到膻中穴前；再翻手腕，鹿指向上，升到頭部兩耳尖上方放好，手心相對，呈鹿角狀（圖1－134、圖1－135、圖1－136、圖1－137

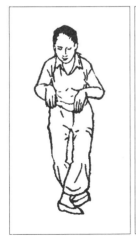

圖 1 － 134

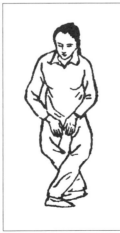

圖 1 － 135

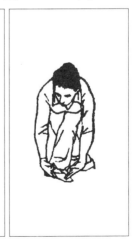

圖 1 － 136

、圖1－138、圖1－139）。

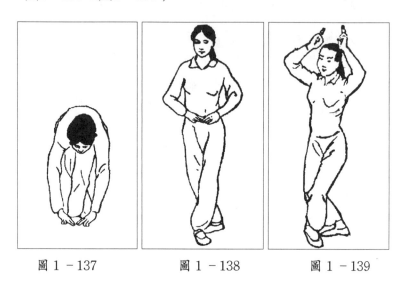

圖 1 － 137　　　　　圖 1 － 138　　　　　圖 1 － 139

注意：兩腿不要分開，鬆膝沉氣，意守腎俞穴。

用鹿步走大八卦，進中宮，在中宮面向西南，左腳在前，與右腳呈交叉步如圖1－126所示。

接上勢。原地雙腳騰空跳六次（圖1－140）。

上右腳，兩腳平行，雙手降回到中丹田，鬆腰沉氣，接著用鹿指做中丹田三開合，雙手五指鬆開，放回兩胯旁。接著做第二個勢子（圖1－141、圖1－142）。

第二勢　左右射雕

接上勢。向西方上右腳，與左腳呈交叉狀。同時，兩手合回中丹田，變成鹿指在中丹田交叉，翻手腕（先向內、向下，再翻向外、向上），雙手上下張開，右手在上，左手在下，右手指尖向上，高過百會，左手屈肘稍低，面向北方

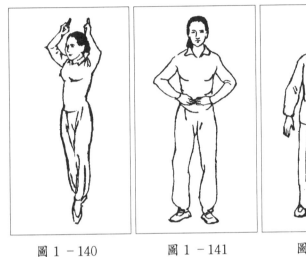

圖 1 - 140　　　　圖 1 - 141　　　　圖 1 - 142

（圖1-143、圖1-144）。

　　再向南方上左腳，與右腳呈交叉狀，雙手變爲左手在上，右手在下，面向東方（圖1-145）。

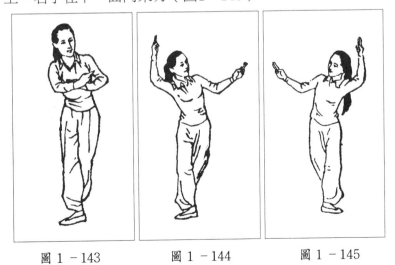

圖 1 - 143　　　　圖 1 - 144　　　　圖 1 - 145

接上勢。上右腳，兩腳平開，面向西南，用鹿指做一個中丹田開合。鹿指在中丹田前，兩中指相接，手心向裡，沿任脈升到膻中，向左右兩側徐徐伸開（屈肘），手心向下，指尖指向左右（圖1－146、圖1－147、圖1－148、圖1－149）。

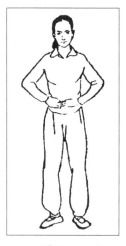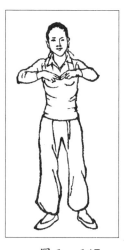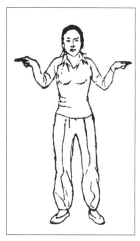

圖1－146　　　　圖1－147　　　　圖1－148

接上勢。翻手，令手心向上，鹿指慢慢彎三次；雙手再從左右兩側向前胸畫回，點在膻中穴處（圖1－150、圖1－151）。

右射雕預備式：右手從膻中穴前向右慢慢伸出，左腳向東南方橫上一步，與右腳呈交叉步；身體重心在右，並向右傾斜，後腳（右）跟離地，再收回右手，右臂屈肘在胸右側（可點穴），同時右腳向東南方上步（右腳在身體的右前側）（圖1－152、圖1－153）。

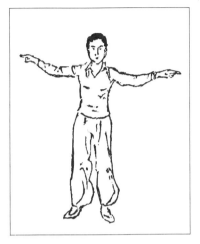
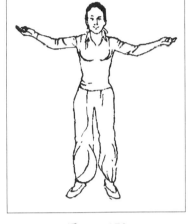

圖 1 － 149　　　　　　　圖 1 － 150

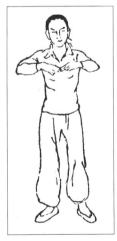
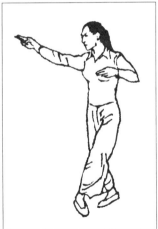
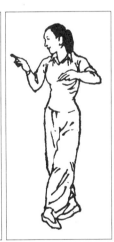

圖 1 － 151　　　圖 1 － 152　　　圖 1 － 153

　　右射雕：接上勢。左腳向東南方上一步，與右腳呈交叉步；右手較快伸射出去，射向右側。此時身體重心在右，面

向右方（東南方），右手鹿指仍點在膻中穴處，後腳跟離地，此為一射。重複此動作，共做三次（圖1－154）。

右射畢，上右腳，兩腳平行，右手收回，同左手一樣，鹿指點膻中穴（圖1－155）。

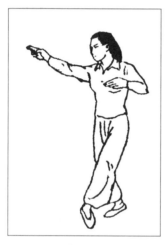 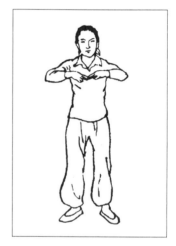

圖 1－154　　　　　　　　圖 1－155

左射雕預備式：接上勢。右腳向後退一步，與左腳呈交叉步；同時左手向左側（西北方）伸出；身體重心在左，然後左腳在前向左橫上一步；同時左手屈肘在胸前左側，做射雕的準備（圖1－156、圖1－157）。

左射雕：右腳向後退一步，與左腳呈交叉步；同時，左手向左側伸射；身體重心在左，向左側傾斜，後腳跟面向西北方離地。此為一射，重複此動作做三次（圖1－158）。

然後，回到中宮。上右腳，兩腳平行，面向西南；雙手鹿指點膻中穴，接著做第三勢子（圖1－159）。

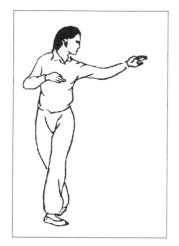

圖 1－156

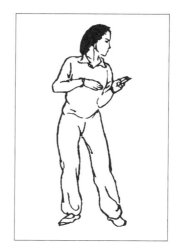

圖 1－157

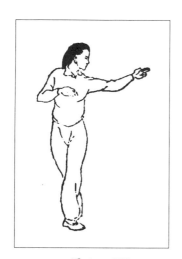

圖 1－158

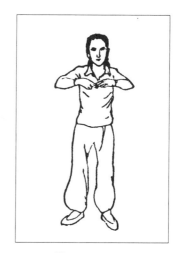

圖 1－159

第三勢　指天立地

接上勢。腳不動，右手由膻中穴向下、向右外，再向上繞過百會穴，降到印堂穴前，同時左手由膻中穴上升到左上方；接著，右手從印堂穴下到膻中穴，再降到中丹田，然後翻腕向右外，再上到百會穴之上，指尖向上指天；同時右腿向前抬高90°，足尖向下；右手指尖下垂快速下降，過膻中穴，鹿指尖點在右膝的鶴頂穴處，形成指天立地之勢（圖1－160、圖1－161、圖1－162）。

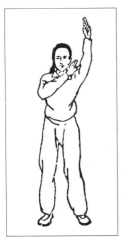
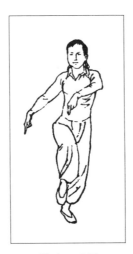
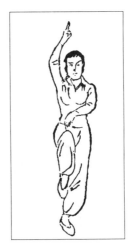

圖1－160　　　　圖1－161　　　　圖1－162

接上勢。右腳向左側橫跨一步，兩腳呈交叉步；接著左手由膻中穴向下、向左外，再向上繞過百會穴，降到印堂穴前；同時，右手由膻中穴上升到右上方；緊接著左手從印堂穴下到膻中穴，再降到中丹田，然後翻腕向左外，再上到百會穴之上，指尖向上指天；同時左腿向前高抬90°，足尖向

下，右手指尖下垂快速下降，過膻中穴，指尖點在左膝的鶴
頂穴處，形成指天立地之勢（圖1－163、圖1－164、圖1－
165）。

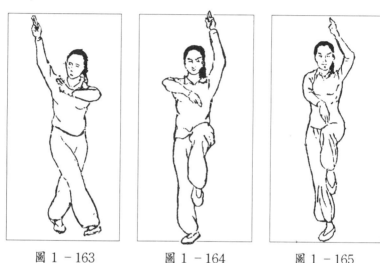

圖 1－163　　　　圖 1－164　　　　圖 1－165

　　接上勢。左腳向左側橫跨一步，兩腳平行；雙手回到中
丹田，用鹿指做一個中丹田開合；雙手在中丹田翻腕，沿左
右兩側升到耳尖上方，呈鹿角狀；用鹿步出東南，走小八
卦，由東位進中宮，在中宮面向西南，做一個中丹田開合。
接做第四個勢子。

第四勢　　轆轤尾閭

　　接上勢。移重心，鬆提左腳點穴上步，左手沿帶脈由中
丹田繞到背後，手背放在腎俞穴處；右手從中丹田往右外再
向上回環，繞過百會穴，降到印堂穴前；然後再快速直下，
用右手鹿指點在左腳小趾至陰穴上，點三點，然後身體直起

，前腳放平，雙手回到中丹田前（圖1－166、圖1－167）。

接上勢。移重心，鬆提右腳點穴上步；右手繞帶脈，手背放在腎俞穴外，左手做回環；由印堂快速直下，以左手鹿指點右腳小趾至陰穴上，點三點（圖1－168、圖1－169）。

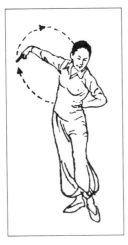
圖 1 － 166

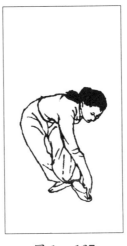
圖 1 － 167

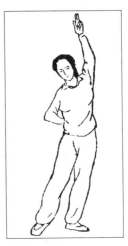
圖 1 － 168

做上述動作時，要求鬆腰沉氣，意守腎俞穴，然後身體平起，前腳放平，上左腳，做一個中丹田開合。接做第五勢子。

第五勢　回望清泉

接上勢。雙手由中丹田沿帶脈繞到背後，用雙手的拇指叉腰，兩劍指點在腎俞穴處（圖1－170）。

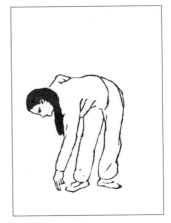
圖 1 － 169

　　右腳上步，與左腳呈交叉步；以腰帶動身體向右轉，雙目平視，隨頭轉動，轉至右後近180°時，低頭用雙目注視左腳跟的清泉（腳跟為腎經通過，屬腎水，並通奇經八脈，主調五勞七傷）（圖1－171）。

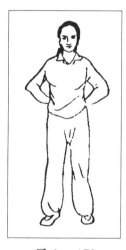
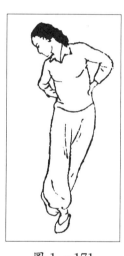
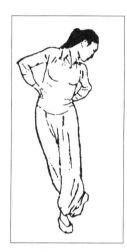

圖1－170　　　　　圖1－171　　　　　圖1－172

　　接上勢。轉回身來，再上左腳，與右腳呈交叉步；以腰帶動全身左轉，頭左轉近180°時，低頭，雙目注視右腳跟的清泉（圖1－172）；然後，轉回身來，上後腳，兩腳平開，以鹿指做一個中丹田開合；再用鹿步出東南，走小八卦，由東位進中宮，面向西南，做一個中丹田開合。接著做第六個勢子。

第六勢　仙女點丹

　　腳不動，右手向右外，再向上繞百會穴到印堂穴前，同時左手由中丹田過膻中穴上升到左上方；接著，抬高右腿，

右腳底對左小腿部；同時，右手沿任脈下降到中丹田後翻腕向右外，再上升到百會穴之上，指尖平指向西北方；而左手鹿指快速下降，點於右腿的「三陰交」穴（此穴在右腳內側的內踝尖上四橫指處）。點「三陰交」穴主要是通三陰，益腎水，養肝、脾，此時意守腎兪穴（圖 1－173、圖 1－174）。

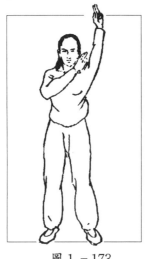

圖 1－173

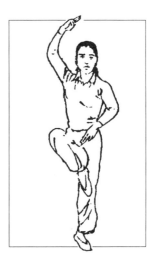

圖 1－174

　　接上勢。右腳橫跨一步，雙手回到中丹田再變換手勢；左手做回環動作，繞百會穴到印堂穴前，右手過膻中穴升到右上方；緊接著抬高左腿，左腳底對右小腿部，同時左手沿任脈下降再回環升到百會穴之上，指尖平指向東南方，而右手鹿指快速下降，點於左腳的三陰交穴上（圖 1－175、圖 1－176、圖 1－177）。

　　然後，左腳橫上一步，兩腳平行，一個鹿指中丹田開合；鹿步出東南，走小八卦，由東位進中宮，面西南，一個

中丹田會合。接做第七個勢子。

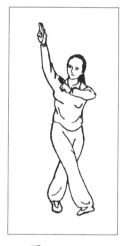

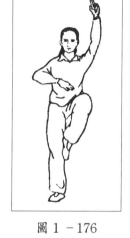

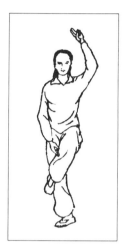

圖1－175　　　　　圖1－176　　　　　圖1－177

第七勢　凝神遠眺

　　接上勢。移重心，鬆提右腳點穴，高抬右腿呈90°，腳尖向下；同時雙手鹿指由中丹田升到兩耳上方，呈鹿角狀；然後左腿向前踢出，再收回仍呈90°（圖1－178、圖1－179）。

　　接上勢。右腳向左側橫上一步，重心移至右腳，鬆提左腳上步點穴，高抬左腿呈90°（此時雙手仍呈鹿角狀）；然後左腿向前踢去，再收回仍呈90°（為讓讀者看出前踢動作，此為側身照）（圖1－180、圖1－181）。

　　左腳向右側橫上一步，雙手從鹿角下降到中丹田，交叉手翻腕，再向上，交叉點在缺盆穴處（此穴在鎖骨上窩中央，前胸正中線旁開4寸）。此時、男左手在下，右手在

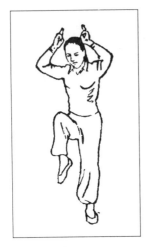

圖 1－178

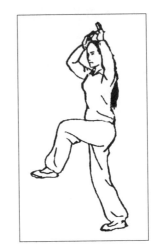

圖 1－179

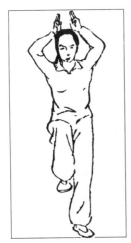

圖 1－180

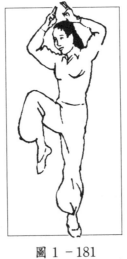

圖 1－181

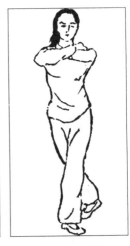

圖 1－182

上，交叉點穴；女右手在下，左手在上，交叉點穴（圖1－
182）。

　　接上勢。以腰帶動全身向左後方轉身，頭隨之轉動，雙
目注視上方；然後上右腳，呈交叉步，以腰帶動向右轉身，
目視右上方（圖1－183、圖1－184、圖1－185）。

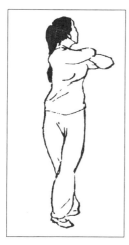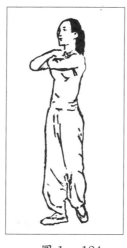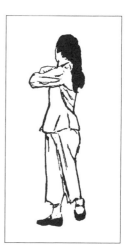

　　　圖 1 －183　　　　　圖 1 －184　　　　　圖 1 －185

　　上後腳，兩腳平行，一個中丹田開合，鹿步走小八卦，
出東南方，走到東位（不進中宮），在東位雙手仍呈鹿角
狀。接練第八個勢子。

第八勢　月穿潭底

　　接上勢。在東位上左腳，呈丁字交叉步，後腳尖緊貼前
腳跟；雙手鹿指由缺盆穴向下，再向左右兩側返上到百會穴
時，變換鹿指向下（圖1－186）。

　　由百會穴經印堂穴，雙手下降到膻中穴前；此時身體開
始慢慢下蹲，雙手隨之繼續下降（圖1－187）。

　　雙手指快接近地面時，眼望潭中明月（圖1－188）。

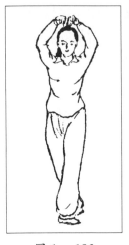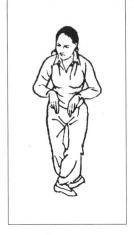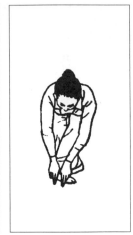

圖 1－186　　　　　圖 1－187　　　　　圖 1－188

　　接上勢。雙手翻腕，手心向內，撈上潭中月，身體隨之緩緩上升；此時濁氣下沉，清氣上升，雙手合回到中丹田，腎氣歸根源（圖1－189、圖1－190）。

　　接做一個三疊開合，續練虎戲。

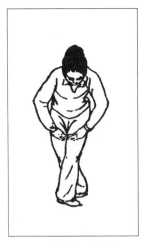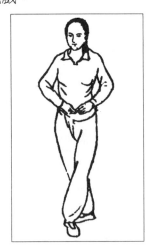

圖 1－189　　　　　　　圖 1－190

第五章 虎 戲

糾糾顯威通督奇　　華蓋齊放盈肺氣
舞爪輝環湎氣血　　轉腰提肩貫夾脊

形神要領：虎性凶猛，虎視眈眈，引身躬腰，撲抓捕食，目光炯炯，左顧右盼，提肩轉腰。習練時注意腳步的虛實，手的虛實，把虎的勇猛、威嚴、充滿活力的精神表現出來。

功理：虎戲意守命門穴，通過虎戲八個勢子的習練，主要是導通督脈貫夾脊，並作用於手太陰肺經，壯陽補氣，加強肺功能，一身氣脈調和，邪氣難侵。虎戲也練骨，能使骨骼、肌腱關節加強，使人精力旺盛。

功效：呼吸系統疾患（肺氣腫、支氣管炎、肺炎、肺結核）。腰腿病（坐骨神經痛、脊柱炎、腰背痛）、肝脾腫大、肝炎、高血壓等。

肺癌患者經習練虎戲後，療效大大提高。其次骨癌，療效也不錯。

功法：虎戲共有八個勢子，具體練法如下：

第一勢　糾糾顯威

在東位，鬆開十指，自然放鬆；上右腳與左腳呈交叉步，雙手做三疊開合的上丹田開合式（眉心處的印堂穴為上丹田穴）（圖1－191）。

上丹田開合的合式（合回眉心處的印堂穴前方）（圖1
－192）。

中丹田開合的開式（臍下1.5寸再向裡1.5寸的氣海穴爲
中丹田）（圖1－193）。

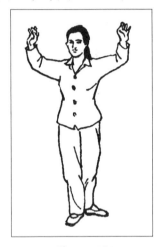

圖1－191

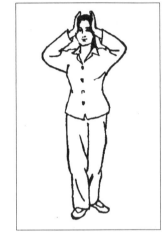

圖1－192

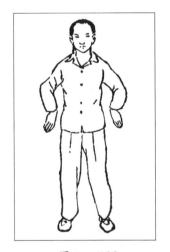

圖1－193

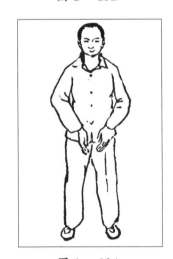

圖1－194

中丹田開合的合式（圖1－194）。

下丹田開合的開式（會陰穴爲下丹田）（圖1－195）。

下丹田開合的合式（圖1－196）。

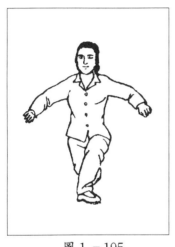
圖1－195

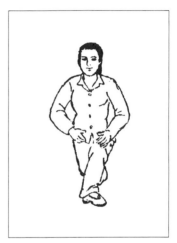
圖1－196

接上勢。雙手合回中丹田前，右腳向前一步呈右前弓步；同時雙手變爲虎爪（五指抽搐成虎心）；先用右手向右前方伸出（注意仍要屈右肘，稍低於右肩高度），再向後收回到胸前膻中穴前方（圖1－197）。

左腳向前方邁一步呈左前弓步；同時再用左手向左前方伸出（注意屈左手時，左臂低於左肩高度），然後向後收回至胸前膻中穴前方（圖1－198）。

上右腳，呈右前大弓步；右手第二次向前用勁伸出（注意仍要屈右肘），左手在膻中穴前方（圖1－199）。

接上勢。開始走虎步。鬆提左腳上一小步，並用左腳尖點在前腳後部（圖1－200）。

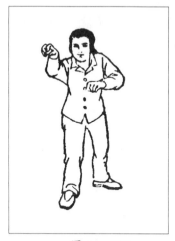

圖 1 - 197

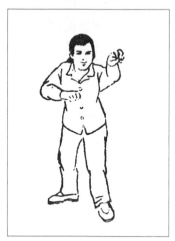

圖 1 - 198

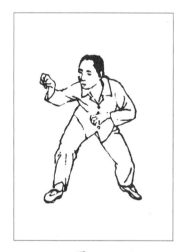

圖 1 - 199

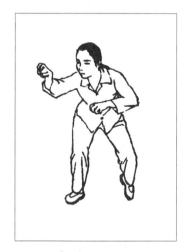

圖 1 - 200

　　接著左腳沿交叉線邁向右腳前一步，使左腳在前，與右
腳（在後）成交叉步，重心在前腳（圖1-201）。

　　然後鬆提右腳，令右腳尖點地，身體前傾，前腳實，後
腳虛（圖1－202）。

　　右腳向前跨一步，呈右前弓步，重心在前腳，身體上部
逐漸向前傾，後腳鬆提用腳尖點地。如此交替用左右腳沿交
叉線一步一步前進，稱爲虎步（圖1－203）。

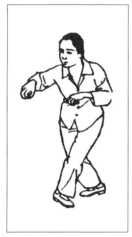
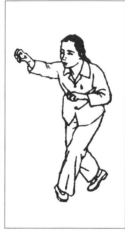
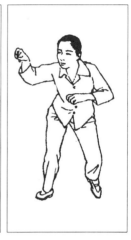

圖 1－201　　　　　圖 1－202　　　　　圖 1－203

　　走虎步的要求：目光炯炯，威風凜凜，剛柔並濟，上身
前傾，前後腳實虛要分明。

　　用虎步走大八卦時雙手做法：從東向南，右手向右前方
伸出（仍要屈肘），左手在胸前（雙手十指均呈虎爪狀）。

　　走至南位，雙手變爲：左手向左前方屈肘伸出，右手屈
肘回至胸部膻中穴前方。並從南向西走（圖1－204）。

　　走至西位，雙手變爲：右手向前屈肘伸出，左手向後收
回至胸前，並從西向北走（圖1－205）。

　　走至北位，右手向後，收回並搭放在左手腕上，呈雙手

交叉虎爪狀。一直走至東位（圖1－206）。

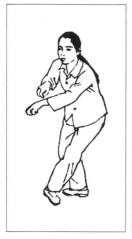
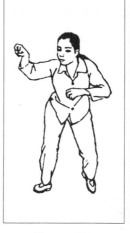
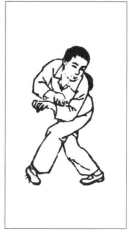

圖 1 － 204　　　　圖 1 － 205　　　　圖 1 － 206

在東位，上左腳，與右腳呈交叉步；左手從下抽放在右手腕上，呈交叉虎爪狀；用虎步繼續走進中宮（圖1－207）。

過渡動作：在中宮，上右腳，與左腳呈交叉步；面向西南方向做一個膻中開合（鬆開十指爲自然虛攏），接練第二個勢子。

第二勢　長嘯生風

雙手下降至中丹田，上左腳兩腳平開，雙手向兩胯旁平放，稍停片刻，沉氣（圖1－208）。

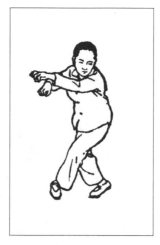

圖 1 － 207

　　雙手從胯部兩旁合回中丹田前，鬆腰鬆胯，手心向身體，十指尖下垂並隨身體向下彎屈而下降（圖1－209）。

　　當雙手下降至兩腳尖前（不接觸地面），臀部翹起，稍等片刻，雙目注視地面（圖1－210）。

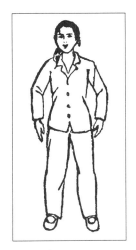 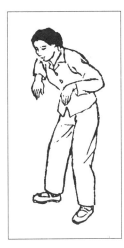 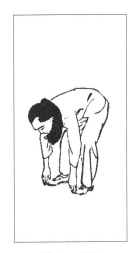

　　圖1－208　　　　　圖1－209　　　　　圖1－210

　　抬頭眼望前方，再低下頭（圖1－211）。

　　左肩向左上猛一抽提，左腳跟同時離地，左臀部向上翹起，頭左轉，目光隨之向左上方看（圖1－212）。

　　隨之還原，眼看地面，雙手平垂（圖1－213）。

　　右肩向右上方猛一抽提，右腳跟同時離地，右臀部向上翹起，眼隨頭轉向右上方，隨之還原；眼看地面，雙手平垂（1－214）。

　　身體緩緩還原上升，雙手隨之升回中丹田；上右腳做一個膻中開合，用虎步走一個小八卦。出東南，從東位走進中宮，面向西南，右腳在前，做一個膻中開合；上右腳，兩腳

平開，稍停片刻，鬆腰鬆胯，沉氣。

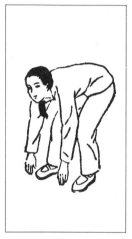

圖 1－211

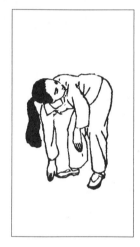

圖 1－212

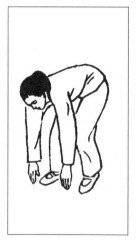

圖 1－213

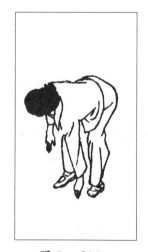

圖 1－214

第三勢　虎視眈眈

接上勢。雙手從兩胯向上放在左右腰帶處，呈虛握拳狀，掌心向上；目視遠方，風呼吸三口氣（兩吸一呼）（圖1－215）。

向左腳平移重心，鬆提右腳向左腳中部外一拳處點穴並向正前方上一步，呈右前弓步，沉氣鬆腰；左拳翻腕，令拳心向下（圖1－216）。

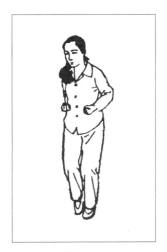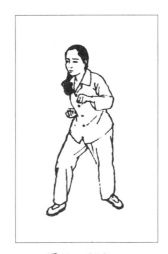

圖 1－215　　　　　　　圖 1－216

接著左拳稍用勁從左腰外向正前方打出，身體隨之向前傾，重心在前腳（右腳）（圖1－217）。

左拳翻腕拳心向上，收回至左側腰帶處（左帶脈穴處）；身體重心移向後腳，前腳虛（圖1－218）。

左腳向前方上一步，呈兩腳平開狀，雙手握拳，拳心向上，放在兩側帶脈穴上（圖1－219）。

接上勢。左腳向前一步，呈左前弓步（圖1－220）。

翻手腕，令右拳心向下，右手從右側稍用勁向右前方打

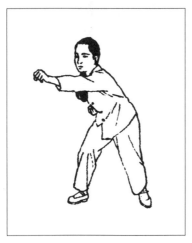

圖1－217

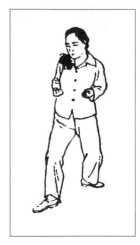

圖1－218

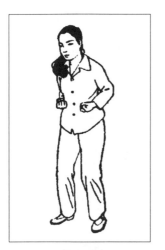

圖1－219

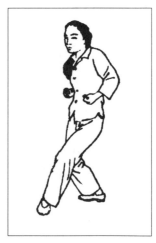

圖1－220

出（左手不變），身體上部隨之向前傾斜，重心在前腳（圖
1－221）。

　　接著右手翻手腕，右拳心向上，右手向右後腰帶處收
回，使右拳放在右帶脈穴上（左手不變）；身體隨之向後收
回，重心在前後兩腳之間（圖1－222）。

　　右腳向前上一步，呈右前弓步；同時翻手腕，令雙拳心
向下（圖1－223）。

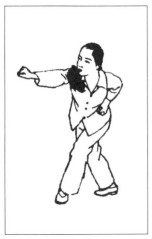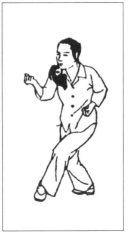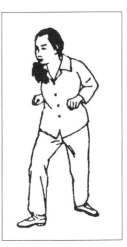

圖 1－221　　　　　　圖 1－222　　　　　　圖 1－223

　　雙手稍用勁向前方打出；身體隨之前傾，重心在前腳
（圖1－224）。

　　翻手腕，雙拳心向上（準備向後收回雙拳）（圖1－
225）。

　　雙拳收回左右兩側的腰帶處（帶脈穴處）；接著上後
腳，雙腳呈平開狀（圖1－226）。

　　右腳向後退一步（圖1－227）。

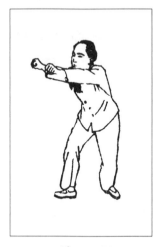

圖 1 - 224

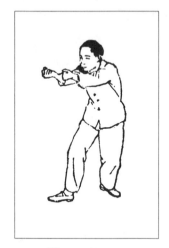

圖 1 - 225

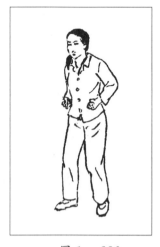

圖 1 - 226

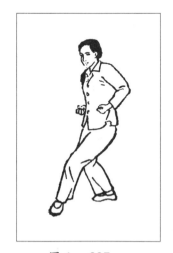

圖 1 - 227

　　左腳向後退一步，呈右前弓步（圖1－228）。

　　雙拳心向上，從兩側腰帶向胸前伸出，呈交叉狀。男左手在上，右手在下；女右手在上，左手在下；接著雙拳心向內（胸部）再向外（離開胸部），轉動手腕令拳轉一圈（圖1－229）。

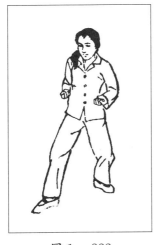

圖 1 － 228

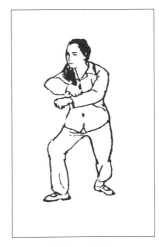

圖 1 － 229

　　接著右手向前方打出；左手握拳心，拳心向上，放在腰際（圖1－230）。

　　右手收回呈屈肘90°，拳心齊印堂高（仍為右前弓步）（圖1－231）。

　　接上式。身體左轉90°，即右前腳向左轉90°，變為正前方的右前弓步；手的姿勢與上同（圖1－232）。

　　同時收回右手，放在右側腰帶處，與左手一樣，雙拳心向上，虛握拳（圖1－233）。

　　接上勢。把重心移至左腳，鬆提右腳，在左腳中部外一

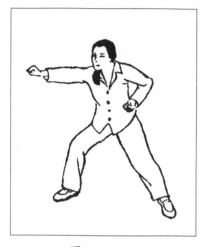
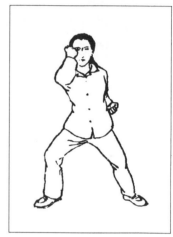

圖 1 - 230　　　　　　　　　圖 1 - 231

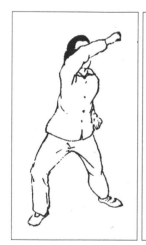
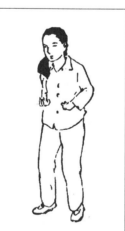
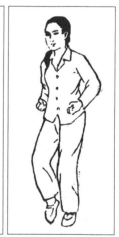

圖 1 - 232　　　　圖 1 - 233　　　　圖 1 - 234

拳點穴（圖1-234）。

　　接著，右腳向前上一步，呈右前弓步；同時，左拳心向

下、向前打出。如此重複，令身體第三次左轉90°、第四次右轉90°，即要做身體左轉四個方向的打拳動作。出中宮向前方上左腳、上右腳、再上左腳，再後退回中宮，然後轉方向，做另一個方向的出拳動作（圖1－235）。

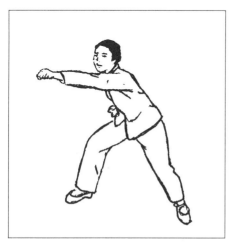
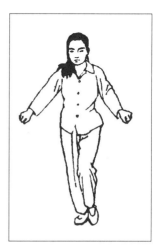

圖1－235　　　　　　　　　　　圖1－236

第四勢　攀陰陽嶺

接上勢（面向東南方向呈右前弓步）。上後腳，重心移到右腳，鬆提左腳點穴；雙手向左右兩側呈平開狀（圖1－236）。

雙手繼續從左右兩側（女右手在前，男左手在前），向上舉高過百會穴，兩手腕呈交叉狀，拳心向前（圖1－237）。

雙手沿任脈降到中丹田，交叉的兩手向左右兩側平開（與肩齊寬），同時左腳抬高90°（直角），腳尖向下（圖1

－238、圖1－239）。

雙手從齊肩高度向下、向前，用雙拳的合谷穴打在左膝兩側的陰、陽陵泉穴上（圖1－240）。

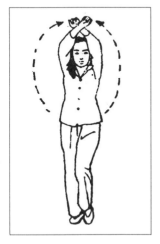

圖 1 － 237

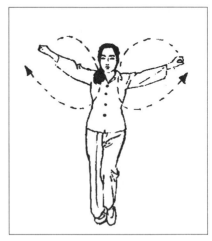

圖 1 － 238

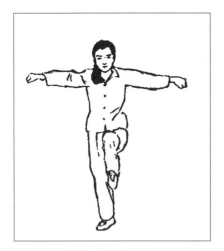

圖 1 － 239

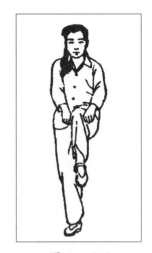

圖 1 － 240

　　以右腳爲中心、高抬的左腳爲半徑畫弧，身體向左後轉
180°（圖1－241）。

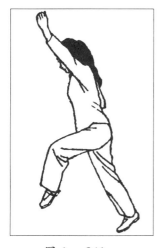

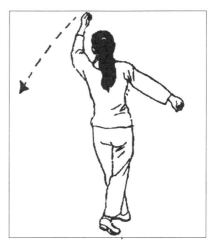

圖 1 － 241　　　　　　　　　　　圖 1 － 242

　　放下左腳著地；雙手隨之變爲左手高、右手低。此時，
背向西南，面向東北（圖
1－242）。

　　鬆提右腳，右腳尖點
地，雙手由上勢變爲向左
右兩肩平開（注意兩肘仍
要微屈）（圖1－243）。

　　向前方提高右腳，使
右腿面平且與右小腿呈直
角狀（90°）；同時，雙
手齊肩平開，向前用雙拳
的合谷穴輕打在右膝兩側

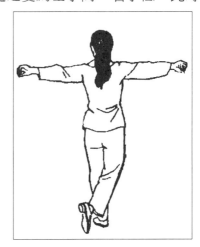

圖 1 － 243

的陰陽陵泉上（圖1-244）。

放下右腳，向前一步呈右前弓步；雙手隨之由右膝向後收放在左右兩側腰帶，右手向前方打出；右拳在印堂穴前方，右前臂橫擋在臉部前，左手在左腰際（圖1-245）。

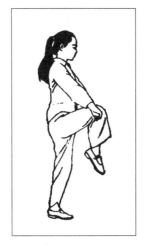 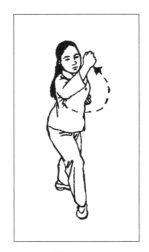

圖1-244　　　　　　　　圖1-245

過渡動作：面對西南做一個膻中開合，然後用虎步出東南走小八卦，由東位進中宮，接做第五個勢子。

第五勢　華蓋齊放

接上勢。面向西南，做一個膻中開合；然後，右手虛握拳，從頭後部繞過頭頂百會穴，經鼻前沿任脈下降；身體隨之下彎，右拳隨身體下降而降，打在兩腳中間的地面上（近地面）（圖1-246、圖1-247）。

左手動作與上勢相同。即左手從頭後部繞過頭頂的百會

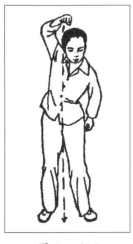
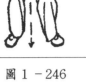
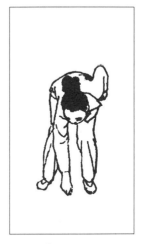

圖 1－246　　　　　圖 1－247

穴，再沿任脈降至兩腳間；然後身體慢慢還原上升，左手收回至左腰際（圖1－248、圖1－249、圖1－250）。

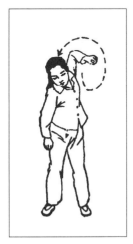

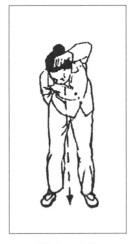
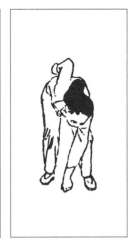

圖 1－248　　　　圖 1－249　　　　圖 1－250

右腳向前上一步呈右前弓步；雙手同時放在胸部華蓋穴之上。手心向上；重心在右腳，後腳虛點，身體先向前下傾，再慢慢逐漸還原上升（圖1－251、圖1－252）。

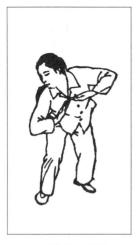

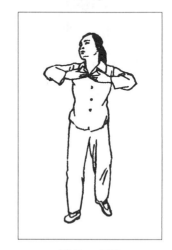

圖1－251   圖1－252

接上勢。再用左肩帶動腰轉向西北角，左腳順勢向前一步呈左前弓步，右腳在後，重心在前腳，後腳虛點地；雙手仍在華蓋穴，目視北角（圖1－253、圖1－254、圖1－255）。

接著身體向前下傾，用右肩帶動身體向右後轉腰90°；同時右腳順勢向前上一步，呈右前弓步，此時目視南角；接著，重心移到後腳，呈後坐狀，雙手收回膻中穴前做一個膻中開合；然後用虎步走出東南方位，接著走小八卦，從東位入中宮，面向西南，做一個膻中開合（圖1－256、圖1－257）。

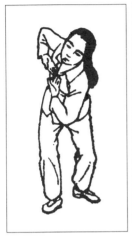 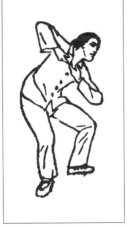 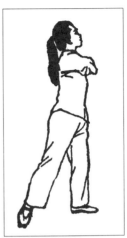

圖 1 － 253　　　　　圖 1 － 254　　　　　圖 1 － 255

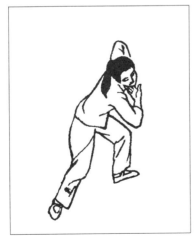

圖 1 － 256

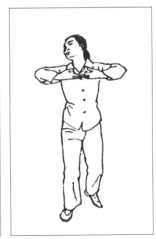

圖 1 － 257

第六勢　三越崑崙

接上勢。上後腳，兩腳呈平開狀，雙手在膻中穴前變虛握拳，並沿任脈降到兩腳中間，雙拳幾乎近地面（圖1－258、圖1－259）。

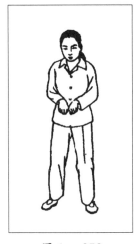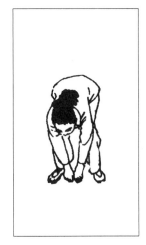

圖 1 － 258　　　　　　圖 1 － 259

接著身體逐漸還原上升，雙拳隨之向上提升至中丹田穴前方時，兩腳從平開狀向中間合併在一起，並同時向上跳起離地（圖1－260、圖1－261）。

雙腳再向左右兩側分開跳，雙拳仍在中丹田前，雙拳的合谷穴相對，拳指向下（圖1－262）。

接著雙腳著地，雙拳從中丹田前升到胸部的膻中穴前，轉手腕，令雙拳心向內，拳指向上（圖1－263）。

雙拳繼續從膻中穴上升到頭頂的百會穴上方，然後鬆開雙拳十指（圖1－264、圖1－265）。

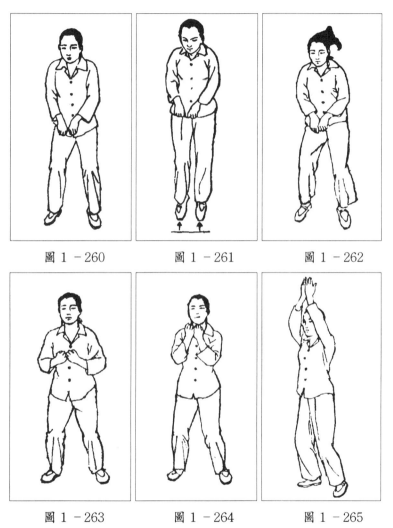

圖 1－260　　　　　圖 1－261　　　　　圖 1－262

圖 1－263　　　　　圖 1－264　　　　　圖 1－265

　　鬆開十指的兩手從百會穴上方向臉部眉心處的印堂穴下
降，並在印堂穴前握拳，拳指向下降到胸部的膻中穴後，雙
拳的合谷穴相對，再沿任脈降到中丹田（圖1－266、圖1－
267）。

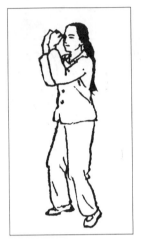

圖 1－266

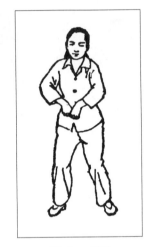

圖 1－267

　　以上動作全過程（從圖1－258至圖1－267）為「一躍」，共做三次，則為「三躍」。

　　「三躍」做完後，做過渡動作——上右腳在前，與左腳呈交叉狀，做一個膻中開合。接著做第七個勢子。

第七勢　兩弓輝環

　　上後腳，開腳平開，平移重心至左腳，鬆提右腳，在左腳中部外一拳處點穴，右腳向前方上一步，呈右前弓步，雙手同時變為（圖1－268）；左手背貼放在背部的腎俞穴，右手鬆開手指，做向後的「單手正回環」。即右手從中丹田穴沿胸腹正中線（任脈）上升至頭部上方的百會穴，再繼續向右耳側下降並降到右胯旁，再向前畫弧返回中丹田穴前。

　　此為一次，稱之為輝環（注意身體隨之前後移動重心，腰帶隨之轉動）。連做三次（做慢動作）（圖1－269、圖1

－270、圖1－271）。

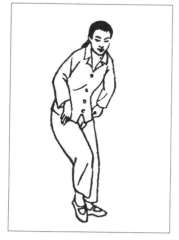

圖 1 － 268

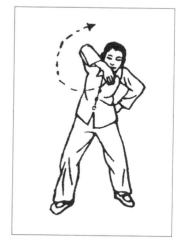

圖 1 － 269

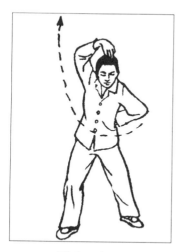

圖 1 － 270

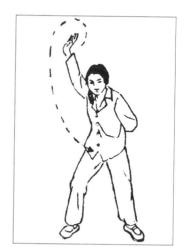

圖 1 － 271

　　右手再做向前「單手反回環」。即右手從中丹田前畫向
右胯外側，並向右後上方升，繞過右耳際再升到頭頂百會穴

上方，然後下降經臉部眉心處的印堂穴，再下降，一直沿任脈降至中丹田前。此為一次，連做三次（做慢動作）。

注意：正回環與反回環做法相同，唯方向相反。

右前弓步的右手做正、反回環動作完成後，則換做左前弓步的左手正、反回環動作：

平移重心至右腳，鬆提左腳點穴，向前上一步，呈左前弓步，左手動作與右手同。

左、右手均做完，就做過渡動作：接上勢。上後腳（即上右腳），兩腳呈平開狀，上右腳一步，做膻中開合，稍停片刻，沉氣。

第八勢　歸山臥虎

右腳向右側沿水平線逐漸滑出，直至呈左側前弓步，雙手同時變為：右手從右胯旁向上繞過頭頂百會穴，再沿左臉畫下經任脈下降至右腰處，再沿帶脈（腰）把手放至背部右腎俞穴處；左手繞過左膝放在背部左腎俞穴處（圖1－272、圖1－273）。

左手從背後畫回中丹田前，做單手左開合：即左手先畫回中丹田前，再向左側外開（圖1－274、圖1－275）。

接著翻手腕，使左手合回中丹田穴前（圖1－276）。

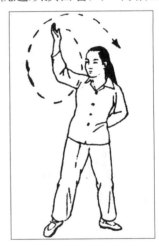

圖 1－272

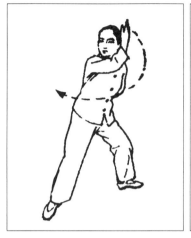
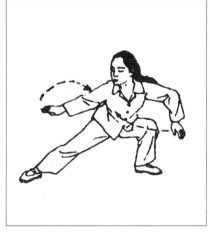

圖 1－273　　　　　　　　圖 1－274

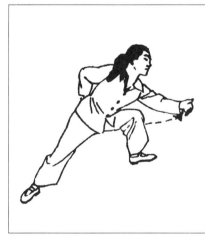
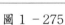
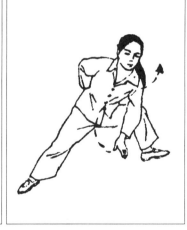

圖 1－275　　　　　　　　圖 1－276

　　左手枕狀（左臥虎狀）。接上勢。左手從中丹田穴前翻手腕，手指尖向上，手心向胸腹部沿任脈升至膻中穴，在膻中穴令手繞至下頰畫至左頸，再到左邊頭部的後面，至左頸處呈左手枕狀（注意：頸不能真的枕在左手上，而是稍稍離

開一點）（圖1－277、圖1－278）。

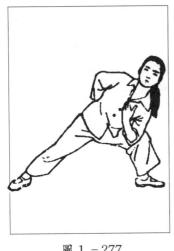 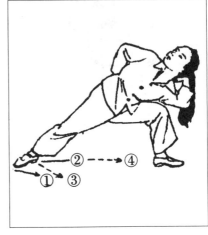

圖 1－277　　　　　　　　　　　圖 1－278

接著右腳利用腳尖與腳跟交替移動向左腳靠攏（圖1－279）。

移到比肩稍寬時，左腳與右腳均同時腳尖向裡，再腳跟向裡移動，移到兩腳與肩寬呈平開狀為止，做一個中丹田開合，至此，左臥虎完（圖1－280）。

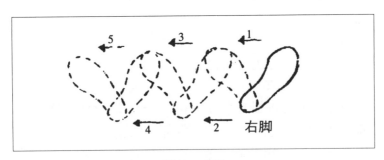

圖 1－279

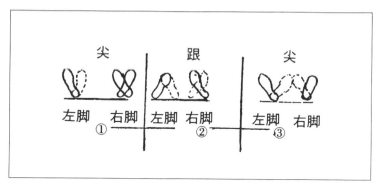

圖 1 - 280

　　右臥虎狀：做法與左臥虎狀同，只是改爲右側弓步，呈右手的右枕狀（圖1-281）。

　　左、右臥虎狀做完，兩腳平開，上右腳，做一個膻中開合；出東南方向，用虎步走大八卦，回到東位，做三疊開合，接著換練猴戲。

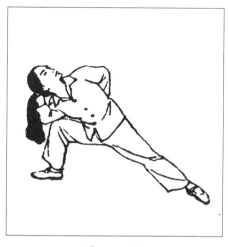

圖 1 - 281

第六章 猴 戲

嬉盪鞦韆活奇經　　機智靈巧心神明
縱跳登攀疏八脈　　搖肩搔癢脾氣盈

形神要領：猴性好動，善於縱跳登攀，嬉盪鞦韆，機敏靈巧，攀樹摘果；行走時常常習慣於：左右窺視，躲躲閃閃，躬身彎腰，翹高臀部，並左右扭擺，提肩搔癢抓耳，鼓嘴唇，眨眼睛；雙爪在行走時常放在兩乳下方的外側。

功理：猴戲意守中丹田穴。通過猴戲八個勢子的習練，主要作用於：足少陰脾經、奇經八脈、手厥陰心包經、足厥陰肝經等。猴還練心，心主神明，能使人頭腦靈活，增強記憶力，開闊心胸，故對腦神經系統的疾患有較好的療效。

功效：腦神經系統疾患（神經衰弱、失眠、頭痛、記憶力差、神經性頭痛）；上肢麻木，偏癱，循環障礙；肝病，各種原因引起的眼病。

功法：猴戲共有八個勢子，具體練法如下：

第一勢 花山戲水

在東位，接著上勢的三疊開合式，即左腳在前呈交叉狀，雙手在左膝前做下開合式（圖1－282）。

上右腳，兩腳呈平開狀；雙手十指鬆開，沿任脈升到中

丹田，然後將下垂鬆開的十指突然向上抽提到膻中穴前，此時十指變爲手指微屈的猴「爪」狀（猴爪是虛攏微屈，不用勁，而虎爪稍用勁地彎屈手指，請注意區別手法）。猴爪放在胸部兩乳下外緣，手指向下微屈。此時用腰胯帶動臀部（注意臀部要翹高一些）做左右兩邊的扭擺；與此同時，雙肩及上身隨之顫動（圖1－283）。

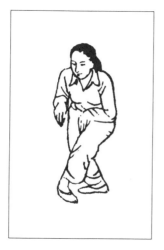

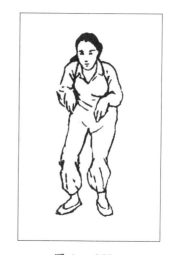

圖 1 － 282　　　　　圖 1 － 283

　　鬆提右腳點穴，頭向左右兩側窺視，眨眼，鼓嘴，並用右手擺弄右耳（圖1－284、圖1－284側面圖）。

　　再用左手擺弄左耳、眼，嘴要求與用右手擺弄右耳時相同（圖1－285）。

　　用雙手擺弄雙耳，然後用猴子「碎步」（圖1－287至圖1－289）走大八卦。在走的過程中，要適當配合頭部向左右兩側東張西望，並不時用兩手交替地擺弄耳朵（圖1－286、圖1－286側面圖）。

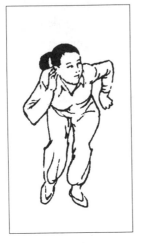 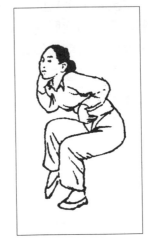

圖 1 - 284　　　　　　　圖 1 - 284側面圖

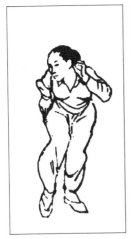 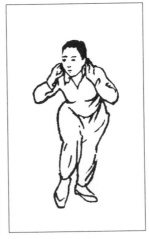 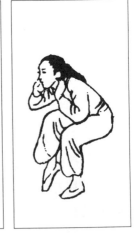

圖 1 - 285　　　圖 1 - 286　　　圖 1 - 286側面圖

　　猴子「碎步」的走法：走時要求雙腳尖著地，並使雙腳尖稍向兩腳中間內靠，兩膝也靠近，用密集的小步向前走，

左右腳各向前一小步爲一個「碎步」。猴爪在碎步過程中要
配合腳步，使猴手自然輕鬆擺動（即用雙肘帶動雙臂前後錯
動地輕擺）。從東位向南走三個「碎步」沿大八卦內側邊緣
走；接著右腳上一步，面向南方做一個膻中開合後，上後
腳，兩腳呈平開狀，鬆腰沉氣。接著做「花山戲水」的動
作，「花山戲水」包括「拍水」、「潑水」及「點水」三個
動作（圖1－287、圖1－288、圖1－289）。

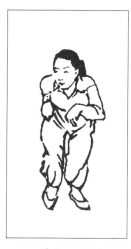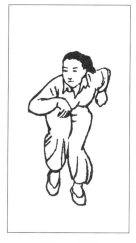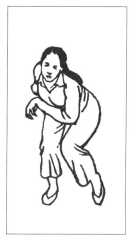

圖1－287　　　　　圖1－288　　　　　圖1－289

1. 拍水動作

接上勢。鬆提右腳，點穴（圖1－290）。

右腳向前一小步，呈右前弓步，重心在右腳（圖1－
291）。

接上勢。用腰帶動身體向左後轉，身體重心移向後腳
（左腳）呈左前弓步；雙手變爲交叉手（女的右手在下，左
手在右手之上；男的相反）；上身向左膝前傾斜（圖1－

292）。

雙手腕放鬆，手心向下（圖1－293）。

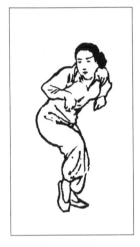

圖 1 － 290

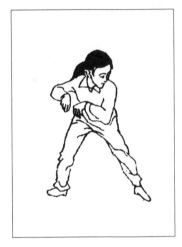

圖 1 － 291

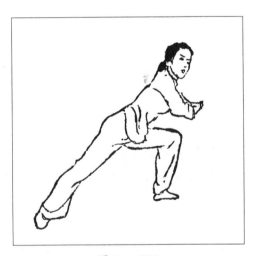

圖 1 － 292

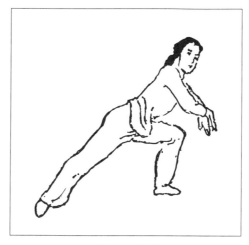

圖 1 － 293

　　然後雙手向下輕拍下去，至稍離地面的高度，同時，上身隨之向前膝（左膝）下彎（圖1－294）。

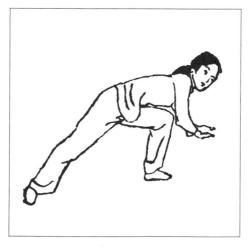

圖 1 － 294

　　接著雙手腕放鬆，向上擺提到胸前膻中穴，上身隨之升回原高度。以上爲拍水一次，連做三次（圖1－295）。

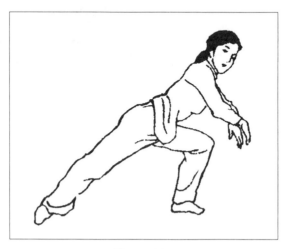

圖 1 － 295

　　（此爲左前弓步拍水三次）

　　接上勢。做回氣動作。此時身體轉爲臉向東北，背向西南，雙手翻腕，手心向裡，手指下垂，上後腳，兩腳平開（圖1－296）。

　　平移重心至右腳，鬆提左腳尖點穴，雙手呈猴爪狀（此爲側面圖）（圖1－297）。

　　接著左腳向西南方向上步，呈左前弓步；雙手不變（圖1－298）。

　　以腰帶動身體向右後轉，重心移向右腳呈右前弓步；雙手變爲交叉手，上身向右膝前傾斜，然後雙手腕放鬆，手心向下（圖1－299）。

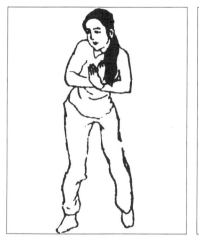

圖 1－296

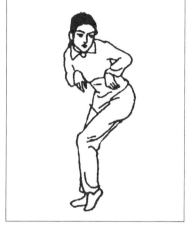

圖 1－297

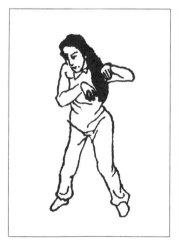

圖 1－298

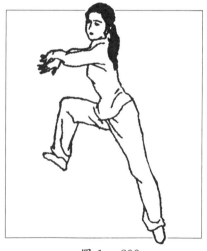

圖 1－299

　　雙手隨之向下輕拍下去；雙手位於右膝下方一點；同時上身隨之向前膝下彎（圖1－300）。

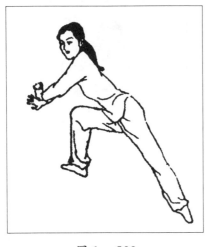 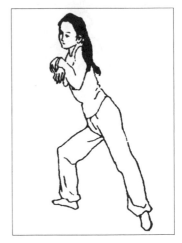

圖 1 – 300　　　　　　　　　圖 1 – 301

　　接著雙手腕放鬆，向上擺提至胸前膻中穴，上身隨之回升到原高度。此爲拍水一次，連做三次（此爲右前弓步拍水三次）（圖1–301）。

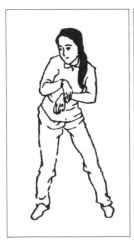 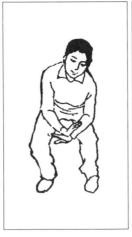 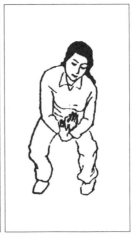

圖 1 – 302　　　　　圖 1 – 303　　　　　圖 1 – 304

接著鬆提右腳點穴，向右方橫開一步，使之與左腳呈平開狀，並使身體下降呈半蹲狀；雙手同時變為交叉手，放在中丹田前（圖1－302）。

身體仍呈半蹲狀；交叉手向左右兩側做開合動作。共做三次（圖1－303）。

接上勢。雙手合回中丹田後，鬆腕翻手，手心向著中丹田，手指向上；接著身體逐漸還原上升，面向西南方向，原地做一個膻中開合（圖1－304）。

2.潑水動作

平移重心至左腳尖點穴（仍在東南線上），向南方右腳上一步，呈右前弓步；雙手順勢拉向右前方，十指鬆開（圖1－305、圖1－306、圖1－307）。

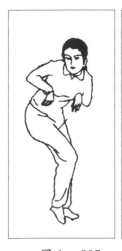 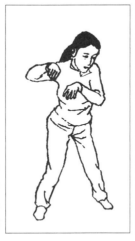 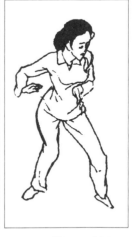

圖 1－305　　　圖 1－306　　　圖 1－307

接上勢。雙手擺向左前方，做潑水狀；身體重心隨之移至左腳（圖1－308、圖1－309）。

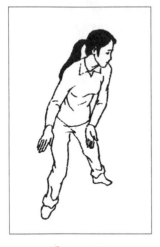

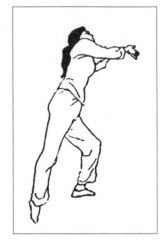

圖1－308　　　　　　圖1－309

　　以上爲第一次潑水動作。做第二次潑水動作時，不如第一次潑水動作那麼大，只需將重心移至兩腳的中間偏後一些，然後再向左前方潑出。

　　平移重心至右腳，鬆提左腳尖點穴，並向西南方上一步呈左前弓步；雙手順勢移向左前方，十指鬆開（圖1－310、圖1－311、圖1－312）。

　　接上勢。雙手做潑水狀，擺向右前方，身體重心隨之移至右腳（圖1－313、圖1－314、圖1－315）。

　　以上爲第二次潑水動作。第二次、第三次潑水動作亦不如第

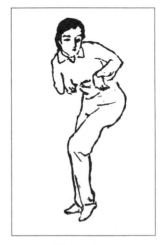

圖1－310

一次潑水動作那麼大，只需將重心移至中間稍後，雙手拉
回，如圖1－314所示，然後再向右前方潑出，如圖1－315所
示。

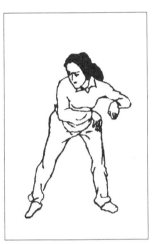

圖 1 － 311

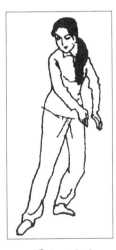

圖 1 － 312

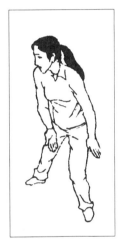

圖 1 － 313

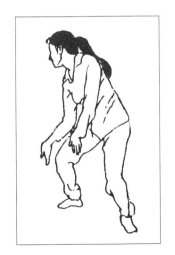

圖 1 － 314

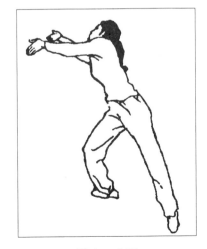

圖 1 － 315

接上勢。鬆提右腳尖點穴，並上一步，使兩腳呈平開狀，面對南方；然後雙手手指鬆開，手心向下，隨著身體稍下蹲而下降；然後雙手手心向前、向上做潑水動作，連潑三次。三次做完後，兩手心正對中丹田前，左腳上一步，做一個膻中開合（圖1－316、圖1－317、圖1－318）。

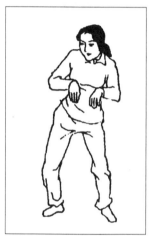

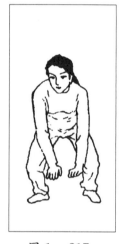
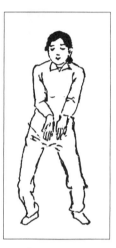

圖１－316　　　　圖１－317　　　　圖１－318

3.點水動作

接上勢。平移重心至左腳，鬆提右腳點穴，向前邁一小步（在東南方向線上）呈右前弓步；右手放在背後的腎俞穴處，左手做單手向後回環：即左手從左胯旁向前繞過左膝，沿任脈（胸腹正中線）升至頭頂的百會穴上方，在此處左手五指交錯彈動三次，然後左手由百會穴上方向左後畫弧回到左胯旁，形成一個回環。以上為「一點水」。連續做三次回環，則為「三點水」（圖1－319、圖1－320、圖1－321）。

在西南方上一步，呈左前弓步；此時左手放在背後的腎

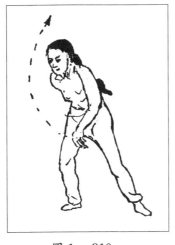

圖 1－319

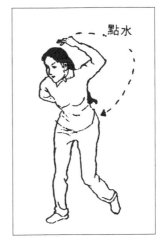

圖 1－320

俞穴處，右手做單手向後回環：方法同上勢的左手向後單手回環，連做三次。「三點水」動作做完後，雙手畫弧至上丹

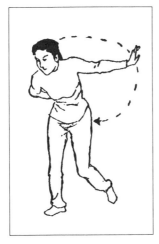

圖 1－321

田（印堂穴）前，做一個上丹田開合後，沿任脈降到中丹田前；然後雙手手指變爲虛攏微曲狀（即猴指），猛然向上抽提至胸前，用猴子「碎步」走至南角，再沿小八卦路線，由東位進中宮，然後面向西南方向，做一個膻中開合。第一勢做完，接做第二勢（圖1－322、圖1－323、圖1－324）。

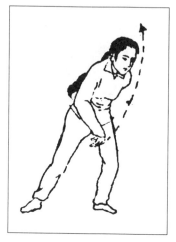

圖 1 - 322

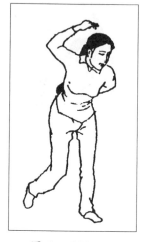

圖 1 - 323

第二勢　單打鞭韆

接上勢。雙手在膻中穴前變爲「猴爪」；鬆提右腳點穴。此時的神態是東張西望，先向右看，再向左看（圖1-325）。

接上勢。右腳向西方上一步，呈右前弓步，臉向北角；突然發現鞭韆，馬上警覺地悄悄走猴子正步：即前腳（右腳）高抬腿近90°大跨步向前，腳尖向下輕輕著地，前後腳呈90°；然後左

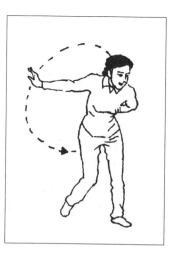

圖 1 - 324

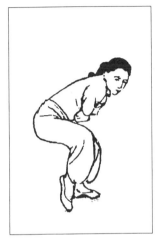

圖 1－325

腳從後面向前高抬腿（即左大腿面與左小腿呈90°，左腳尖向下），向前跨一大步；此時身體轉向西南（即沿對角線的正面、背面走）（圖1－326、圖1－327、圖1－328）。

接上勢。左腳尖輕輕點地後，踏平左腳，鬆提右腳，向西方高抬腿近90°，腳尖向下，並向前跨出一大步，此時身體轉向西北角。右腳著地後，呈右前弓步，這時已走到鞦韆面前（圖1－329、圖1－330、圖1－331）。

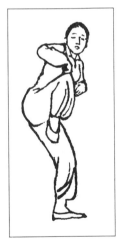

圖 1－326

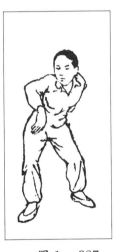

圖 1－327

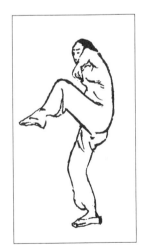

圖 1－328

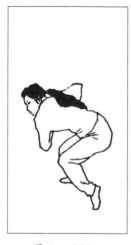
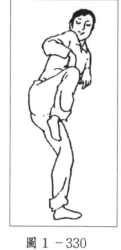
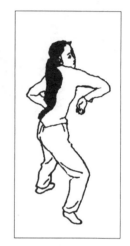

圖 1 - 329　　　　圖 1 - 330　　　　圖 1 - 331

右手從胸前伸出，去抓鞦韆，並稍作停留（圖1-332、圖1-333）。

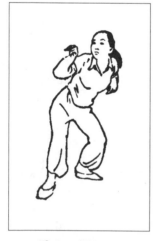
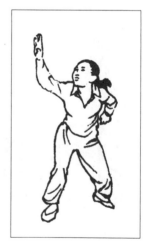

圖 1 - 332　　　　　　圖 1 - 333

　　接著左腳向後提起，並放鬆腳腕，抖動左腳腕三次（圖
1－334）。

　　然後右手向胸前收回，再向外做「後回環」一圈（圖1
－335）。

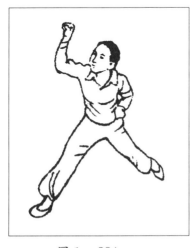

圖 1－334

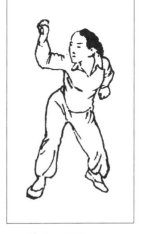

圖 1－335

　　左手從胸前猴爪狀變爲向
前伸出去抓鞦韆，此時右手回
到胸前呈猴爪狀，並稍停一會
兒，後腳（右腳）向後提起，
鬆腳腕，抖動右腳腕三次。接
著右腳著地放平，左手放回，
面向西南方向做一個膻中開
合。接著做第三個勢子（圖1
－336）。

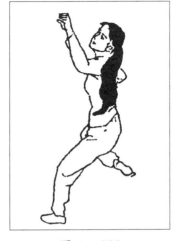

圖 1－336

第三勢　搖肩搔癢

接上勢。用碎步向東南方向，走近小八卦邊，順小八卦走一小圈並完成下勢：

上左腳一小交叉步，再上右腳一小交叉步，然後左腳尖點穴（即左腳點在右腳中部外約一拳處）。此為「左、右、左」點步的動作（圖1－337、圖1－338、圖1－339）。

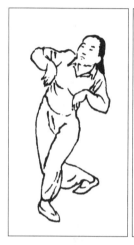 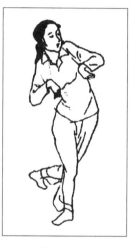 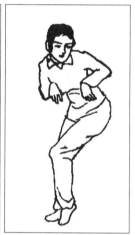

圖1－337　　　圖1－338　　　圖1－339

接上勢。雙手從胸前的猴爪狀變為用雙手猴爪做搔癢狀，先搔左腹，再搔右腹，後搔前胸，眼嘴的神情要表示很癢而在搔癢狀（圖1－340、圖1－341、圖1－342）。

接上勢。雙手似猴爪狀在胸前，上左腳一小交叉步，上右腳一小交叉步，再上左腳一小交叉步，用右腳點穴。此為「左、右、左、右」點步的動作（圖1－343、圖1－344、圖1－345、圖1－346）。

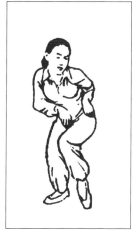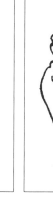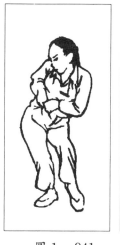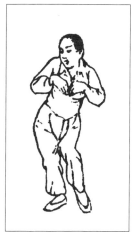

圖 1 － 340　　　　　圖 1 － 341　　　　　圖 1 － 342

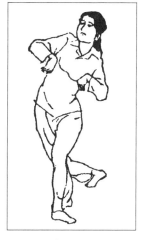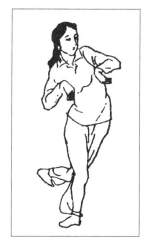

圖 1 － 343　　　　　圖 1 － 344

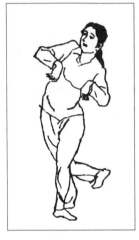

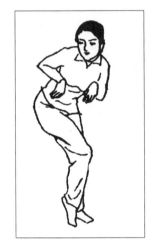

圖 1－345　　　　　　　　圖 1－346

　　接著，雙手從胸前的猴爪狀變爲用雙猴爪做搔癢狀，先搔右腹，再搔左腹，後搔前胸，眼嘴的神情要表示搔癢狀（圖1－347、圖1－348、圖1－349）。

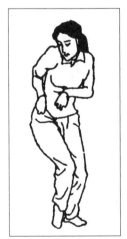

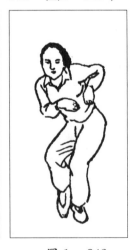

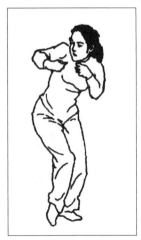

圖 1－347　　　　　圖 1－348　　　　　圖 1－349

接上勢。篩肩幾次，臀部翹起並左右扭動一下；左右手可做搔耳動作，做煩躁不安地東張西望（圖1－350、圖1－351）。

上右腳與左腳平開做一個膻中開合。接做第四個勢子（圖1－352）。

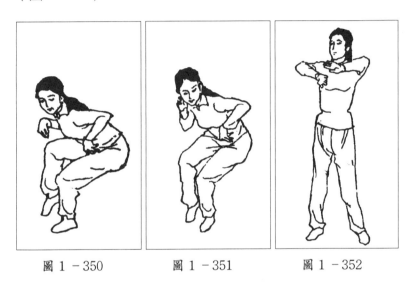

圖 1－350　　　　　圖 1－351　　　　　圖 1－352

第四勢　心緒不安

接上勢。走猴子碎步，然後接做下勢：

猴步上左腳，再上右腳，然後左腳點穴；站穩後，提起左腳，鬆腳腕，向左外側抖動左腳腕三下（圖1－353、圖1－354）。

接上勢。上左腳，上右腳，再上左腳，右腳點穴站穩後，提起右腳，鬆腳腕，向右外側抖動右腳腕三下（圖1－355、圖1－356）。

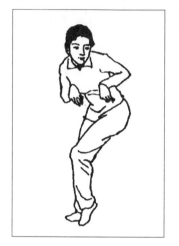

圖 1 - 353

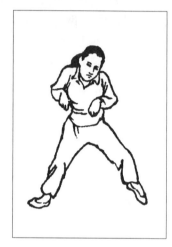

圖 1 - 354

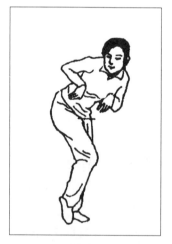

圖 1 - 355

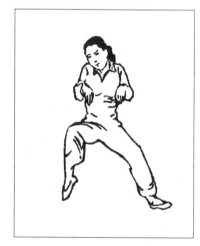

圖 1 - 356

　　接上勢。走猴子碎步，再上左腳，上右腳，左腳點地，站穩後，提起左腳，鬆腳腕，向左前方抖動左腳腕三下；再上左腳，上右腳，上左腳，右腳尖點地站穩後，提起右腳，鬆腳腕，向右後方抖動右腳腕三下（圖1－357、圖1－358）。

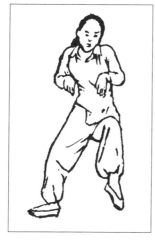
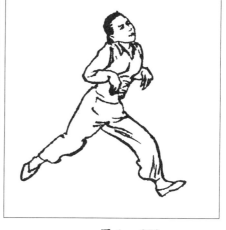

圖 1－357　　　　　　　　　　圖 1－358

　　接上勢。走猴子碎步，上左腳，上右腳，上左腳，右腳尖點地站穩後，提起右腳，鬆腳腕，向右前方抖動三下；再上右腳，上左腳，上右腳，左腳尖點地站穩後，抬左腳，鬆腳腕，向左後方抖動三下。接上勢，猴子碎步走出東南，再沿小八卦路線由東位進中宮，面對西南，做一個膻中開合。接做第五個勢子（圖1－359、圖1－360）。

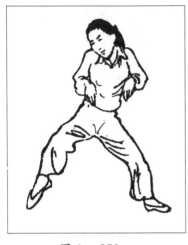 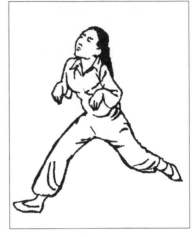

圖 1 - 359　　　　　　　　　圖 1 - 360

第五勢　左顧右盼

　　接上勢。左腳高抬腿，足尖向下，向前跨一步，腳尖先著地，右腳向前點穴，眼睛的神態是隨之左右慌張的窺視（圖1-361、圖1-362、圖1-363）。

　　接著右腳高抬腿，足尖向下，向前方跨一步，腳尖先著地，然後左腳尖點穴，馬上慌張地左右窺視（圖1-364、圖1-365、圖1-366）。

　　左腳高抬腿上一步，右腳高抬腿上一步，走到桃樹下（圖1-367、圖1-368）。

　　接上勢。雙手正要向上攀拿桃樹枝，突然又警覺地左右窺視，才又把眼盯住桃樹上的桃子。接著練第六個勢子（圖1-369、圖1-370、圖1-371）。

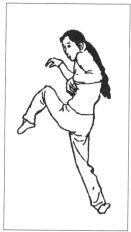

圖 1 - 361

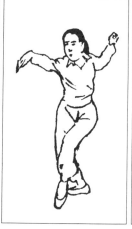

圖 1 - 362

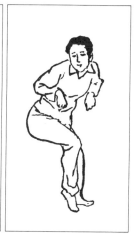

圖 1 - 363

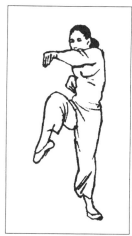

圖 1 - 364

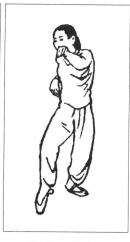

圖 1 - 365

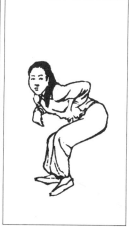

圖 1 - 366

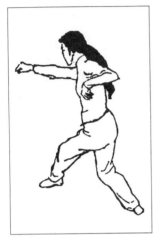 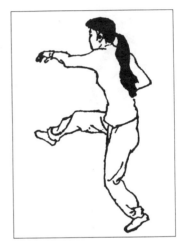

圖 1 - 367　　　　　圖 1 - 368

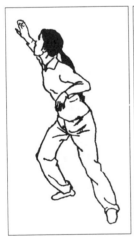 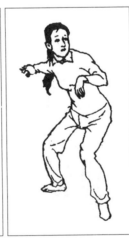 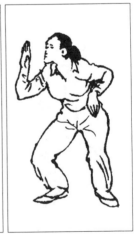

圖 1 - 369　　　　圖 1 - 370　　　　圖 1 - 371

第六勢　偷摘蟠桃

接上勢。身體逐漸下蹲，然後猛然向上縱身雙腳齊跳，雙手抓住桃枝向左後方拉（圖1-372、圖1-373、圖1-374、圖1-375）。

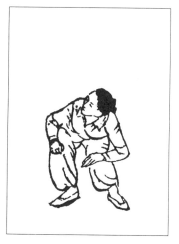

圖 1-372

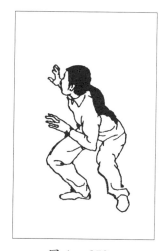

圖 1-373

接上勢。左手從身體左後側向上繞過頭頂的百會穴，再向前上方攀抓住桃枝，向後拉到胸前，並繼續向右下方拉，然後上右手摘桃子（圖1-376、圖1-377）。

摘下桃子後，身體從東轉向東南，雙手抓桃啃著吃，一會兒又扒開桃子邊吃邊慢慢地用碎步走近小八卦邊緣（朝西方），然後身體呈半蹲狀用猴子小碎步走完小八卦，從東位進中宮。接練第七個勢子（圖1-378、圖1-379、圖1-380、圖1-381、圖1-382）。

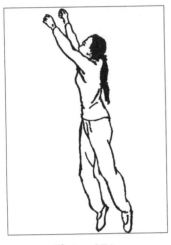

圖 1 − 374

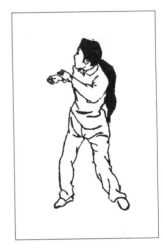

圖 1 − 375

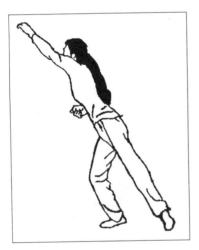

圖 1 − 376

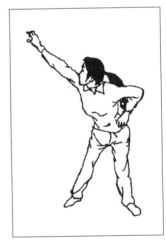

圖 1 − 377

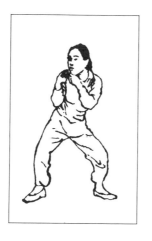

圖 1 - 378

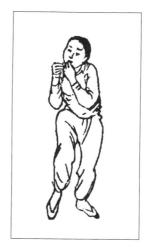

圖 1 - 379

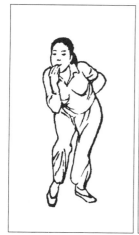

圖 1 - 380

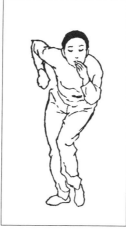

圖 1 - 381

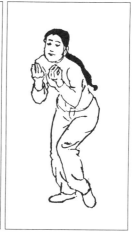

圖 1 - 382

第七勢　受即投核

接上勢。吃完桃子，舔舔桃核，只好雙手把桃核丟掉。此時眼睛向左右兩側窺視，走猴子交叉碎步，先向左走三步，再向右走三步，左右徘徊，同時眼睛緊緊盯住桃核（圖1-385為點步，圖1-386為走步）（圖1-383、圖1-384、圖1-385、圖1-386）。

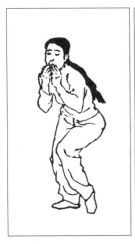
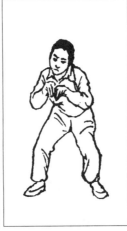
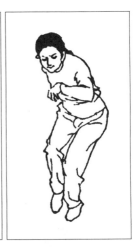

圖1-383　　　圖1-384　　　圖1-385

然後用左腳向前踢桃核：先鬆提左腳尖點穴，再將左腳後退一步，然後把左腳向前踢出。踢時要求踢高，腳尖向下。放下左腳後，面向西南，做三個膻中開合，然後用猴子碎步走出東南線，再沿小八卦路線由東位進中宮（圖1-387、圖1-388、圖1-389）。

接著，雙手在胸前呈猴爪狀，上左腳點穴，上右腳點穴；接著左腳在前走兩個拖步（圖1-390、圖1-391）。

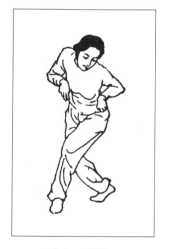

圖 1－386

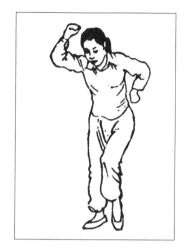

圖 1－387

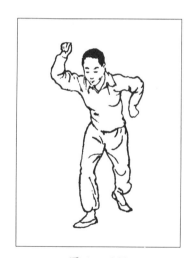

圖 1－388

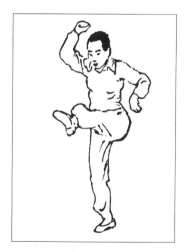

圖 1－389

　　接上勢。上左腳，以左腳爲中心，右腳高抬腿向左轉身
180°；放下右腳後，左腳向西北方向橫上一步。此爲一跳，

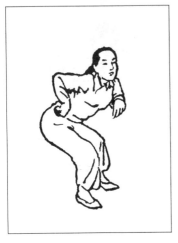

圖 1 － 390

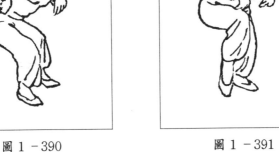

圖 1 － 391

共跳三次。三次跳完，接做一個膻中開合，走一個小八卦，
繼而進入中宮。接著做第八個勢子（圖1－392、圖1－393、
圖1－394）。

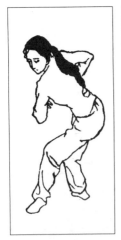

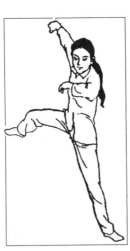
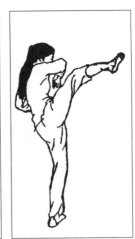

圖 1 － 392　　　　圖 1 － 393　　　　圖 1 － 394

第八勢　回花果山

接上勢。在中宮面向西南，平移重心到右腳，鬆提左腳向後退一大步；右腳再向後退一小步，並與前腳（左腳）呈交叉步（圖1-395、圖1-396）。

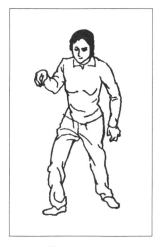 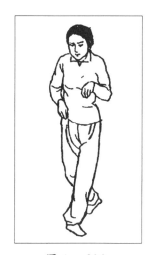

圖1-395　　　　　　　圖1-396

接上勢。右腳上一小步，左腳向右眼的前方踢出。重複上述動作三次，稱為「三踢」腳動作（圖1-397、圖1-398）。

左腳第三次踢出後，在落腳同時，身體隨之左轉90°，然後做準備抬右腳轉身動作（圖1-399）。

上右腳，高抬腿轉180°，背向西北，鬆提右腳點穴；右腳向右橫一步，兩腳平開，左手在百會穴上方，右手在左腰側。然後接做一個膻中開合，用猴子碎步走大八卦到東位，

做三疊開合後變禽。接練鶴戲（圖1－400、圖1－401、圖1－402、圖1－403）。

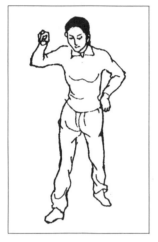

圖 1 － 397

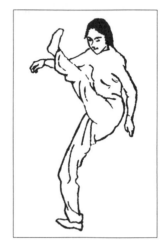

圖 1 － 398

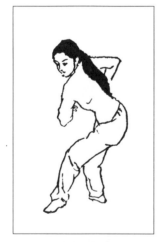

圖 1 － 399

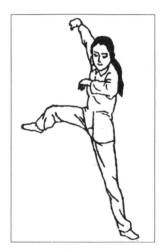

圖 1 － 400

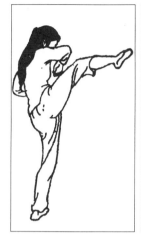

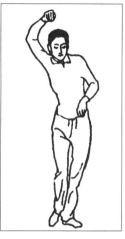

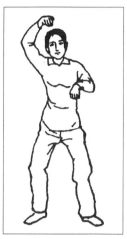

圖 1 － 401　　　　　圖 1 － 402　　　　　圖 1 － 403

第七章　鶴　戲

華散繽紛利小腸　　翩翩騰空心氣揚
伸肢展翅三焦貫　　補氣歸經福壽長

形神要領：鶴性溫柔，展翅高飛，昂首挺立，側肢練臂，兩臂如絮輕盈盈，動作靈活輕巧。手練時雙掌為蘭花型，要把鶴的溫順、恬靜、清高的特性表現出來。

功理：鶴戲意守中丹田，通過鶴戲八個勢子習練，主要作用於三條陽經：手太陽小腸經，手少陽三焦經，足太陽膀胱經。鶴還練皮毛，疏通全身經絡，氣貫全身。

功效：關節炎、肩周炎、前臂痛、肩臂外側後緣痛、項背痛、心悸、心痛、目痛、鼻疾、耳聾、耳鳴、咽喉炎、腹痛腸鳴等，習練此戲，療效不錯。

功法：鶴戲共有八個勢子。

首先要熟知鶴戲中的手型、小拖步及各種飛勢。

1.單飛勢

右單飛勢：右腳在前，與左腳是丁字交叉步，後腳尖貼近前腳跟，雙臂齊肩高，右手伸向右側，左臂曲肘，左手位於膻中穴前；十指鬆開虛攏，呈蘭花掌狀，走小拖步，每走一拖步，雙臂及手腕隨之做上下擺動一次，如飛翔狀，走時頭轉向右側，目視右側（圖1－404為向上擺，圖1－405為向下擺）。

左單飛勢：左腳在前，與右腳是丁字交叉步；雙臂齊肩高，左手伸向左側，右臂屈肘，右手位於膻中穴前；十指虛攏，頭轉向左側，走小拖步，每走一拖步，雙臂及手腕上下擺動一次（圖1－406為向上擺，圖1－407為向下擺）。

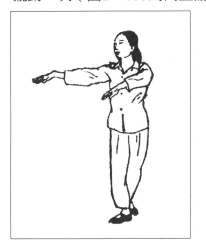

圖 1－404

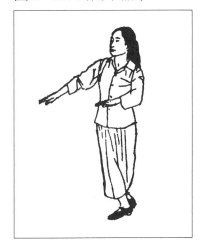

圖 1－405

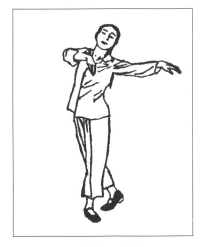

圖 1－406

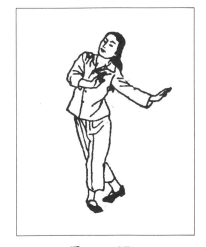

圖 1－407

2.雙飛勢

左腳在前，與右腳呈交叉步；雙臂齊肩伸向左右兩側，每走一拖步，雙臂及手腕上下擺動一次（圖1－408、圖1－409）。

3.側飛勢

右側飛勢：右腳在前，呈右前弓步，上身向右側前傾，重心在前腳；頭貼近右上臂，雙臂向前，向後各自伸出（右臂向右前方，左臂向左後方），前臂低，後臂高；走大丁字拖步，每走一拖步，雙臂及手腕上下擺動一次（圖1－410、圖1－411）。

左側飛勢：左腳在前，呈左前弓步，上身向左側前傾，重心在前腳；頭貼近左上臂，雙臂伸出（左臂在前，右臂在後），前臂低，後臂高；走丁字大拖步，每走一步，雙臂及手腕上下擺動一次（圖1－412、圖1－413）。

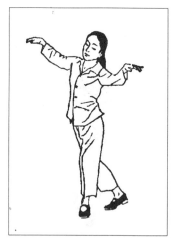

圖 1 － 408

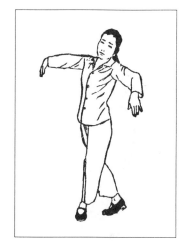

圖 1 － 409

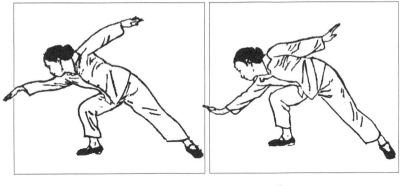

圖 1－410　　　　　　　圖 1－411

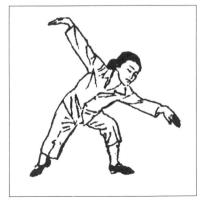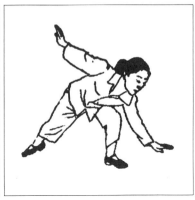

圖 1－412　　　　　　　圖 1－413

第一勢　翩翩騰空

在東位做三疊開合。

接上勢。上左腳，呈交叉步；雙手下垂，十指虛攏，從中丹田下降，身體隨之下彎，雙手降到左腳尖前方，十指彈動，由輕、慢逐漸加快；再隨著身體的直起，雙手彈動著升

到中丹田。然後，上右腳在前，雙手繼續彈動著緩緩上升，身體重心逐漸移向前腳，後腳跟離地；右手彈動著上升，高過百會穴，在右前上方彈動，左手升到印堂穴前彈動。這一動作形似翩翩騰空狀（圖1－414、圖1－415、圖1－416）。

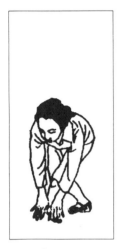

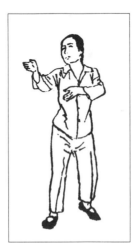
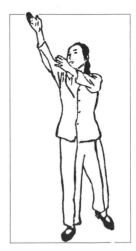

圖1－414　　　　圖1－415　　　　圖1－416

第二勢　搖拽浩蕩

接上勢。右腳在前，與左腳在後呈小丁字步；右手伸向右側，先做原地動腳的右單飛三次；上左腳在前，雙手齊擺向左側，做原地動腳的左單飛三次；再上右腳在前，與左腳在後呈小丁字步；雙後向左右張開，做原地動腳的雙飛三次（圖1－417、圖1－148、圖1－419）。

上左腳一步，再上右腳一步，形成丁字小交叉步；雙手呈右單飛勢，從東位走丁字小拖步，飛向南位（圖1－420）。

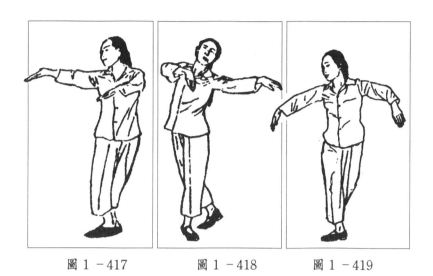

圖 1 −417　　　　圖 1 −418　　　　圖 1 −419

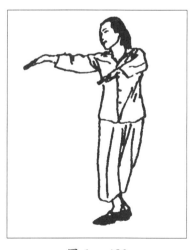

圖 1 −420

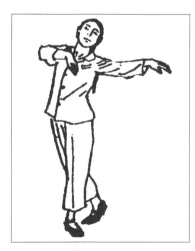

圖 1 −421

　　接上勢。上左腳，雙手變換成左單飛勢；由南位走丁字小拖步，飛向西位（圖1−421）。

　　接上勢。上右腳一步，雙手變換成雙飛勢，由西位走丁字小拖步，飛向北位（圖1－422）。

　　接上勢。先上左腳一步，再上右腳一大步，同時身體左轉90度，面向東方，呈右前弓步；雙手變換成右側飛勢，從北位走丁字大拖步，飛向東位（圖1－423）。

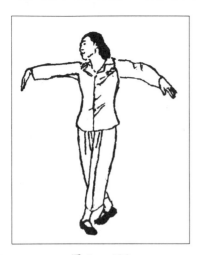 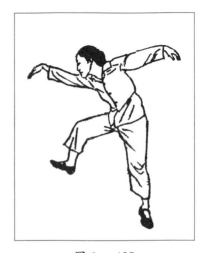

圖1－422　　　　　　　　圖1－423

第三勢　伸肢適意

　　在東位，接上勢。用後（左）腳尖在原地點三點；原地向左後轉身呈左前弓步；雙手變換成左側飛勢，後（右）腳尖原地慢點三點，再快點三點；接著用左側飛勢，由東位飛向西位，到西位後，後腳尖原地先慢點三點，再快點三點。（圖1－424、圖1－425）

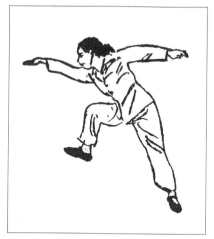
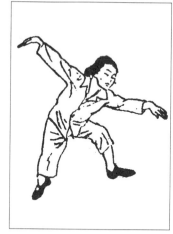

圖 1 - 424　　　　　　　　　圖 1 - 425

　　接上勢。原地向右後轉身呈右前弓步；雙手變換成右側飛勢，再以西位飛回東位。在東位，後腳尖原地慢點三點，快點三點（圖 1 - 426）。

　　接上勢。右腳上步，呈丁字交叉步；雙手變爲雙飛勢；走一拖步後，左腳上步呈丁字交叉步，這樣左右腳交錯地走丁字交叉步，從東位用雙飛勢飛入中宮，到中宮呈左腳在前的雙飛勢（圖1－427、圖1－428）。

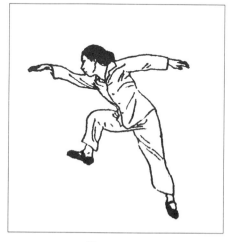

圖 1 - 426

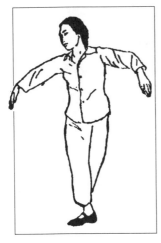
圖 1 - 427

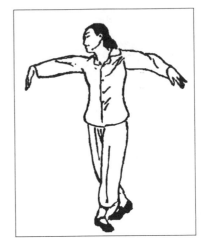
圖 1 - 428

第四勢　超然獨立

接上勢。重心移左腳，鬆提右腳點穴；雙手呈上下擺動雙飛狀（擺動次數不限），由快逐漸變慢，此時沈氣於中丹田（圖1-429）。

雙手向胸前抽提，手背相對，放在膻中穴前；右腿向前踢出，再收回右小腿與大腿呈90度，足尖下垂；同時雙手由雙飛狀抽提收回到膻中穴前，手背相對，手指下垂（圖1-430、圖1-430側面圖）。

接上勢。右腳在左腳前放下，呈交叉步，原地做雙飛動作；然後重心移至右腳，鬆提左腳點穴；左腳向前踢出，再將左小腿收回與大腿呈90度；雙手收回到膻中穴前，手背相對，手指下垂（圖1-431、圖1-432、圖1-433）。

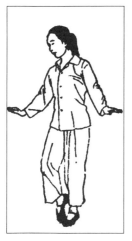
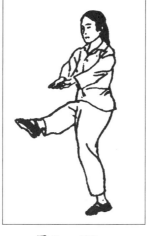
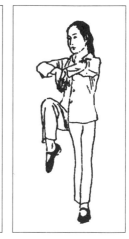

圖 1－429　　　　圖 1－430　　　　圖 1－430側面圖

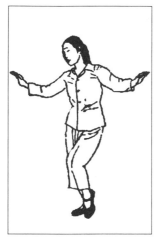

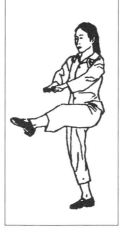
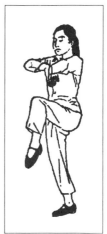

圖 1－431　　　　圖 1－432　　　　圖 1－433

接上勢。左腳上前，與右腳呈交叉步，原地雙飛；猛然
停止雙手的雙飛動作，緊接著雙手的拇指與其他四指依序做
彈指動作，繼續雙飛（圖1－434、圖1－435）。

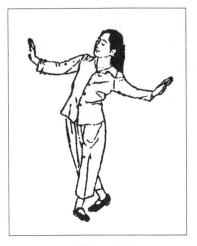

圖 1－434

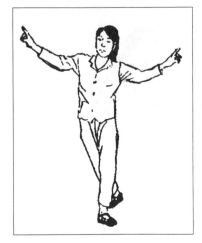

圖 1－435

第五勢　華散繽紛

接上勢。雙手變換姿勢，左手由下向上，十指不停抖動，身體隨之向右彎腰；再右手由下向上，十指不停抖動，身體隨之向左彎腰；然後雙手高舉過頭，由左擺向右，十指不停抖動，身體隨之向右彎（圖1－436、圖1－437、圖1－438）

接上勢。隨著身體轉正，雙臂平肩屈肘，在胸前交叉，雙手點在「缺盆」穴，此時重心在前腳，後腳跟離地（圖1

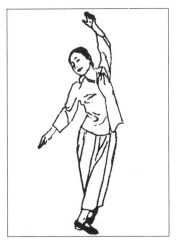

圖 1－436

－439）。

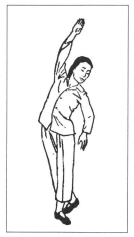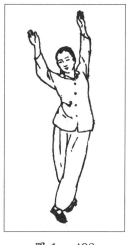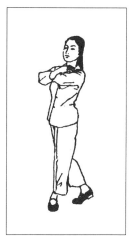

圖 1 －437　　　　　圖 1 －438　　　　　圖 1 －439

　　接上勢。雙手離開「缺盆」穴仍呈交叉狀，頭先平視向
左轉，再右轉，然後轉回正前方（圖1－440、圖1－441）。

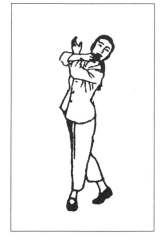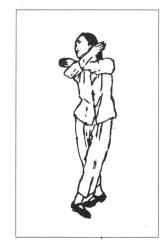

圖 1 －440　　　　　　　　圖 1 －441

第六勢　落花映銀

接上勢。上右腳，與左腳在後呈交叉狀，身體逐漸下蹲至半蹲狀；雙手先在正前方抖動十指，再依次轉向身體左側、右側，再左側抖動十指（圖1－442、圖1－443、圖1－444、圖1－445）。

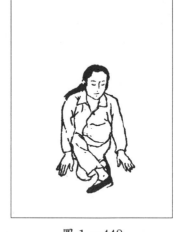

圖1－442

接上勢。隨著身體的還原上升，雙手也隨之上升，並隨著腰的轉動，雙手先向右上方擺並上升，從右側繞過頭頂百會穴再畫向左側，隨之雙手變換成雙飛狀，用雙飛走小八卦回到中宮（圖1－446、圖1－447、圖1－448）。

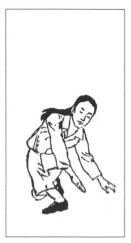

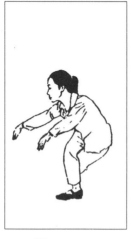

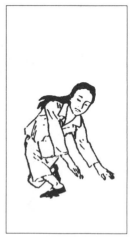

圖1－443　　　　圖1－444　　　　圖1－445

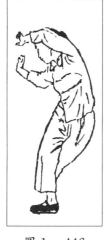 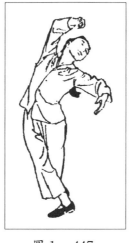 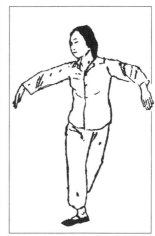

圖 1－446　　　　　圖 1－447　　　　　圖 1－448

第七勢　展翅天漢

在中宮面向西南，右腳在前，後腳隨著雙手做雙飛擺動的節奏，一步步向後滑去，變成右前弓步，然後猛然向後踢出後腳；同時雙手向左右兩側的斜後方展開，呈燕式平衡狀（圖1－449、圖1－450）。

再上左腳一步，向後滑去，變成左前弓步，然後右腳猛然向後踢出；同時雙手向左右兩側斜後方展開；接著上右腳，用雙飛走小八卦到北位（圖1－451、圖1－452）。

在北位，雙手逐漸從雙飛狀變成向前伸飛；然後身體下彎，雙手變換成手背相對，指尖下垂，逐漸下降，當雙手靠近地面時，猛然向後踢出後腳，雙手向左右兩側斜後方展開。如此連續向後踢出三次（圖1－453、圖1－454、圖1－455、圖1－456）。

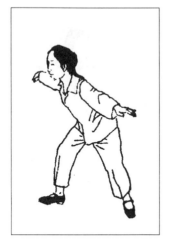
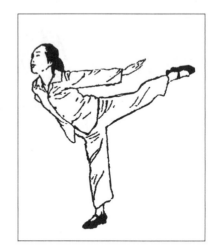

圖 1－449

圖 1－450

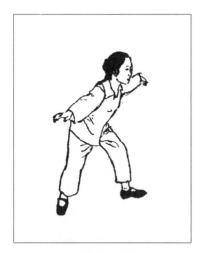
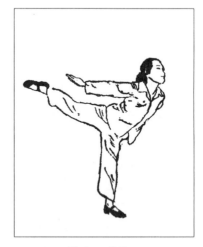

圖 1－451

圖 1－452

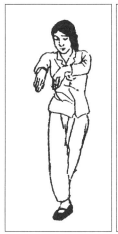 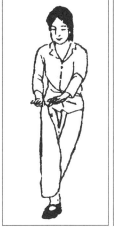 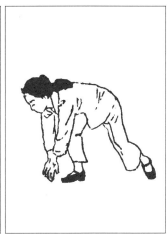

圖 1－453　　　　圖 1－454　　　　　圖 1－455

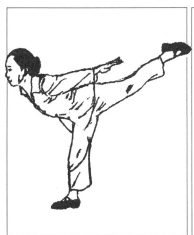 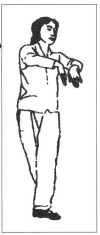 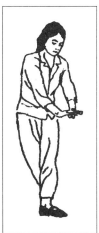

圖 1－456　　　　　圖 1－457　　　圖 1－458

接著上左腳，從北位雙飛到西位。在西位，雙手逐漸變成向前伸飛，然後身體下彎，雙手手背相對，指尖下垂，隨之下降；快接近地面時，猛然向後踢出後腳，雙手向左右兩側斜後方展開。如此連續向後踢出三次，用雙飛走大八卦到東位（圖1－457、圖1－458、圖1－459、圖1－460）。

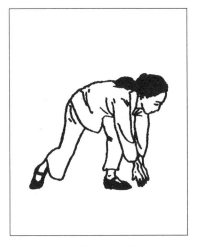

圖 1 － 459

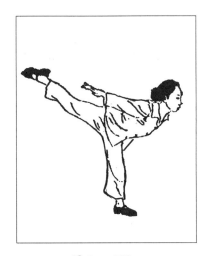

圖 1 － 460

第八勢　飛還九天

在東位，右腳在前，重心在後腳，雙手在中丹田左側，十指抖動；隨著重心移向右側，雙手抖動著緩緩升向右上方，後腳跟離地，呈起飛狀；雙手在右上方抖動片刻後，緩慢地降回到中丹田；上後腳，兩腳平行（圖1－461、圖1－462、圖1－463、圖1－464、圖1－465、圖1－466）。

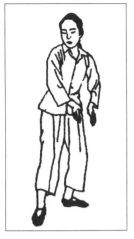

圖 1－461

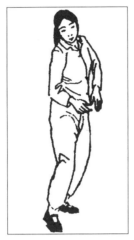

圖 1－462

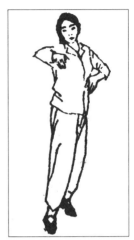

圖 1－463

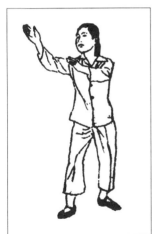

圖 1－464

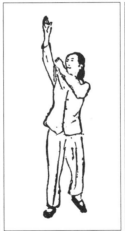

圖 1－465

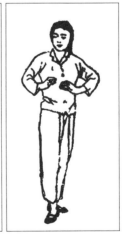

圖 1－466

第八章　高級功的收功

第一節　收功的重要意義

收功是非常重要的，它是全套氣功的重要組成部分之一，絕不是可有可無的形式。

我們常常比喻：練功全過程有如辛勤地耕作，收功是秋收時的顆粒歸倉。若草草收功或收不好功，則練功時所調動起來的全身內氣（元氣）回不到中丹田（氣海穴），時間長了，會造成元氣虧損或氣血淤阻。這樣就收不到「練功增補元氣，防治疾病」的效果，反而對身體有損害。這是再三要求練功者務必注意的大問題。

收功的程式做得準確與否，收功時間充分與否，均可直接影響練功效果。

我們衡量練功是否有成效，主要由兩方面來決定：

1.練好功，能把體內的內氣調動起來並循經全身運行。

2.收好功，能把練功時調動的內氣回收至中丹田，讓元氣充盈。故必須認真按照收功程式做好收功的「三導引」（勢子、呼吸、意念）。不然，不但減弱練功療效，還會產生一些不適的反應：胸悶、憋氣、頭暈、噁心、腹滿脹悶，手腳仍有寒顫、抖動，手掌仍發熱，手指腫脹等。

第二節　收功的功理、功效、功法

功理：收功是把練功中產生的「內氣」，導引歸原的一種功法：利用意念導引使收功全過程的意念，穩守在中丹田（氣海穴），讓內氣全部聚集在中丹田內。

功效：1.可把練功所產生的「內氣」導引歸回中丹田，直接起著補元壯陽強身的作用。

2.在收回全部內氣後，又通過功法慢慢把練功者從練功功能態漸漸恢復到常人的日常狀態。

功法：收功程式包括：

中丹田三開合→揉腹→中丹田三個氣呼吸→中指尖點穴三回氣→鬆靜站立，沉氣片刻→恢復常態。

兩腳平開，做中丹田三開合（圖1－467、圖1－468）。

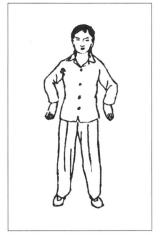 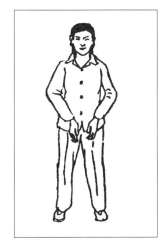

圖 1－467　　　　　　　　圖 1－468

揉腹：

揉腹的作用在於：讓意念活動繼續穩守中丹田，促使內氣全部歸原，而不遺留在四肢。

具體做法是：接中丹田三開合的合式，雙手按男左女右放在中丹田上。即男子把左手心內勞宮穴放在中丹田，右手心放在左手背外勞宮穴上；女子把右手心內勞宮穴放在中丹田，左手心放在右手背外勞宮穴上。

揉腹動作男女有別：揉腹方向相反。

女子先自臍右向左順時針轉9圈，再反轉9圈。

男子先自臍左向右逆時針轉9圈，再順時針轉9圈（圖1－469）。

女子揉腹示意圖：

雙手從中丹田拉向肚臍的右邊，以中丹田為圓心，作順時針的環形輕揉腹部，由小至大轉9圈，最大的第9圈上不

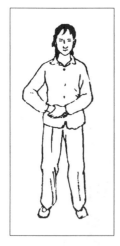

圖1－469

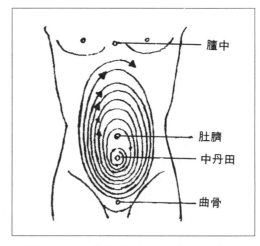

圖1-470　女子收功揉腹方向示意圖

過膻中穴，下不過曲骨穴；在膻中穴，左右手交換上下位置，按反時針方向，由大至小轉9圈，最後一小圈時只在中丹田周圍微微轉動；轉完第9圈後，交換手，令右手心正對中丹田，雙手輕捂中丹田（圖1－470）。

　　男子揉腹示意圖：

　　男子揉腹方向與女子相反，其他相同（圖1－471）。

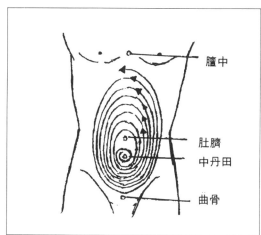
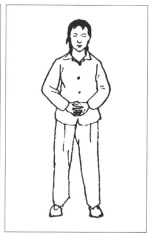

圖1-471　男子收功揉腹方向示意圖　　　　圖1－472

　　注意：揉腹只與意念配合，對腹部只有接觸感，無壓迫感覺。切忌用力和過快，要輕、慢。揉時意守一直在中丹田，不要跑掉，意念不要緊抓圈數。

　　中丹田三個氣呼吸。練法參閱第一章的圖1－2（圖1－472）。

　　中指尖點穴三回氣。

　　做完三個氣呼吸後，雙手從中丹田自然放在兩胯旁，雙手呈虛拳狀，兩手的中指尖輕點兩手心的內勞宮穴（手心

處）一次，中指尖不要馬上離開手心，稍停一會兒，再點第
二、第三次。此為三點穴，其作用為使殘留在手上的餘氣通
過心包經再導引回中丹田。力爭做到：點滴不漏，元氣全部
歸丹（圖1－473）。

鬆靜站立，沉氣片刻。

練法參閱第一章圖1－1。然後收回左腳，兩腳合攏，先
讓意念離開中丹田，再放下舌尖，眨眨眼睛，才睜開眼，恢
復常態（圖1－474）。

至此，全套五禽戲習練完。

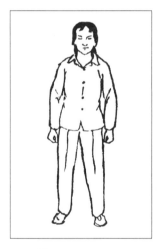

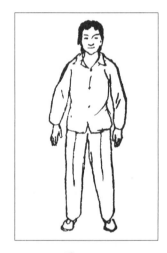

圖 1 －473   圖 1 －474

附錄一：

走中西醫與郭林新氣功相結合的道路 提高腫瘤防治療效

百草中醫門診部　　張大寧

　　隨著醫學科學的發展，癌症已成爲一種可以預防，可以治療的疾病。世界衛生組織80年代已經明確提出防治癌症的三個三分之一戰略。即三分之一的癌症可以預防，三分之一的癌症可以透過現有的診治手段治癒，三分之一的癌症可以減輕痛苦，延長生存期。

　　如何提高我國的癌症治癒率，關鍵之一是科學而有效選擇治療途徑。我國醫學界經過數十年大量的臨床觀察與實驗研究，總結出一套我國防治腫瘤最有效的方法，即中西醫與郭林新氣功相給合的綜合療法，這是我國腫瘤防治的特色，也是與國外腫瘤防治相比的優勢。

　　它將中西醫及郭林新氣功三者科學而合理的有機結合，相互滲透、相輔相成、推陳出新、互支互補，改變了以往只重視藥物、放療等理化治療而忽略了機體本身素質、所處環境因素的片面、局部、直觀療法的不足。

　　綜合療法首先是在近代疾病分類學辨症的基礎，與中醫辨證治療經驗相結合，對疾病產生較全面的整體認識，通過兩者取長補短，病症合參，針對不同腫瘤（不同病位、病期和病理類型等），選擇具有針對性的抗癌措施，從而充實和

擴大治療範圍，確定更有效的診治方法，在增強機體抗病能
力的同時，提高治療效果。

在具體治療過程中，綜合療法是採用西醫手術、放療、
化療三大主要治療手段與中醫辨證論治有機結合，把宏觀與
微觀結合起來，整體與局部結合起來，即把調節機體內環境
的穩定與抑制病原癌灶結合起來，起到扶正袪邪的效果。

臨床實踐證明：西醫的治療手段抗癌作用較強，但卻有
較大的毒副作用和併發症、後遺症等。

中醫藥則能較明顯的減輕癌症病人在放、化療中的毒副
反應，提高腫瘤對放、化療的敏感性，若在手術前、後應
用，能加快術後康復。

將中西醫藥與郭林新氣功有機地結合治療，其療效大大
優於單純中醫或單純西醫的治療效果。因此，應用中西醫與
郭林新氣功相結合治療腫瘤，是我國防治腫瘤的主要途徑和
發展方向。

提高治療癌症效果的另一關鍵問題是防治相結合的問
題。中西醫與郭林新氣功相結合的綜合療法對預防癌症的發
生和發展具有獨特的功效。治療癌前疾病從而預防腫瘤的發
生；提高機體的免疫功能以達到降低複發與轉移率、提高生
活質量、延長生存時間乃至最終完全治癒癌症的目的。

臨床實踐充分證明，中西醫與郭林新氣功結合防治腫
瘤，對我國癌症康復事業的發展起到了積極的推動作用。應
用現代醫學手段與中國醫學辨證施治相結合的治療方法，再
配合郭林新氣功療顯著，大有可為，是我國腫瘤防治行之有
效的途徑。

附錄二：

新氣功選功練功原則

　　選功練功原則即辨症施功，應根據自己的心理、生理、病理、病症和體質等條件來選練所需求對證的功。一方面要了解自己選功練功的條件，另一方面還應了解功類、功目和功節等的概念、特點和功能等，這樣才能功效統一，治病延壽。

一、新氣功的特點

　　新氣功是郭林老師在傳統氣功的基礎上創新的，強調內因自我修復、增強人體臟腑功能和免疫力的整體系統療法。包括五種導引：意念導引、呼吸導引（調息導引）、勢子導引、吐音導引和按摩導引；新氣功四大導引法：通經接氣法、飛經走氣法、收視返聽法和收發信號法；三大類功法：初級功、中級功和高級功。這三大類功法有共同的特點，也有各自的特點。

(一) 新氣功總的特點

　　1.自我整體療法。全身各個系統、組織器官通過練功全部調動起來，產生最佳的綜合生理效應——新氣功效應。

　　2.三關（鬆靜關、意念關、調息關）分渡（古氣功要求三關共渡），鬆靜、意念和調息分階段練，這樣易學、收效

快、不出偏。

3.意引氣、氣引形：導氣令和，引體令柔（古氣功有意領氣之說）。以意念活動爲主，配合式子活動和調息活動，產生內氣，按其客觀規律運行，達到意氣形三合一。

4.風呼吸法治實證，如癌和炎症等。古氣功禁用風呼吸，只有息呼吸法、胎呼吸法等。

5.圓、軟、遠，鬆靜自然。功中形態要圓（或弧形），軟組織要放鬆，閉眼平視遠方，鬆靜自然，才利於氣血暢通，氣引形。

6.吐音導引治難症。古氣功有音無法，新氣功有音有法，主治各種癌症和疑難症

7.辨證論治，因人因時而異。根據人體生理、病理、醫理等辨症施法、施功。癌症、炎症用瀉法、瀉功；慢性病虛症用補法、補功。

8.補、瀉和調整分明。①意念活動方面：意聚爲補，意散爲瀉。②呼吸方面：預備功：先呼後吸爲補，先吸後呼爲瀉；行功：自然呼吸爲補，風呼吸爲瀉。③練功時手指尖或掌心的方向：手指尖或掌心方向向上爲補，向下爲瀉。④經脈走向：勢子導引和按摩順經爲補，逆經爲瀉。⑤勢子導引的速度、力量：動勢慢、柔、輕、小爲補，動勢快、剛、重、大爲瀉。⑥開合方向：線開合時掌心向上的開與合爲補，掌心向下的開與合爲瀉；環開合時掌心向裡的環開與環合爲補，掌心向外的環開與環合爲瀉；⑦吐音強度：吐低音爲補，吐高音爲瀉。⑧代謝率及耗能：代謝率慢、耗能低爲補，代謝率快、耗能高爲瀉。

㈡ **初級功的特點**

1.治療疾病：「八綱」辨證，癌症等症屬實證，用瀉法，一般慢性病屬虛證，用補法。

2.悟外導引。「三題」，定題、選題、守題。守題十二字訣（一聚一散、似守非守、若有若無）和三不原則（不盯、不抓、不追）。

3.動靜相兼，易學易練。內動（氣息）與外動（肢體），內靜（精神）與外靜（形體）渾然一體。

4.練養結合，攻守應變，科學練、巧練與養身結合，火候適宜。治療癌、炎症，攻強於守。治療慢性病，守強於攻。

5.機理是疏通經絡、調整氣血。

㈢ **中級功的特點**

1.功理功法較高層次，調整法和補法混用。

2.基本上每個功都有三種指標（高、中、低）的導引法。高指標指血壓、眼壓、血脂、血糖、膽固醇、轉氨酶等指標偏高。低指標指低血壓、低血糖、貧血等。

3.以意念導引和自然呼吸導引爲主。

4.機理是疏通八脈，強氣血。

5.功效是鞏固療效。

㈣ **高級功的特點**

1.功理功法的最高層。偏重以補爲主。

2.三關共渡。意念、呼吸和勢子三導引同步合一。

3.意念導引是核心。堅持意守十二字訣和三不原則。

4.機理是煉丹。意守丹田，凝神煉氣、煉氣生精、煉精化氣、煉氣化神、煉神返虛。

5.功效是開智延壽。

二、選功練功原則

前面簡述了三類功法功效逐層升級的特點,練功者要根據自己的體態(病態、弱態或一般健康態)來選擇適合自己或治療、或康復、或開智延壽的功法,對症施功,功效一致。如果再結合五行、季節和子午流注等,練功的療效就更佳。這三類功法如果長期系統地堅持練下去,就能袪病延壽開智。如果只練初級功或中級功,不練高級功,就不能更上一層樓;如果只練高級功,不練初級功或中級功,其功力功底只能是空中樓閣。

(一) 初級功的選功練功原則

中醫指出:癌的成因是陰陽失調,氣滯血淤,氣血藏毒。新氣功治癌是扶正袪邪,攻強於守,調整陰陽,行氣和血,消腫散結。主要用風呼吸導引法,排除雜念,幫助入靜,吸進更多更新鮮的空氣,降低高脂血症,增強免疫力。風呼吸法快步行功、中度風呼吸法自然行功、一步行功、二步行功、三步行功、吐音功等有很好的防癌治癌作用。關鍵是辨證論治、對症施功、瀉及調整得當。

一般的癌患者偏重於瀉,但有的晚期體極弱者,就有必要在做一個或兩個快功當中做一個升降開合鬆靜功,「調補」一下弱體,增強臟器功能。要把病症——功目——療效三者最佳統一起來。

各種慢性病患者一般是功能性或器質性病變。新氣功調治則是扶正為主,守強於攻,平衡陰陽,調補氣血,疏經活絡。主要用意念導引法,增強臟腑功能。升降開合自然行

功、慢步行功、頭部穴位按摩功、湧泉穴位按摩功、鬆揉小棍功、腳棍功等偏重於補，均有修復臟器機能的作用。

　　一般人沒有什麼病，只為了保健。選功練功也應從初級功開始，因其調整氣血、疏通經絡，為練好中級功打下良好的功力、功底基礎，增強免疫力和臟腑功能。自然行功、慢步行功、頭部穴位按摩功、湧泉穴位按摩功、鬆揉小棍功、腳棍功。

　　(二) 中級功的選功練功原則

　　經過初級功的鍛鍊，掌握了自己的心理、生理、病理、醫理及初級氣功的一般規律，增強了免疫和臟腑功能，病情穩定三年後，各條經絡已暢通，具有一定的身體素質、功力和功底，就可以選練中級功，但應注意五點原則：

　　1.意守中丹田（氣海穴）。中級功的意守中丹田取代了初級功的「三題」。意守中丹田必須做到意守十二字訣和三不原則，即「一聚一散，似守非守，若有若無」和「不盯、不抓、不追」。

　　2.外導內守，百脈匯流。中級功主要是以手的掌心和指導引八脈十二經（外導），以意守練丹田之眞氣（內守），百脈皆開，隨丹田氣動，調整陰陽，調補氣血。千萬不要意領。

　　3.鬆腰鬆胯，鬆靜自然。腰是中級功的軸心。「腰不鬆，氣不沉丹田」。初級功很重視鬆腰鬆胯，中級功更應重視，腰胯鬆得好，充足的丹田氣在八脈十二經中運行得就更好。

　　4.按指標高低練功。高指標者用高指標導引法，低指標者用低指標導引法，一般指標用調整指標導引法。

5.有的中級功在治病階段也可以當治療功，療效更佳。例如：吐「哈」音就有很好的治癌作用。

中級功有新氣功八段錦、中調功、定步功三環導引、腳棍功、鬆腰功、調整功、三環功、吐音功。

(三) 高級功的選功練功原則

經過三年或更長時間的中級功鍛鍊，身體完全進入健康態。氣血、經脈和筋骨增強，有相當的功力和功底，就可以選練高級功。高級功主要是意念掛帥，分為動功和靜功。

靜功完全是意念導引，可以達到高度入靜、高度境界，開智延壽。靜功分為站功、坐功和臥功。站功最容易，坐功不易入靜，臥功最難。先練站功，次練坐功，最後練臥功。選練高級功，也應注意五點原則：

1.三關共渡。鬆靜關、意守關和調息關的和諧是在長期的初級功、中級功的鍛鍊過程中逐漸形成的。在高級功的練功中這三關的和諧、共渡要順其自然，按其客觀規律運行。

2.學練靜功必須練好動靜相兼的動功。有病灶者不能練靜功。

3.精神內守，妙入氣功態。高級功的核心是意念導引、精神內守：意聚丹田生氣，煉氣生精，煉精化氣，煉氣化神，煉神返虛，周而復始，妙入氣功態，即氣功十六觸景象：動、癢、涼、暖、輕、重、澀、滑、掉、猗、冷、熱、浮、沉、堅、軟。

4.善修靜果，深入靜機。善修是從生活中去修，不做壞事，只做好事，排出七情和情緒應激。有靜在生活中，內氣產生豐富，功中才能順利深入靜機，步入氣功潛意識和玄妙的氣功態。

5.有的高級功的支節在治病階段也可以當治療功，加速療效。例如：五禽戲中的鹿戲就有促進紅斑狼瘡患者病體康復的作用。

高級功有新氣功五禽戲、調攝功、高級慢步行功、站功、坐功和臥功。

通過十年或更長時間，已全部學會了這三類功法，那又如何再選功練功呢？應再反回來專研、深練，掌握各種功目精華、特點，眞正摸深吃透，再更上一個層次。其後就應該根據人的生命節律（例如，人一生的少、靑壯、老年三個時期、一年的四季和一日的子午流注等）、人體狀態（健康狀態、患病狀態和第三狀態）和需要（例如，增加免疫力、增加臟器功能和開智）等等。

總之，這三類功法都有治療疾病、鞏固療效、延壽開智的綜合作用，但比較而言又各有側重；初級功側重通經絡治療疾病，中級功側重壯八脈、鞏固療效，高級功側重煉丹延壽開智。那就根據自己所需選練功目吧。

向心道
一九九八年十二月二十三日

附錄三：

新氣功的特色——三關分渡

蔣金吾

編者按：

《三關分渡》的敎功和學功方式是郭林新氣功的特點，也是郭林新氣功的優點。是從入門到走向彼岸的橋梁。是「少偏」「易練」「速效」的基礎。對於剛入門的患者，未必需要深解功理的由來。然而對於已有一定練功實踐的人，懂此道理則不僅可以正確引導別人，更對於提高自己練功大有裨益。

郭林老師說，古氣功是三關共渡，我改革爲三關分渡。因爲古氣功是以養生爲主，我改革的新氣功是以治病爲主。我得了癌症，深感自己病魔纏身的痛苦，也嘗到了死神威脅的滋味。爲了救自己的命，我才動了改革傳統氣功的念頭。

古氣功只有站、坐、臥的勢子。我國的站樁，一練功，站在那裡，就要守丹田、配呼吸、配勢子，三個關一起過。這種練功的方法，這種練功的勢子對付嚴重的疾病，尤其是癌症，它是對付不了的。這種功法要求三種導引法一起來，是難做到的。對於一個處於生死關頭的癌症病人，要求他入靜的練功，更是非常難以做到。

「守丹田」，如果勉強守，是很容易出事的。於是我就

想到把這「三關」，一關一關地過。「守丹田」是很好的一種功法，只是對初學者，不是那麼容易就能守的，要練很長時間，才能達到守的目的。硬守，很容易引起頭痛，頭一痛，就無法練下去了。我們先練守身外的題目，我已實踐了十多年，覺得這個「三關分渡」是可以採用的。從病員的反映來看，也從來沒有聽到有出偏的反映。

練功守題而不守丹田，首先要過好鬆靜關。我有一套鬆揉小棍功，這套功練好了，它是能幫助你過鬆靜關的。從頭鬆到腳，連腦袋都要放鬆。意守關過好了，再過調息關。息者即呼吸，一呼一吸爲一息。意守關即守題，選一個題把它守好了，再來調整呼吸。這樣，在初級功中，一關一關過好，到練中級功時，再一起共渡。

我們練初級功，是爲治病的，過好鬆靜關，再過意守關，最後再過好調息關，初級功就能把你的病治好。練中級功是爲了鞏固療效，保住健康，不再生病。練好中級功後再進入高級功。氣功的境界是很深的。像做學問一樣，由小學到中學，由中學到大學，大學畢業後再攻讀碩士、博士。

郭林老師一再強調，練初級功的人，不要自作聰明去守丹田，如果守丹田守不住，會出大事的，會出大亂子。氣功有一句話叫做「引火燒身」，就是你守丹田守不住，開關又沒開對，不該開的地方開了，氣會亂竄的，出了這種毛病，醫院是治不了的，是很危險的。我們學功的人要老老實實，懂多少練多少，千萬不要看了一些氣功書，就去亂練。

郭林老師還曾多次在不同時間、不同場合解釋「三關分渡」的含意和作用。她在上「調息導引」的大課時，又一次講道：在我們新氣功療法裡，我們多三關過渡。一個鬆靜

關、一個意守關，最後一個調息關。我們一定要渡過這三關，療效就突出，就能夠達到理想的保健和養生。

在這過程當中，我們必須要有理論作指導，不能只知道一些皮毛就算，還必須實踐。在古氣功裡面，三個關是一起過的，一練功就要意念活動，就要意守，就要配合呼吸，稱爲三關共渡。

新氣功療法是分渡，當你練到會鬆了，一鬆下來，會鬆會靜了，才教你意守，意守有點功底了，才跟你配合調息，調息就是呼吸。在初級功裡，是不是沒有呼吸導引、沒有勢子導引呢？不是的。只是重點在過鬆靜關。讓腦子鬆下來，腦子能鬆下來，肢體就容易鬆下來了。這關過好了，就不容易出事，不容易出偏差。鬆不下來，就入不了靜，入不了靜，調動不了內氣，怎麼能談到療效？但是，不是以呼吸導引爲主，不是以意念導引爲主的去配合勢子導引。

新氣功裡邊也有要以呼吸導引爲主的，好多病情、病種是需要以呼吸導引爲主力來治病的。因此，我們要搞好分渡，先使你的腦袋鬆靜下來，能鬆靜後還必須意守，內氣就能大量產生，內氣一產生，再配合呼吸，就能夠協調了。

呼吸導引在古氣功裡有好多種。是哪一派的氣功，它就安排哪一種的呼吸法；在新氣功裡，爲了避免出偏差，我對呼吸的安排是很小心的，不採取繁雜難做的呼吸法。對有病的人，把功法搞得複雜，沒有好處。所以有意把它安排得最恰當、最簡單、最有療效。目的不一樣，功法就不一樣嘛。

附錄四：

練《郭林新氣功》
癌症康復者與患心血管病

向心道

　　導語：本文是功法挖掘組在討論治療功法時，談及一種社會議論和一些較早康復的癌症患者，練新氣功所出現的問題，即其中某些人雖然癌症是康復了，但卻出現了心血管的疾病。雖然我們並未大範圍地進行調查與統計，但已形成一種社會議論，是應引起關注並尋根求源以獲正確解答的。

　　會上提出三種觀點，一是從醫療觀點認爲癌症患者練功旣已康復，不可將已經過了槪有年日的其他新症，再與練功之作用加以因果聯繫。因爲即使無病者也可能新患某些疾病。另一種則認爲旣是一直在練郭林新氣功，一種疾病康復了又出現別的症候，況且又是在可察覺範圍中均出現同一性質的疾病，不能說與練郭林新氣功無關。於是他們以爲郭林新氣功在「遠期療效」上存在問題。並由此產生一種畏懼心理，致使學練郭林新氣功者產生一定的心理負擔，或改學其他氣功。

　　綜合上述兩種見解，與會者共同認識亦即第三種觀點：即由於癌症康復的「相對性」和練功需要的「長期性」，這是與以醫療爲手段治病的「即時性」是不同的；所以這一現象應視爲與練功是有關的。但是否可以得出郭林新氣功治療

癌症遠期療效不行，並且還可導致心臟病之說呢？當然回答是否定的！實際問題是出在辨證（辨症）施功上。

我們在處理不同患者在治療期各種問題的辨證施功處理上，尚較得體。然而在「恢復期」，甚至「康復後」應如何辨證施功呢？未能及時研究解決，即以變應變地適時進行功法調整。而功法當如何進行調整？這涉及到補瀉要旨、袪病及養生的原則差別。……本文作者向心道受這次會議委託在輔導員的學習會上，以中醫、西醫、氣功之機理有機地闡明這一問題緣由。

※   ※

自1971年9月郭林老師在社會上傳授新氣功（主要是初級功），至今已28年，治癒各種癌症和疑難病168萬餘人。現在大多數癌康復者仍練治癌瀉功，有的出現心血管病，為什麼？

一、心血管病的病因

1.生理功能下降。「年四十，而陰氣自半也……年六十，陰痿，氣大衰」（《素問》）。現代醫學：「人隨年歲增長，神經傳入衝動下降，導致皮質功能下降。人到老年，各種功能衰退，尤其是心、腎功能分別減少30％和33％，老人多患心血管病和骨科病。」

2.心理多思慮、多干擾。「氣是百病之原，血是百病之胎」（《內經》）。情緒是大腦、心理活動的外在表現，正常有序的心理活動：寧靜、穩重、和諧。機體處於最穩定狀態：植物神經活動平衡、內分泌良好、機體代謝旺盛、免疫力強大。而七情干擾和情緒應激，會導致植物神經功能紊

亂、內分泌失調、免疫力下降，易發生心血管病及癌變。

3.癌症嚴重損傷心血管。癌病變過程（高黏血症），放療、化療、手術的治療過程及精神重壓等等使心血管受到極嚴重創傷。

4.練功不得法。癌病變期應「扶正祛邪」、「攻強於守」，用增強免疫力的瀉法；病灶消失康復期應「扶正為主」、「守強於攻」、用增強免疫力和臟腑功能的調整法。健康態應強體延壽，用補法。郭林老師要求練初級功康復後必須練中級功和高級功，全面掌握各類功法，對症、對體練功，運用自如，意氣合一，立竿見影，保健延年。

二、心臟病的病因

心臟是心血管最主要的發病處。

1.心臟病的發病部位在心肌：心肌纖維（與毛細血管各佔心臟一半）缺血、缺氧時，聚集很多代謝物刺激心臟神經，心肌功能下降而發病。

2.心臟病的引發部位在心包：「心痛皆屬包絡，實不在心」（《傷寒論》）。意指冠狀動脈，其供血不足引起心肌缺血、缺氧，引發心臟病。例如，冠心病的發病過程：冠狀動脈內壁損傷處，從血液流來的脂質沈積後，纖維蛋白將它包住，形成像粥一樣質地柔軟的纖維斑塊封在血管壁上，血鈣沈積之上外圍變硬，血小板聚集形成血栓，堵塞血管，血液流速減慢，血流量減少，導致心肌缺血、缺氧。輕者引起缺血性心病，重者心硬。

3.心臟病的直接原因是高黏血症。全血黏度高、紅細胞聚集性增強、變形能力減低和表面負電荷減少，血小板聚集

纖維蛋白原增加等，造成心肌缺血、缺氧。

三、第一殺手——心血管病

世界衛生組織發表1997年《世界健康情況》：「心肌梗塞、腦溢血等每年1530萬人死亡，各種癌症每年630萬人死亡，慢性病死亡250萬人，總計2410萬人，佔世界每年死亡總人數47％。」說明心血管病在當代已成爲社會第一主要疾病。

以上說明心血管病和心臟病的病因及其發病的嚴重性。但不能誤認爲新氣功治癒了癌症卻帶來了心血管病。

四、癌症康復者心血管病的治療

1.中醫——西醫——新氣功結合綜合治療。

2.養五氣：淡六慾、保腎氣；節思慮、護心氣；調七情、疏肝氣；節飲食、培胃氣；防風寒、養陽氣。

3.新氣功治療

①補腎。郭林老師講：「心臟有病，從腎治，腎只能補不能瀉。」其一「腎是先天之本」。調節人體體液平衡、「內環境恆定」。其二腎克心。心臟每次排出小於有效血液循環總量的1/4或「應激狀態」時，腎臟放出腎素——造成心跳加速、血壓升高等。

②補心包。「諸邪之在於心者，皆在於心之包絡」（《靈樞》）。現代醫學：「人心包是內分泌器官，有合成、儲存、分泌心納素（收縮血管、利尿和納來降低血壓）和血管緊張素（收縮血管、升高血壓），在正常與病理狀況下參與調節心血管系統的功能。」《經絡研究文獻綜述》：

「仰掌經絡感傳沿心包經運行。」氣功補心則掌心向上。

　③功法。根據功底、病證和體質定功法、功勢。

　　a、功底深的癌症康復心血管病者：以補爲主，用自然呼吸法，不帶或少帶風呼吸；意念導引；導氣還丹，元氣歸身等。

　　b、功底淺的癌症康復心血管病者：調整、補並用，輕度風呼吸或意念風呼吸、或自然呼吸互用；帶或不帶意念導引互用；導或不導氣還丹。

　　c、偏重治療心臟病的功法。升降開合鬆靜功：出左腳腳後跟點地，下蹲開合時後腳腳跟著地，功速柔慢，升降時兩掌中指尖相接。自然行功：勢子慢，手擺小弧度，可帶或不帶風呼吸，在鬆樹或柏樹林中練最好。慢步行功：轉頭、鬆腰鬆胯、高豎腳尖和導引回丹田。鬆揉小棍功：鬆腰、鬆胯和鬆腕，呼吸自然。

　　郭林老師講：「心臟病的要點是舌尖，練功時舌尖輕輕地和上腭的穴位接上。選題選紫色的東西，如紫色的玫瑰花。意守丹田或意守心臟。按腎的方向朝北去練功。」

五、學練中級功和高級功是癌症、疑難病康復者保健延壽的根本保證

　　初級功是通經接氣、治病，其功理、功法有侷限，但爲學練中級功和高級功打下良好的基礎。練初級功必須繼續學練中級功和高級功，提高精神、心理和身體素質，達到保健延年。

　　因爲從初級功到高級功必須經過六大過渡、飛躍：動靜相兼過渡到外靜內動、三關分渡過渡到三關共渡、三題過渡

到意守丹田、意在氣後過渡到意氣合一、通經接氣過渡到收發信號、祛病過渡到延年。郭林新氣功是通往健康長壽的氣功雲梯。如果我們能真正地、長期地、對症對體地按下圖模式練功，就必然會健康長壽。

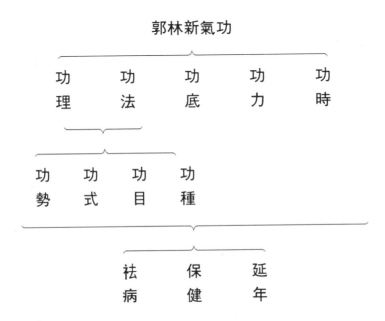

郭林新氣功

功理　　功法　　功底　　功力　　功時

功勢　　功式　　功目　　功種

祛病　　保健　　延年

附錄五：

癌症病例選介

我是怎樣戰勝肝癌的

我是1992年5月底在體檢時，Ｂ超顯示肝右葉有一5.6×3.2公分實質性佔位病變。6月3日住進空軍總醫院觀察檢查，確診爲原發性肝癌，我不願意手術，請求醫院採取保守治療，讓我去八一湖學郭林新氣功，未得到同意。

臨床大夫和科裡副主任多次動員我早做手術，說氣功消除不了腫瘤的。我只好要求出院，大夫在出院通知單上簽署意見，說我拒絕治療。出院後，我即去了紫竹院郭林氣功輔導站學習。

我爲什麼不願做手術，而選擇了學練郭林氣功治癌的道路呢？因爲，我堅信郭林氣功能夠治癌，柯岩的文章《癌症≠死亡》在精神上給了我極大的鼓舞，許多末期癌症病人在無法手術，化、放療效果又不理想，在走投無路的情況下，去學練郭林氣功，竟然活了下來了的病例，使我看到了戰勝癌症的希望。而且，我住院期間自學郭林氣功的親身體驗，更增強了我戰勝肝癌的決心和信心。

住院兩個月，腫瘤並沒有發展，還有縮小的趨勢，睡得好、吃得香，肝區不脹了，腿也有勁了，不軟了。我想，我只是邊學敎材、看錄影帶，邊練郭林氣功，就能獲得如此的成效，要是有老師的指點，功效會更加明顯。可沒想到，不

到半年，腫瘤居然消失了。連大夫也說我創造了奇蹟！現在，我的體質從整體上也得到了增強，沒有病痛困擾，精力充沛，這完全得益於郭林新氣功。

回顧六年來堅持練功的實踐，我深感有以下體會：

首先，學練郭林新氣功態度要嚴蕭認真，一絲不苟。學習郭林新氣功的功理功法一定要認認真真，力求弄通弄懂，知其然，又知其所以然；對每一個動作要領要嚴格照著去做，也不盲目模仿老師的動作，自己在實踐中用心體會，加深理解，吸收消化。把功理功法和自己的具體實踐結合起來，找到治療的最佳方案。特別是在「鬆靜」二字上，比較注意下功夫解決好，練功時做到順其自然，隨意放鬆。這是我之所以能在較短時間戰勝肝癌的重要原因。

其次，始終保持健康的心態和精神，是戰勝癌症起決定作用的主觀因素，概括起來就是具有「三種精神」和做到「三個一點」。所謂「三種精神」即：

第一，不怕死精神。生離死別是人生中最大的不幸、最痛苦的，誰心裡都明白得了癌症意味著什麼，在生死關面前，說什麼也不考慮，面對死神毫無恐懼感，這不是真話。但是，當自己認識到面對死神的威脅，怕死無濟於事，反而在精神上被解除了武裝，越怕死，越只有死路一條，與其等死，不如豁出去了，置生死於度外，不向命運低頭，敢於同癌症拼搏，也許還能死裡求生。經過拼搏，即使死了，也是一條好漢，沒什麼可遺憾的。在生死問題上想開了，就有了不怕死的精神支柱，有了強烈的求生慾望，精神上振作起來了，練功時思想也就放鬆了，這時，才能真正做到心平氣和，心安神靜。

　　第二，拼搏精神。練郭林新氣功時間長，要求室外場地空氣新鮮；無論刮風下雨，還是酷暑嚴寒，都應堅持天天練，不能三天打魚兩天曬網。因此，學練郭林新氣功需要有一股子不怕苦、堅強的毅力和頑強的拼搏精神。便何況受病痛折磨、體質很差的癌症病人，更要比常人付出多得多的代價呢？

　　第三，實事求是的科學精神。郭林新氣功能防癌治癌是有科學道理的。它特別強調辨證施功，練功必須從自己的實際情況出發，量力而行；確定功目因人因病而定；功時多少最合適；速度多快最舒服；補瀉如何對症等等，練功時要多體會、探索、總結，找出最佳的治療方案。這樣，才能獲得最佳的療效。

　　所謂「三個一點」，即：

　　第一，超脫一點。以前是一家之主，家裡事無論大小都得管。現在是癌症病人，最忌生氣、著急和勞累。因此，要有自知之明，遇事超脫一點好，還是當個甩手掌櫃吧。

　　第二，寬容一點。生活中免不了要碰上一些不順心、不舒心的事，同人交往時也會產生一些矛盾、誤會，甚至要受點冤氣、吃點虧。依過去的倔脾氣，非要討個公道、講個明白不可，到頭來不是自己生一肚子氣，就是鬧得不歡而散，得了癌症後，倔脾氣不改是不行的。怎麼改？就是待人處事，心胸要寬容大度一點，有時還要糊塗一點好。

　　第三，瀟灑一點。過去幾十年忙於工作，沒有時間和條件做些自己愛好的事情，更難得有機會外出走走，欣賞一下自然……現在已沒有工作壓力，經濟上也寬裕了，生活環境也寬鬆了，完全可以把生活安排得多彩一點，活得瀟灑一

點、輕鬆一點，這有利於癌症病人身心的康復。

空軍指揮學院退休幹部
桂中蟲　1998·8·1

于順和膀胱癌康復情況

于順和，男，65歲。家住四川省巴中市州鎮南池北路。
患者病情：中晚期膀胱乳狀鱗癌

1985年11月 B 超檢查有佔位性病變，造影照片有充盈缺損，左輸尿管堵塞，左腎積水。病理報告爲中晚期乳頭狀癌。確診後，本應馬上手術，但由於身體十分虛弱，體重下降十多斤，白血球只有2300，血小板只有4.5萬。醫生說：「不手術，存活期只有三個月。」經反覆考慮後，根據體質情況，仍沒敢做手術只，進行中醫治療。後來，跟于大元老師學習郭林新氣功。

1990年10月又到北京市紅十字會新華醫院住院治療，並向李素芳老師學習郭林新氣功，每天練功6～7小時。當時安排的功目如下：自然行功、升降開合之後吐音、特快功、稍快、一、二、三步行功、定步功、手棍、腳棍等。由姜毓南主任進行過各種指標的檢查，膀胱充氣造影等檢查和治療，並服中醫研究院廣安門醫院腫瘤專家余桂清敎授的中藥。經過三個月的住院治療，1991年經解放軍五一四醫院CT掃描，北京市紅十字會新華醫院照片等各項檢查，膀胱內腫塊消失，各個臟腑功能正常，白血球、血小板上升到5700和9.2萬，體重比未病時增加6斤，各種慢性病也未復

發；雙腳掌上的雞眼和右尺骨小頭上胡豆大的腱鞘囊腫也自
然消失，原來內痔出血也好了，自1991年以來感冒也沒發生
過。中藥也停了，現在身體、精神比未病時還好。

　　現在于順和是郭林新氣功的教師、中國抗癌協會癌症康
復會的會員、巴中縣癌症康復小組組長；巴中縣郭林新氣功
副會長、輔導站長，本著個人受益，大家受益的精神，熱情
為病人服務，並義務教學員400餘人。

北京市紅十字會新華醫院郭林新氣功辦公室供稿

郭林新氣功與癌症

王群英

　　1982年診斷為剝脫性非乳頭狀膀胱原位癌。

　　這種病復發率高，有人術後多次復發。根據醫院安排，
術後進行了一系列的治療，包括化療（膀胱灌注）、服藥
等。有時化療一個療程未完，白血球下降至2000，血小板降
到四萬以下，只好停止化療。我也不例外地復發了幾次，身
體越來越差，一直到知道並參加了郭林新氣功學習練功後，
體力才逐漸恢復，精神與生活也恢復正常。

　　郭林新氣功是一種抗癌治癌的重要功法，我認為練自然
行功、快功、三步點、吐音功收益最大。以自然行功為例，
練功方法是通過腳翹手摸帶功法的散步配合呼吸（吸吸
呼），兩手左右擺動，兩吸一呼是吸入新鮮空氣多於吐出的
污濁氣體。

　　練功時心平氣和，心安神靜，輕鬆愉快，這樣就能調節
內分泌狀態，提高免疫功能。我認為大量吸氧就能起到抗癌

治癌作用，同時獲得增強體力，調整血象的目的。

我從1982年患癌症至今已16年。我現年雖已80歲，練功從未間斷。我是郭林氣功受益者，通過我個人及病友們的經歷，希望癌症患者在手術和藥物治療的同時，迅速投入郭林新氣功的行列，取得最完美、最全面的治療效果。我決心以實際行動珍惜它、維護它的信譽。

根據我16年練功經驗，得到如下心得與體會。供參考。

一、手術、藥物、氣功三者相結合的治療方法，是唯一正確的、全面的、有效的辦法。對各種不同癌症；不同的年齡都是行之有效的。

二、樹立信心、決心、恆心。信心就是要相信自己能戰勝疾病；決心就是要下大的決心，貴在堅持，才能收到效果；恆心就是持之以恆，把練郭林氣功當做生活中不可缺少的組成部分。郭老師講過「一日不練十日無功，十日不練百日空」。要生命不息，練功不止。

三、學功要認真，練功更要認真。動作要規範，按照「鬆、靜、自然」的要領去做，才會產生內氣，內氣產生後，就會產生特殊的感覺。我走自然行功時，常常是換腳後就出現右嘴角上方肉跳，雖然時間短暫，卻有一種輕鬆舒適感。同時要作到「圓、軟、遠」。我的體會，只有認真按照上述要求做時才能產生「內氣」療效才更好。

四、練功時要絕對做到心情舒暢，在日常生活中應做到遇事不急不氣，和親朋同事不要比，對身邊發生的任何事坦然處之，加強修養，永遠保持良好的、樂觀的精神狀態。

我是一個患有多種疾病的患者，除患膀胱癌外，還有高血壓、糖尿病、腦梗塞（這三種病嚴重時都住過醫院治

療）、頸椎病、前列腺等疾病。多年來對一切事務，不論是疾病以及不愉快、令人心煩、著急、生氣的事情，我都是坦然處之，一笑了之。我認爲這是對待「癌」的最好方法與態度。

楊彬胃癌肝轉移康復情況

楊彬　男，59歲。在吉林省四平市水利建築勘測公司工作。家住四平市河豐街 7 號。

病案號：1547

患者病情：胃癌術後肝轉移。

1989年 9 月 5 日在長春醫大三院手術，切除2/3胃體，初步確診爲胃小彎腺癌。術後每月做一次化療，共做 4 個療程。後來發現手術刀口附近（上段右側）有拇指大硬結 3 個，長春醫院認爲可能有轉移，建議再次手術。本人於1990年 6 月19日來北京市紅十字新華醫院進行綜合治療。

住院期間曾去北大醫院腫瘤研究所檢查，發現肝上已有轉移灶。經過中西醫治療，吃北京中醫院楊治英教授的中藥，又跟高級氣功老師于大元、李素芳學練郭林新氣功。功目安排自然行功40分鐘，升降開合之後吐「哈」音24個，特快功20分鐘、（兩輪）中快功20分鐘，一、二、三步行功一小時、定步功、手棍、腳棍等。

經 3 個多月中、西醫、氣功的治療，取得了較好的效果。體重增加 3 公斤，精力充沛，每天堅持練功 4 ～5小時，還經常給病友做思想工作，與病友交流練功體會，互相

鼓勵向癌魔做鬥爭，得到醫院和病友們的好評。9月3日經北大醫院檢查：B超顯示肝有2.9×2.1公分腫物，9月20日又經五一四醫院B超檢查腫物3.0公分，出院前檢查已縮小到1.6公分，1990年9月底出院回家後，仍每天堅持5～6小時練功，有時還義務教功，後來被評爲郭林新氣功的助理氣功師。

楊彬於1992年6月來北京復查，經北大醫院檢查，病灶全部消失，各種臟腑均正常。至今仍然很好。

北京市紅十字新華醫院郭林新氣功辦公室供稿

郭林新氣功給了我二次生命

我叫劉文乾，確診爲胰腺癌，梗阻性黃疸。術後身體虛弱，不能化療，只能用些營養藥來支持。醫生對我的孩子說：最多只能活一年。

1985年2月被確診爲胰腺癌廣泛轉移。3月5日，4月1日醫生兩次通知家屬，患者是胰腺癌末期，沒什麼希望，病人想吃什麼盡量滿足他，醫院只能給用些營養藥物，以維持生命，希望家屬有心理準備，準備好後事……

這次出院後路都走不了，手、腳發軟，體重從96公斤降到54公斤，瘦得皮包骨，舌根硬了，身上的皮膚發黑發綠，老伴爲我看好了壽衣。有一次在報紙上看到地壇公園有學氣功治癌的，在走投無路的情況下，老伴陪我去了地壇公園郭林新氣功輔導站，報名學了郭林新氣功。每走一步東倒西歪，老伴怕我摔倒，時刻不敢離開我。我學功時，輔導站

不收我的費，後來才知道，他們認爲我活不多久了。

　　開始學功時，我什麼功也學不了，因自己掌握不了平衡，只有特快功勉強能學。練了一段時間後，效果就出來了，走路穩了。在身體有好轉的情況下，又學了其他功目。我連續學了三期。從那以後，我一直堅持練功，一天大部分時間用在練功上，其他什麼事我也不做，每天從早上5點半練到中午11點，下午從3點練到6點，每天8個多小時。

　　練功5個月後，情況大改變，早點能吃兩個饅頭、半磅奶，兩個雞蛋（剛開始練功時手指肚大的餃子只能吃五個），不但能吃，而且能睡，體能增強，體質很快就恢復過來了，渾身覺得有使不完的勁。

　　從1987年夏天開始，我什麼藥都不吃，各方面感覺都很正常，自我感覺比正常人還好。有很長一段時間我又到建築工地去幹活拿補差，通過 B 超檢查一切正常，小關醫院的吳主任見到我時大吃一驚，在他的印象裡我該早已不在人世了。

　　1990年我得了膽結石症，醫生要求手術。在術前我向醫生提出了要求，我說我患過胰腺癌，讓他剖腹後給我看一看胰腺如何。術後醫生告知我，他說你的胰腺非常好，沒有得過胰腺癌的跡象，我聽了之後心裡非常高興，親戚朋友都向我祝賀。我自己也在默默地想，是郭林氣功，是郭林新氣功給了我第二次生命。

　　在公園裡大家在一起練功，通過話療這種形式，我覺得很開心，腦子開竅了很多。我暗暗地下定了決心，不但要活著，而且要活的瀟灑，活的有意義，活的有價值，別的大事做不了，力所能及的事還是可以做些的。我經常給外地和本

地的患者諮詢，不管什麼時候找我，我都熱情地接待，從不
怕麻煩，向他們傳授綜合治療的經驗，並鼓勵他們樹立起戰
勝癌魔的信心和決心。我覺得，能爲腫瘤患者做點力所能及
的工作是一種快樂、一種滿足。

直面人生　珍惜生命

我名譚菊美，江蘇常州人。1990年，48歲時發現患了結
腸癌，經過手術、化療，1993年參加了常州市抗癌俱樂部，
開始擔任組長，1995年被評爲常州市首屆抗癌明顯，1996年
底、1997年初在俱樂部換屆工作中被推舉爲會長，在爲更多
人謀畫正確抗癌、健康生存的付出中，我領略到從未有過的
生命樂趣。

我的經驗是發現病情之後，在領導、同事、親朋好友的
關懷鼓勵下，應該通過對生命的積極思索，直面人生，從面
對死亡的驚悚、恐懼中覺醒過來，振奮精神，積極尋求生的
機會。配合治療，闖過道道難關，最終戰勝死神，超越生
命，走出生命的低谷，獲得新生。歸納起來有以下幾關：

一、直面人生、知足常樂

宇宙生命的規律是無始無終的，因果緣起，心物一元。
因此，每個人的命運都由自己的言行所決定，不管是否覺悟
到這一點，命運都事實上由自己自覺或不自覺地掌握著。因
此，改造自我，精神治療是首位，是根本。

人們不如意事常有，生活艱難，工作繁忙，常會相伴而

來。這時如果怨天尤人，整天滿腹牢騷或鬱鬱寡歡，則只會因此而不明事理，非但不能解決問題，反而在已經來臨的困難之外，又在自尋煩惱。明智者，應該善於調節生活節奏，增強生活能力，做到工作勞累要自我超脫，生活清貧要瀟灑自如。平時更不能把自己封閉在狹隘的小圈子裡，要廣交朋友，與人爲善，根據自己能力大小處處關心別人、幫助別人，做到知足常樂。

二、綜合治療，郭林氣功是個寶

中西醫結合、藥物治療、食療、病友間的話療、多種氣功治療，都是在精神治療的前提下，齊舉並用的治療方法。尤其是郭林新氣功，氣走經絡，化淤化結，直接改善、恢復機體的本有功能，是防癌治癌的好方法，應該日日相伴，堅持不懈。

三、改善膳食，科學生活

日常生活中，做些適度的體育運動和力所能及的家務勞動，可以調節全身心的功能，增強機體對癌症及其他疾病的抵抗力。飲食要多樣化，多吃蔬菜和水果，增加粗糧的比例，以增加纖維的攝食量。少吃醃、燻、炸、烤的食品，不吃霉變食品，不多吃脂肪，不吃過燙和過熱的食品，維持標準的體重，培養衛生、科學的生活習慣。

一個癌症患者，要征服癌症，應該能體悟生命的規律，正確認識生命及生與死的問題，造就較高的生存質量，直面人生，珍惜生命。

1998年 8 月

癌症可防可治
——爲防治癌症搖旗吶喊

　　五年前，我剛退休下來，經醫生確診我患了絕症——直腸癌，及時地進醫院手術治療，切除了癌症部位，過了手術關。但術後身體十分虛弱，生活不能自理。接著又遵照醫囑開始了放、化療關。幾個療程下來，藥物的毒副反應使我精神委靡、四肢無力、食慾減退、白血球下降、思想情緒低落。

　　面對癌魔的折磨，強烈的求生慾望迫使我振作精神，支持著我承受了放、化療反應。這時我一方面適當地增加營養，過好飲食關，家人對我悉心照料，有利於抗癌的食品如蜂蜜、銀耳、鮮魚、番茄、綠茶，還有新鮮水果和蔬菜等，我就經常吃；而對不利於抗癌的醃臘製品、油煎燒烤食品就少吃或不吃；並同時服用中草藥調理。另一方面我又堅持過好體能鍛鍊關。

　　生命在於運動。五年來，我風雨無阻，不管嚴寒酷暑，堅持天天練郭林新氣功，它使我食慾增加，睡眠正常，面色紅潤，體質增強，提高了自身免疫力。從此，我越發信心倍增，身體越來越好，碰到我的熟人都說我不像是個癌症病人，還以爲是醫生誤診。

　　癌症患者重要的要過好心理調節關。我經常保持樂觀的生活態度，七情（喜、怒、憂、思、悲、恐、驚）干擾會影響人的免疫功能，導致癌細胞的擴散。對付七情干擾，我的

態度是凡事想開點，心境豁達，淡薄名利，對人寬容爲懷，總之要自我克制情緒，泰然處之，知足常樂。對付癌症，要及早發現、早診斷、早治療，要有一個良好的精神狀態，要相信癌症可防可治，癌症不等於死亡。

　　我在練功中看到許多癌友，他們有說有笑地進行「話療」，共同的命運和追求，使他們的心相近，情更濃，在抗癌俱樂部這個癌症病人的特殊群體裡，他們熱愛生活，樂於奉獻的精神，幫助病友振作精神去戰勝磨難，這些生動的事例都深深地感動了我，我決心摒棄孤獨、消極、見人矮三分的自卑心理，主動參加社會活動。

　　在當今談癌色變的社會中，人們還缺乏防治癌症的知識，也耳聞目睹到癌症正無情地吞噬著一批又一批病友的生命。我想發揮餘熱，爲癌友做點實事，在防治癌症的戰線上搖旗吶喊。五年來，我廣泛搜集報章雜誌上有關防治癌症的知識和國內外科技信息。我一面又採訪了發生在癌症患者中間的助人爲樂、奉獻愛心的先進事跡。採寫了幾萬字的通訊報導；同時又先後編輯出版了《抗癌通訊》、《康復之家》等十七期內部刊物，向廣大癌症患者傳播防治癌症知識，受到了廣大患者的歡迎。在抗癌俱樂部裡，大家一致推舉我擔任秘書長工作。我相信在現代醫學科學發展的時代，在不遠的將來，人類將最終會戰勝癌魔。

常州市抗癌俱樂部秘書長　張志敎供稿

附錄六：

慢性病病例選介

梅花香自苦寒來

李　萍

　　我於1982年診斷爲系統性紅斑狼瘡。當時21歲，剛參加工作不久。現代醫學對此病無妙手回春之策，藥物不能使其轉危爲安，病人只能面對死亡。這對於我來說，是非常殘酷的現實。

　　正當我痛苦徘徊之際，我的同事兼好友給我帶來了一個喜訊：「大嫂（指張樹雲老師）也是這個病，曾幾次病危住院，但她後來練氣功，現在情況好極啦！」我如同在茫茫無際的大海中漂泊的一隻小船，終於見到了航標。

　　我於1989年4月走向以「郭林新氣功」治病的道路。在此，我由衷地感謝張老師，她是我們的良師與楷模。告誡我：「無論何時也不可失去信念，多少人都是這樣過來的，要堅強地活下去！」我從老師的身上獲得了勇氣，堅定了我用「新氣功療法」配合治病的信心、決心和恆心。

　　1994年，是我永生難忘的一年。因我懶惰和掉以輕心，又忙於上班和瑣事的勞累，學過的氣功未能長期堅持而中斷了，致使病情反覆且來勢凶猛。重症狼瘡合併典型的腎病綜合症，尿常規化驗蛋白，24小時尿蛋白定量11克，周身浮腫，有腹水37斤。毒水蔓延，使我躺不能平臥，立不能步

行，入院治療，一級護理，下肢不慎劃破表皮小傷口，流水不止，感染蜂窩組織炎。

當時，腎臟穿刺顯示爲「４型彌漫增殖性病變」（西醫將此型看作腎組織損傷最重的一型，難以逆轉），Ｂ超也顯示腎組織有改變。入院期間，我虛弱得不能吹風，有一點兒風就感冒，幾乎天天失眠或凌晨３點以後方可略入睡，病情每日愈下……醫生們非常焦急，中西醫都在積極治療，但也都感到棘手和無可奈何，擔心我會發生急性左心衰竭，幾次會診，都很失望，病歷上不止一次註明：「難以緩解，不可逆轉」等。但我不願意放棄希望、放棄生命。

我想到貝多芬的話：「我要扼住命運的咽喉，絕不能輕易放掉它！」於是，我在病房給張樹雲老師打了多次電話，電話中老師與我共渡「險關」，在精神上鼓勵我，練功時輔導我，並叮囑我：「下樓，去樓道，一點點加功，循序漸進，不要急於求成。」當我第一次違背了「絕對臥床」的醫囑而走入花園時，心情眞是難以言表。一個活蹦亂跳的人現在連地都幾乎下不了，命運多麼不公平！但我堅信老師的囑咐，堅定不移地走向花園，吸取新鮮空氣，振作精神，開始了我重病期間新階段的「新氣功治療」。

郭林新氣功療法使我受益匪淺，這是我人生的一大轉折點。從1994年９月，我腿部傷口癒合後，我便開始以５分鐘起步練功了。剛練功一個月時，我就能自如地上下樓活動了，並感到體力有所改善，能吃能睡精神好，很少感冒。

練功七個月後檢查，24小時尿蛋白定量0.5克，其餘血的化驗基上正常，強的松從剛住院時的10片減至３片，並沒有感到激素的副作用。此時，我不僅每日４小時練功，還

要參加學習班學習。爲提高質量，我又逐步增加了功時，練功九個月後，化驗一切指標正常。1995年我上了半班，1996年我又上了整班。

通過親身經歷，我體會到：我的病雖屬疑難病症，但不是不治之症，更不等於死亡。只要西醫、中醫加氣功的治療，定能攻克難關。我認準了「郭林新氣功療法」這條路。目前，曾爲我治病的醫生和同事們見到我都很驚訝，說出了奇蹟，整個人精神煥發，精力充沛。的確，我能轉危爲安，並恢復今日的體質和儀態，「郭林新氣功」起了舉足輕重的作用。而今，我已變被動爲主動，變消極爲積極，由勉強外出練功爲自覺和有興趣。我堅信，前途是光明的，道路是曲折的，事在人爲，有志竟成，幸福和健康屬於堅韌不拔、持之以恆的勇士。

我酷愛梅花，在寒凝大地、風雪漫天的嚴冬，百花凋零了，只有梅花在冰雪中育蕾，雪中開花，如此火熱，如此瀟灑！「萬花敢向雪中出，一樹獨先天下春！」

梅花是堅貞不屈的象徵，也是春天的化身，願所有苦練「郭林新氣功」的病友們，以梅花經風傲雪，不畏嚴寒風霜。功夫不負有心人，沒有苦中苦，豈有樂中樂，堅信——梅花香自苦寒來！

郭林新氣功幫我戰勝了不治之症

陳喜芝

我叫陳喜芝，今年46歲，是一名籃球運動員，後任教練。患再生障礙性貧血23年。我12歲成了籃球運動員，23

歲當了敎練。1976年 5 月結婚，8 月患病，當時血色素 8
克，血小板 8 萬，白血球2000，住院骨穿，兩個月臥床不
起，確認爲「再生障礙性貧血」。我查書才知此病骨髓不能
造血，爲「不治之症」當時精神就垮了。

　　當地 18 年的治療，不僅不見效，而且越治越壞，眞是
全身從上到下都是病；再生障礙性貧血、B 肝、轉氨酶高、
抗體抗元陽性、膽囊炎、風濕性關節炎、慢性咽炎、子宮肌
瘤、血沉快、腦血管硬化，白血球、血小板、血色素非常
低，服用激素變得皮糙肉厚，服用雄激素，聲音變成男聲，
靠輸血維持生命。眞可謂生不如死。沒有了靑春，沒有了前
途，沒有了事業，怕耽誤了愛人的前程，下狠心離了婚（愛
人對我特別好，他不願離開我）。家人看我病很重（最嚴重
的時候，輸完血血色素才 2 克，血小板8000，白血球1000，
心跳140下，後來眼出血，看不淸東西），給我做好了死後
要穿的衣服。

　　難道就這樣了此一生？我不甘心，決心到北京找一條生
路。來京後，一年的奔波治病，沒有轉機。眞的沒救了？我
仍不甘心，於是買了五百元的書，從《郭林新氣功療法》一
書中看到了張樹雲的病例，我如飢似渴地看了十幾遍，興奮
得失眠了，4 點鐘起床，六點鐘進公園找張樹雲老師學功。
時間不對，星期三才有她的課，眼睜睜地盼到星期三，終於
見到了張老師，我兩眼淚汪汪，好似見到了久別重逢的親
人。在老師的鼓勵下，我決心像她那樣與天鬥、與地鬥、與
命運鬥，而且要信心百倍地活下去。

　　我每天夜裡兩點鐘起來練功，每天五、六個小時的功
時。功夫不負有心人，經過一年的苦練，五臟六腑的病都沒

有了。18年來一直低得可憐的血色素竟然升到了 8 克。一年多來，除了感冒發燒輸了一次血外，一直再沒輸血。這一效果是相當了不起的。在我的疾病的治療中，我認爲練功第一，醫藥第二。

只有經歷了生離死別的人，才備感生命的可貴，才更加留戀人生、留戀社會，是郭林新氣功救了我，我要倍加珍惜得之不易的生命，我要頑強地、信心百倍地活下去。我要更努力地練功，讓郭林新氣功伴我後半生！我要努力爭取活得有意義、有價值。

郭林新氣功結合中西醫治療
黑色素瘤達完全緩解

惡性黑色素瘤的發病率，國外報導多爲惡性腫瘤的1%～3%。我國發病率雖較低，但預後差。黑色素瘤來自黑色素母細胞，惡性度極大，可能一開始即爲惡性。早期可迅速形成轉移，嚴重威脅患者的生命。因此，如何提高黑色素瘤的診療水平，成爲世界範圍內引人矚目的問題。我院通過學練郭林新氣功輔以中西醫綜合治療達完全緩解一例。

患者王禹洲、男43歲、漢族，入院日期1990年5月21日。職務，律師，住院號01514。單位：內蒙呼盟政法委。入院診斷：左眼脈絡膜黑色素瘤，左眼球摘除術後。

臨床資料：

1988年初左眼出現閃光，時有極亮的光環飄落，視力無改變。1989年 8 月左眼視野進行性縮小，視物不清，遂

於1989年8月下旬來京，經同仁、協和眼底熒光造影，發現左眼玻璃液體混濁，乳頭尚好，上方周邊齊。網膜下有色素腫物，瘤體達11.86毫米，突向玻璃體腔內，表面網狀血管迂曲，網膜淺脫，未見黃斑，無中心反光。一致診為：左眼脈絡膜惡性黑色素瘤、繼發視網膜脫離，診斷明確。

1989年9月12日入同仁醫院眼科。1989年9月26日在局部麻醉下行左眼球摘除＋異體鞏膜移植＋硅膠球植入術。術後病理診斷：左眼脈絡膜黑色素瘤——混合細胞型，繼發視網膜脫離。視網膜下滲出，視網膜萎縮（輕）前房滲出。，原計劃術後局部放療。但因術後左眼術野球結膜50天未長滿，錯過放療最佳時機，未放。化療對黑色素瘤不敏感。

為鞏固提高手術成果，1990年5月21日來北京市紅十字新華醫院進行綜合治療，在學練郭林新氣功的基礎上輔以中醫中藥辨證施治，同時口服三苯氧胺，肌注干擾素等，多次定期復查未見異常。1991年6月恢復工作至今。

北京市紅十字會新華醫院郭林新氣功辦公室供稿。

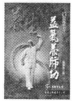 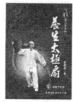   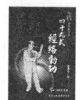
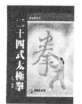 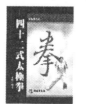 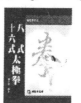 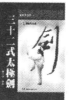 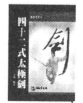
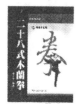 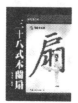 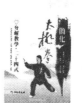 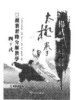
  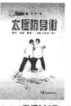 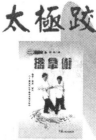 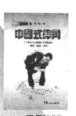

彩色圖解太極武術

定價220元

定價220元

定價220元

定價220元

定價350元

定價350元

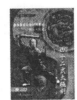
定價350元

定價350元

定價350元

定價350元

定價350元

定價350元

定價350元

定價220元

定價220元

定價220元

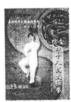
定價350元

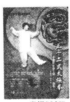
定價220元

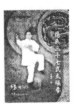
定價350元

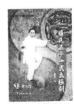
定價350元

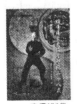
定價220元

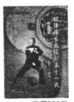
定價220元

定價220元

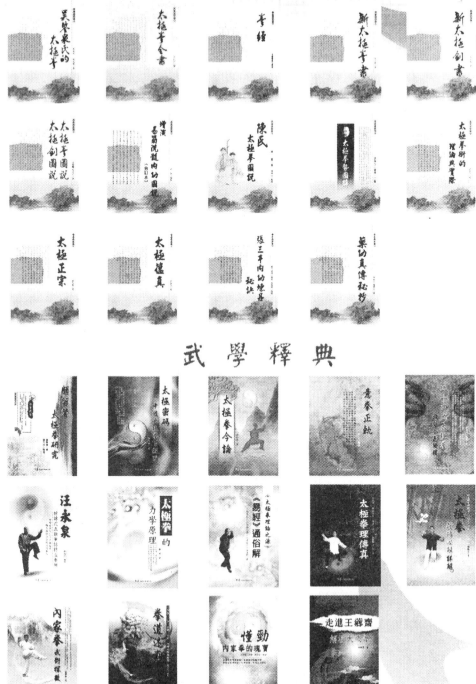

老拳譜新編

吳鑑泉氏的太極拳
太極拳全書
半經
新太極拳書
新太極劍書

太極拳圖說 太極劍圖說
增演 易筋洗髓內功圖說
陳氏太極拳圖說
太極拳勢圖解
太極拳術的理論與實際

太極正宗
太極匯真
張三丰內功煉丹秘訣
氣功真傳秘抄

武學釋典

願留學 太極拳研究
太極密碼
太極拳今論
意拳正軌

汪永泉
太極拳的力學原理
《易經》通俗解
太極拳理傳真
太極拳

內家拳武術探微
拳道述真
懂勁 內家拳的現實
走進王薌齋

運動精進叢書

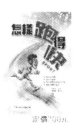
定價100元

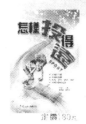
定價180元

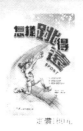
定價180元

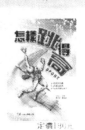
定價180元

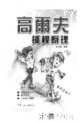
定價220元

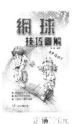
定價220元

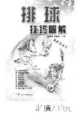
定價230元

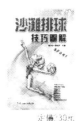
定價230元

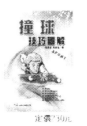
定價230元

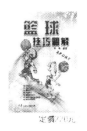
定價220元

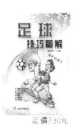
定價230元

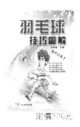
定價220元

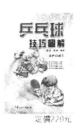
定價220元

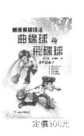
定價300元

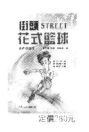
定價280元

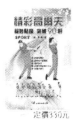
定價330元

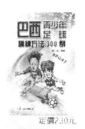
定價230元

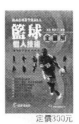
定價300元

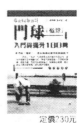
定價230元

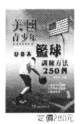
定價280元

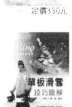
定價350元

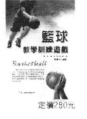
定價280元

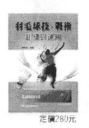
定價280元

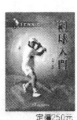
定價250元

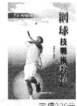
定價220元

熱門新知

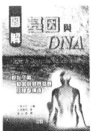

定價230元

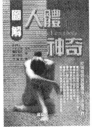

定價230元

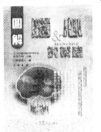

定價230元

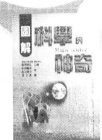

定價230元

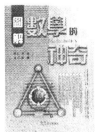

定價250元

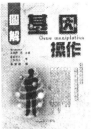

定價230元

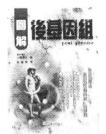

定價230元

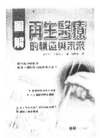

定價230元

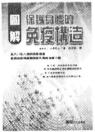

定價230元

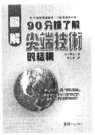

定價280元

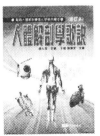

定價200元

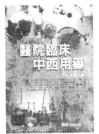

定價550元

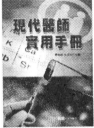

定價400元

定價220元

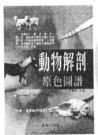

定價250元

品冠文化出版社

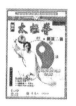 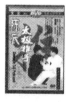
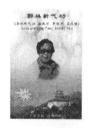

歡迎至本公司購買書籍

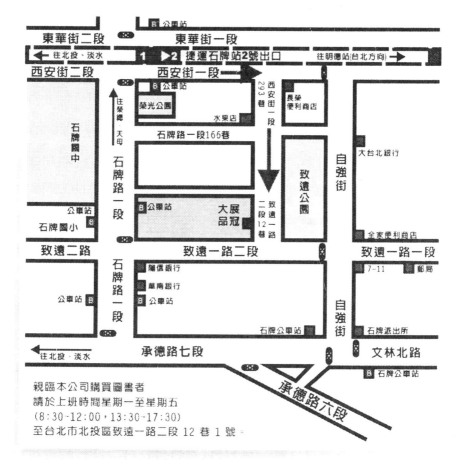

親臨本公司購買圖書者
請於上班時間星期一至星期五
(8:30~12:00,13:30~17:30)
至台北市北投區致遠一路二段 12 巷 1 號。

建議路線

1. 搭乘捷運・公車

　　淡水線石牌站下車,由石牌捷運站2號出口出站(出站後靠右邊),沿著捷運高架往台北方向走(往明德站方向),其街名為西安街,約走100公尺(勿超過紅綠燈),由西安街一段293巷進來(巷口有一公車站牌,站名為自強街口),本公司位於致遠公園對面。搭公車者請於石牌站(石牌派出所)下車,走進自強街,遇致遠路口左轉,右手邊第一條巷子即為本社位置。

2. 自行開車或騎車

　　由承德路接石牌路,看到陽信銀行右轉,此條即為致遠一路二段,在遇到自強街(紅綠燈)前的巷子(致遠公園)左轉,即可看到本公司招牌。

國家圖書館出版品預行編目資料

郭林新氣功 / 郭林新氣功研究會 編著
－初版－臺北市：大展，2000【民 89】
面；21 公分－（養生保健；31）
ISBN 978-957-468-034-4（平裝）
1. 氣功
411.12　　　　　　　　　　　89014138

郭林新氣功

編 著 者／郭林新氣功研究會
發 行 人／蔡　森　明
出 版 者／大展出版社有限公司
社　　址／台北市北投區（石牌）致遠一路 2 段 12 巷 1 號
電　　話／(02) 28236031・28236033・28233123
傳　　真／(02) 28272069
郵政劃撥／01669551
網　　址／www.dah-jaan.com.tw
E-mail／service@dah-jaan.com.tw
登 記 證／局版臺業字第 2171 號
承 印 者／傳興印刷有限公司
裝　　訂／承安裝訂有限公司
排 版 者／弘益電腦排版有限公司
授 權 者／北京人民體育出版社
初版 1 刷／2000 年（民 89 年）11 月
初版 2 刷／2007 年（民 96 年）5 月　　　　　　定價／400 元

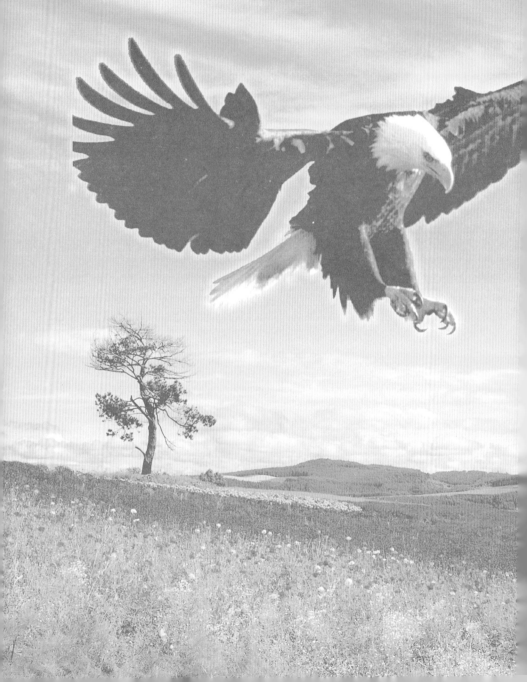

大展好書　好書大展
品嚐好書　冠群可期

大展好書　好書大展
品嘗好書　冠群可期